영혼의
해부학

영혼의 해부학

발행일	2024년 6월 24일

지은이	최경규		
펴낸이	손형국		
펴낸곳	(주)북랩		
편집인	선일영	편집	김은수, 배진용, 김현아, 김다빈, 김부경
디자인	이현수, 김민하, 임진형, 안유경	제작	박기성, 구성우, 이창영, 배상진
마케팅	김회란, 박진관		
출판등록	2004. 12. 1(제2012-000051호)		
주소	서울특별시 금천구 가산디지털 1로 168, 우림라이온스밸리 B동 B113~115호, C동 B101호		
홈페이지	www.book.co.kr		
전화번호	(02)2026-5777	팩스	(02)3159-9637

ISBN	979-11-7224-163-6 03510 (종이책)		979-11-7224-164-3 05510 (전자책)

(주)북랩 성공출판의 파트너

북랩 홈페이지와 패밀리 사이트에서 다양한 출판 솔루션을 만나 보세요!

홈페이지 book.co.kr • **블로그** blog.naver.com/essaybook • **출판문의** book@book.co.kr

작가 연락처 문의 ▸ ask.book.co.kr

작가 연락처는 개인정보이므로 북랩에서 알려드릴 수 없습니다.

삶과 죽음을 뛰어넘는 영혼의 여정

영혼의 해부학

최경규 지음

 북랩

우리는 일상생활에서 주위에서 일어나는 현상에 대해 원인과 과정 그리고 결과에 대해 많은 질문들을 가지고 있고, 이를 해결하기 위해 추론하고, 확인 또는 증명하기 위해 다양한 방법들을 이용한다. 이 질문 중에서 존재에 대한 가장 근원적인 질문 중의 하나는 '생명은 어디서 유래된 것이고 인간은 사후에 어떻게 되는가?'이고, 이보다 더 근본적인 질문은 '이 세상, 이 우주가 어떻게 존재하게 되었는가? 그리고 어디서 유래했는가?'일 것이다.

수천 년 전부터 내려온 신화와 전설, 그리고 고대의 기록에 대한 철학적, 논리적 그리고 때로는 윤리적인 설명들이 시도되어 왔으며, 근래에 들어서는 과학의 비약적인 발달로 우리는 주위에서 일어나는 많은 현상에 대해, 인간이 개발한 논리와 물질적인 증거를 통해서 설명하고 객관적으로 확인할 수 있게 되었다. 뉴턴에 의해 확립된 고전물리학을 바탕으로 우리 주위에 있는 수많은 거대한 그리고 미세한 사물의 움직임 그리고 이들의 현상적인 변화에 대해서 사물의 법칙 또는 원리를 확인하고 이해할 수 있게 되었다. 20세기 초부터는 양자물리학이 발달하면서 우주적 규모에 대해 그리고 원자 이하의 미소 규모의 아원자입자들에 대해 보다 많은 사실과 법칙을 알게 되었으나, 그렇지 않아도 복잡한 수식을 사용하여 우리의 일상과는 거리가 멀어지던 과학이, 이제는 극소와 극대 규모의 물질을 대상으로 하여, 관련 학문의 전문가를 제외한 일반 사람들에게는, 우리가 이해하려고 하는 대상이 물질과학인지 형이상학인지 착각이 될 정도로, 일상생활에서 오감을 이용하는 현실과는 동떨어진 것이 되었다.

고대부터 인류와 함께해 왔으나 지역마다, 민족마다 차이가 있는 신화와 전설 그리고 종교와는 달리, 물질과학은 일반 사람이 그 기전을 이해하지 못하더라도, 해당 과학자와 전문가들에 의해서 일상생활에 밀접하고 도움이 되는 물질적인 증거들이 결과물로써 제공되기 때문에, 일반인들은 그 기전이 실제로 작용하고 효과를 나타낸다는 것을 확인할 수 있고, 많은 부분을 실생활에 이용할 수도 있다. 그리고 과학은 시스템 내에 추론, 방법, 결과에 대한 진위를 검증하는 시스템을 구축하고 있다. 어떤 현상을 발견했을 때, 그 실험을 한 결과가, 다른 과학자에 의해서 같은 방법으로 시행된 실험에서 결과가 재현되지 않으면 그 가설과 연구에 심각한 오류가 있는 것으로 판단될 수 있는 객관적이고 공통적인 기준을 가지고 있다.

신화와 전설 그리고 종교는 생명과 우주의 기원, 그리고 다른 현상들을 설명하려고 시도하는 상징적인 이야기들을 구비전설과 고대 문헌, 그리고 경전의 형태로 가지고 있다. 그리고 이들의 근본을 찾아나가다 보면, 지역과 민족, 역사적 환경에 따라 상당한 차이점이 발견되기도 하나, 핵심적인 부분에서 적지 않은 공통점이 있는 것을 발견할 수 있다. 각 종교의 신자들은 이들을 진실이라고 믿고 있으며 전통적으로 신앙과 이성은 종교적 믿음의 근원으로서 여겨져 왔다. 종교에 관한 연구는 신학, 종교철학, 비교종교학 그리고 사회과학적 연구를 포함하는 매우 다양한 학문 분야로 구성된다. 종교이론들은 종교적인 교리와 신앙에 존재론적 근거를 포함하는 이의 기원과 작용에 대해 다양한 설명을 제공한다. 각 종교의 신자들은 자신의 종교 교리에 대해 과학자가 물리법칙에 대해 가지는 확신보다 훨씬 더 강한 확신을 가지는 경우가 많다. 종교와 과학의 갈등은 르네상스 이후 과학의 발달에 따라 지속되어 온 문제이지만 꾸준하게 자신의 영역을 지키려고 노력하면서 양보와 타협으로 봉합되며 진행되어 왔다. 많은 경우에는 과학에 의해서 종교의 관점과 다르게 증명된 결과들이 실생활에 이용되고 언론매체, 교과서, 각종 서적에서 인용되어 발전하면서, 많은 부분에서 자연스럽게 우위를 점하는 부분이 증가하는 것처럼 보이게 되었다. 그리고 또한 종교의 문제는 -각 종교 내부적인 모순이나 문제는 해결책이 모색되고 통합된 결론이 도출되기도 하고 내부적으로 개혁의 방법을 모색하기도 하지만- 종교 사이의 불일치와 모순은 해결하기가 극히 어렵다는 것이다. 특히 유일신 종교들 사이의 갈등은 더욱 심하다.

　20세기에는 아인슈타인의 상대성 이론을 시작으로 우주의 상태에 대한 학설들이 정립되었고 양자역학에 의해서 아원자입자의 종류와 특성이 밝혀지면서 우주의 기원에 대한 모델들이 개발되고 이에 파생되는 문제를 해결하기 위해서 다양한 가설들이 제시되었다. 그러면 보다 정밀해지고 정확해지는 과학이 우주의 기원이나 생명 이전과 이후의 문제를 해결할 수 있을까? 이 근본적인 문제에 답을 줄 수 있을까? 현대의 우주론에서는 빅뱅 이론이 주류를 이루고 있으나, 현대 물리학도 빅뱅 이후 10^{-43}까지의 찰나의 순간의 사건과 현상은 밝히는 것이 불가능하다고 한다. 이 시기에 일어난 사건은 물리적으로, 우리의 오감과 수학을 이용하는 과학적인 측정방법 영역 밖의 일이기 때문이고, 더구나 미래에라도 어떤 발달된 도구의 사용으로도 관측할 수 없다고 한다. 수학과 과학을 넘어서는 영역의 문제가 되기 때문이다. "빅뱅 이전에는 무엇이 있었는가?"라는 질문에도 대답할 수가 없다. 빅뱅 순간에 시간과 공간이라는 개념이 생기고 물질이라는 존재가 나타나기 시작했으므로 시간과 공간이 없던 상태에 이런 질문이 타당한 것인지조차 판단하기 힘들다. 그리고 예를 들면 $E=MC^2$이라는 아인슈타인의 상대성 이론의 법칙은 어디에 적혀 있고 누가 만든 것인가? 인류의 발생 전부터 있었으니, 인간은 있는 현상을 발견한 것일 뿐이다. 이 법칙은 물질 자체 내에 있는 것인지 또는 공간에 있는 것인지 그리고 누가 정한 것인지 어디에 개념상으로 존재하는 것이 실재화한 것인지 알 수가 없다.

그리고 최근에는 우리가 관찰할 수 있는 물질만으로는 지금 실재하는 우주를 설명할 수 없으며, 물질에 반대되며 물질과 접촉하면 무(無)가 되는 반물질, 그리고 물질이 있어야 설명되는 공간에 아무것도 없는 암흑물질, 에너지가 있어야 하는데 관측되지도 측정되지도 않는 암흑에너지 같은 지금까지 있어 왔고 생각해 왔던- 물질이 아닌 어떤 무엇이 우주의 대부분을 차지하고 있다는 것이 이론적으로 확인되어 있다. 그리고 우리가 포함된 우주는 자체 내에 기억 즉 정보를 가지고 있다는 학설들이 받아들여지고 있는데, 이들 또한 우리가 측정하거나 관측할 수가 없어서 암흑 기억으로 불리고 있다. 최근에는 소위 빅뱅은 우리가 알고 있는 우주의 생성과 소멸 그리고 팽창과 수축의 무한한 사이클의 부분일 뿐이라고 말하는 끝없는 우주(Endless Universe)의 개념도 논의되고 있다.

기독교와 이슬람교의 구약성경에서는 태초에 하나님이 천지를 창조하고 빛을 만들고 궁창으로 물을 나누어 뭍을 만드는 것으로 창세기를 시작한다. 힌두교, 불교, 자이나교 등의 인도 종교에서는 우주에는 시작도 끝도 없다고 한다. 창조와 소멸의 영원한 사이클이다. 중국에서는 초월적인 영원불멸인 Hongjun Laozu(鴻鈞老祖)이 하늘과 땅이 나누어지기 전에 있었다고 한다. 그노시스주의(Gnosticism)에서는 빛의 높은 세계인 플레로마(fleroma)로부터 아래의 물질세계가 나왔다고 한다. 그리고 소위 비전(밀교), 오컬트(신비주의)에서의 우주론이 있는데 표현은 다양하지만, 근본적인 개념은 위의 것들과 비슷하다. 물질 이전에 있었던 것들에 관한 이야기들이다. 빅뱅이 하나의 점에서 시작했든지 또는 무에서 시작했든지 간에 그 이전에 시공간과 물질 이전의 상태에 대한 상정이다. 이들은 물질과학의 대상이 아니고 법칙의 대상이 아니다. 존재와 법칙 이전의, 통찰과 깨달음의, 비물질적인 차원에 관한 것이다.

생명의 기원에 대하여 현대과학에서는 약 40억 년 전에 다양한 유기물질의 농축에 의해 심해 열수 구(hydrothermal vent)에서 최초의 탄생이 시작했다는 설이 가능성이 높은 것으로 받아들여지고 있다. 그 이후에는 다윈의 진화이론에 따라 다양한 생명체들로 진화했다는 것이다. 그러나 다윈의 진화론은 지금까지 어떻게 종이 유전되고 새로운 종이 등장하게 되는지, 그리고 종들 사이의 중간 형태의 화석이 발견되지 않는 것에 대한 설명은 충분치 않다. 다윈 시대만 하더라도 화석 연구가 그리 발달하지 않았던 시대였지만 지금은 거의 전 지층에 관한 연구 결과가 축적되었는데도 큰 진전은 없다.

개신교, 가톨릭 그리고 이슬람교에 공통인 구약성경에서는 야훼가 천지창조 후 여러 식물과 동물을 창조한 이후 6일째 되는 날 인간을 창조하였다고 적혀 있다. 천지창조 이전에는 혼돈이 있었는데 여기에 질서를 부여하여 창조하였고, 혼돈 이전의 상태에 대한 언급은 없다. 불교에서는 이 또한 시초와 끝이 없는 연기론에 의한 윤회를 말한다. 윤회는 불교와 힌두교 그리고 기독교의 그노시스파 외에도, 기원전 3세기의 장자(Chuang Tzu)[1]는 "탄생은 시작이 아니다, 죽음은 끝이 아니다. 한계가 없는 존재가 있고, 시작점이 없는 연속성이 있다"라고 말한다. 그러면 우주의 끊임없는 생성과 소멸 그리고 윤회에는 시작도 끝도 없는가? 시작과 끝이 없는 순환을 말하지만 순환 단계 중의 각각의 우주의 생성 그리고 인류의 탄생 시기에 대한 비전적인 설명이 전해져 내려온다.

과학은 사후세계에 대해서는 논의 대상에서 제외하는 편이다. 과학적인, 즉 물질적인 증거가 없기 때문이다. 일부의 사람들이 영혼과 사후세계와 영혼을 주장하지만, 과학에서는 우리가 영혼과 의식, 그리고 정신이라고 지칭하는 것은 모두 뇌 신경계에서 의식을 담당하는 부위의 신경세포 그리고 신경연접에서의 전기적 활동과 신경화학적 변화의 현상적인 결과라고 본다. 이상의 모든 비물질적인 현상들은 물질의 상호작용에서 나오는 것으로 생각하기 때문이다.

그러나 -아직은 주류 과학계에서 이단 취급을 당할 정도로 비판을 받고 있지만- 물질의 영역에서, 생명체의 영역에서 그리고 인간의 뇌의 영역에서 물질과 의식 또는 정신과의 상관관계를 제안하면서 이들 사이의 소통과 변환이 가능하다고 하는 과학계의 학설들이 있다. 이들은 물질적인 증거가 확립되지 않아 과학

---

1   중국 철학자, 본명은 주(周)다. 도가의 대표적인 인물이며 노자(老子) 사상을 계승, 발전시켰다.

계에서 받아들여지고 있지는 않지만, 상당한 측면들에서 수 천 년 전부터 이어져 내려온 종교와 철학의 우주관 등과 배치되지 않는 것이 발견된다.

　수천 년보다도 이전의, 지구상의 인간들이 서로 소통하고 교류를 할 만한 수단과 방법이 없던 시절에, 현재의 대중적인 종교들이 발생하기 훨씬 이전의 전설이나 신화들이 말하고 있는 우주의 기원과 생명의 발생이 현대의 최첨단 과학기술을 이용하여 현재 제시되고 있는 학설들과 근본적인 면에서 유사점들이 발견된다는 것은 흥미 있는 일이면서 그냥 무시할 수만은 없는 일이기도 하다. 그리고 지금까지 각 지역에서 민족에 따라 다소 다른 형태로 전해 내려오는 고대의 전통, 설화와 신화들은 민족들로 구분되기 훨씬 이전부터의 축적이기 때문에, 이들은 어떤 시대의 특정한 민족이 만들어 낸 것일 가능성보다는 인류 공통의 유산이 어떤 민족들에게서 다소의 특징을 가지고 일부에서 잘 보존되어 내려왔다고 보는 것이 타당하다고 생각한다.

　우리는 일상생활에서 이원론적인 세계에서 살고 있는 것처럼 보인다. 종교와 과학이 우리의 삶에서 정신과 물질을 대표하는 영역으로 삶에 깊이 들어와 있다. 과학자가 아니더라도 물질과학의 사고방식은 우리의 뇌를 상당 부분 차지하고 있고, 종교를 가지고 있지 않다고 하더라도 개인 나름대로 정신과 마음, 사후에 관한 생각을 한다. 과학자들도 종교를 가지고 있고 종교인들도 지금까지 확립된 과학적 증거들을 기꺼이 받아들인다.

　과학에서는 물질적이고 객관적인 증거가 없이는 어떤 것도 받아들일 수가 없다. 그렇지 않으면 과학의 기반이 무너지는 것이다. 물론 과학이 현재 우리가 보는 모든 현상 그리고 우리가 제시하는 우주와 생명 등의 근본적인 원인을 해결해 주지는 못한다. 그러나 지금까지 과학이 발달하면서 우리가 알지 못했던 수많은 현상에 대한 설명을 제공해 주었고, 과학 자체가 지속하여 발전하고 있다는 것을 보여주고 있다. 더 발달한 미래의 과학이 지속해서 해결해 줄 것이라고 암묵적으로 약속한다. 이는 과거부터 지금까지 과학에 따라서 밝혀진 것이 진리를 밝혔다기보다는 그 시대에서 할 수 있는 최선의 진상을 밝혀나가는 과정이었다는 것을 의미하기도 한다. 그리고 지금은 우리가 존재하는 우주 자체도 인간이 관찰하고 측정하는 것이 영원히 불가능할 것이라고 말한다. 그렇다면 미래에도 과학적 방법으로 궁극적인 진리를 밝히는 것도 영원히 불가능하다고 생각할 수 있다. 과학은 그 시대의 지식을 이용하여 우주와 존재에 대한 최선, 최적의 설명을 할 수 있을 뿐이다. 더구나 처음에 아인슈타인에 의해 상정되었던 우주의 정적인 모델이 아니고 지금은 동적인 모델이라는 것이 받아들여지고 있고, 우주에 대한 새로운 이론과 모델들이 발전되고 있듯이, 우주의 진화와 함께 우주의 법칙도 진화한다면 어떻게 되겠는가? 이를 쫓아갈 수 있는가? 또 다른 제논의 역설이다.

일부 종교에서는 물질 이전에 의식이 있었고 그 이전에는 "형용할 수 없는"이라고밖에 표현할 수 없는 어떤 상태가 있었다고 상정한다. 나아가서는 그런 상태도 없었다고 한다. 그러면 아무것도 없었던 그때의 상태를 누가 목격했는가? 누가 아무것도 없는 것을 어떻게 보고 그렇게 표현을 할 수 있었는가? 신비주의자들은 후대의 깨달은 자의 통찰이라고 한다. 이들은 우리 우주에서 물질적인 것은 과거에서 미래로 흐르지만, 정신적인 것은 정해진 흐름의 방향이 없다고 말한다. 아니, 과거와 현재, 미래인 것 자체가 없다고 말한다. 그리고 최근에는 현대과학도 무와 무한 그리고 영원에 대해 표현하기 위해 노력하고 있다. 비교적 근래에 정립된 물질과학이 다루는 정보, 논리 그리고 지식에 의한 물질적 증거와 함께, 먼 고대에서부터 있었지만 물질과학적으로 입증하기 힘든, 통찰과 직관 그리고 지혜를 근거로 한 개념을 유지하고 발전시켜 함께 조화시키는 것은 우리에게 진리의 경로에 이르는 데에 꼭 필요할 수 있다고 생각한다.

이 책은, 우주와 인간 그리고 정신과 물질에 대하여, 현대과학 이전 고대로부터 인류가 전설과 신화 그리고 구비 문화의 형태로 물려받았던 내용 중 공통적인 것들과 현대과학에서 받아들여지고 있는 내용이 상당히 일치하는 것들이 있다면 우리가 진리로서 추구해야 할 대상이 될 수 있을 것이라는 시도에서 시작하였고, 동북아의 "기(qi)"와 요가의 전통, 고대 문헌에 관한 내용이 비교적 충분히 내용이 정리되어 있는 헬레나 블라바츠키의 비밀교의 그리고 현대 과학의 성과와 비교하면서 상호 보완의 대상으로 삼았다.

차 례

6장   우주의 생성과 인류의 기원

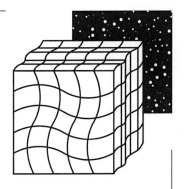

물리적 신체

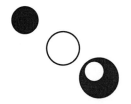

01.
세 살 버릇이 여든 간다

우리 속담에 "세 살 버릇이 여든까지 간다"는 말이 있다. 어릴 때 몸에 밴 버릇은 쉽게 고쳐지지 않는다는 말이다. 세 살 때 형성된 습관이 평생 간다는 뜻이고, 다르게 표현하면 세 살 때 이미 일생 동안 가지고 있는 뇌의 하드웨어와 일부 소프트웨어 체계가 완성되어 그 후 일생 동안 별로 변하지 않는다는 것을 의미한다. 그런데 왜 하필이면 세 살이라고 했을까?

아기들은 출산 후 만 12개월 되는 때에, 보통 돌이 지나면 일어나기 시작하여 걷는 연습을 시작하는데, 이 시기에 우리의 몸의 균형을 잡는 역할을 하는 소뇌 세포들의 배열이 정리되어 대뇌와의 연결이 완성되기 때문이다. 정말로 어느 날 하루 사이에 갑자기 아기가 일어서는 것을 볼 수 있는데, 이 시기는 아주 정확하다. 어떤 엄마는 아기가 태어난 지 11개월 만에 걷기 시작했다고 자랑 비슷하게 말하고, 어떤 엄마는 아기는 미숙아로 태어나서 13개월이 지나서야 걷기 시작했다고 말하고는 하는데, 이 것은 태어난 시점을 기준으로 한 것이고, 일어서서 걷는 시기는 수정일로부터 38주 또는 마지막 월경 첫째 일부터 계산하여 40 주 지나고 나서 정확하게 만 12개월 되는 날 걷게 된다. 자세히 물어보면 11개월 지나 걷기 시작한 아기는 예정일보다 한 달 늦게, 그리고 13개월 지나 걷기 시작한 아기는 예정일보다 한 달 일찍 태어났다는 것을 알 수 있다.

인간을 포함한 동물의 뇌는 언제 어떻게 발달할까? 각 동물의 특성 또는 인간에서의 개개인의 특성은 어떤 식으로 생기는 걸까? 인간을 포함한 대부분의 동물에게는 공통적인 다섯 가지 감각기관이 존재한다. 시각(눈), 청각(귀), 촉각(피부), 미각(혀), 후각(코)들이 그것이다.

어린 시기의 뇌의 발달

우리는 인간이면 당연하게 누구나 똑같이 유전자에 의해서 이 다섯 가지 감각기관과 이에 대응하는 뇌의 신경경로가 임신기에 그리고 태어난 후 각 해당 연령에 맞추어 발달하여 오감을 느끼고 이에 따라서 행동하고, 마음과 감정, 정서가 생기는 것으로 생각한다. 이런 생각은 대체적으로는 맞는 말이기는 하나, 모든 신경경로와 이에 따르는 기능이 반드시 누구에게나 똑같은 영역에서 같은 속도로 발달하는 것은 아니다. 중추신경계

밖의 말초 감각기관은 연령에 따른 성장에 맞추어 자동적으로 발달되는 과정을 거치지만, 뇌에 있는 중추신경계의 신경경로는 각 감각에 해당되는 적절한 자극이 없이는 생성되고 발달되지 않는다. 예를 들면 고양이의 뇌에서의 시신경경로는 태어난 후 2개월 이내에 완성되고 그 후에는 변하지 않는다. 그래서 고양이가 태어나자마자 2개월 동안 눈을 가려 외부의 빛이 동공을 통해 시신경에 전달되지 않게 하면, 뇌의 시신경 경로는 생기지 않는다. 생기지 않는다기보다는 앞으로 시신경 경로로 생성될 신경 사이의 연접이 퇴화해 사라져 버린다. 그래서 이 시기가 지나면 아무리 자극을 주어도 시신경 경로는 더 이상 생기지 않아, 이 고양이는 눈 자체의 형태와 구조, 기능은 정상이나 시신경 경로를 통해 대뇌피질에 정보가 전달되지 않아 눈에서는 앞을 보아도 뇌에서 인식하지 못하게 되고 자신이 보지 못한다는 사실도 인지하지 못하게 된다. 일정한 시기가 지난 후에는 적절한 시각 자극을 주어도 신경경로는 생기지 않는 것이다. 즉 시각 감각의 경로가 발달하는 특정한 시기가 있고 그 시기 이후에는 발달할 수 없는 것이다. 이 발달하는 시기 안에 적절한 자극이 없으면 신경경로는 생기지 않는 것이다. 이런 현상은 시각에만 국한되는 것이 아니라 다섯 가지 감각기관 모두에서 그렇다. 나중에 대뇌가 관여하는 감각 외의 다른 기능을 담당하는 모든 신경경로도 마찬가지다.

인간의 뇌는 약 1,000억 개의 신경세포로 구성된다고 한다. 임신 후 신경세포로 발달하는 기관이 생긴 후 태어날 때까지 1분에 약 250,000개의 신경세포가 새로 생기는 셈이다. 이 신경세포들은 한 군데에서 만들어지며 다음과 같은 단계를 거친다. (1) 미분화된 뇌세포의 분화, (2) 미리 결정된 장소로의 이동과 함께 거기에 맞게 특화되어 분화하기 시작, (3) 비슷한 유형의 세포들이 구분되는 장소에 모인다, (4) 각 신경세포 또는 신경세포 그룹 사이의 수백 조가 넘는 신경 연접에 의한 연결 형성, (5) 이 연결들 사이의 경쟁(자극된 것들만 살아남는)으로 약 100조 개의 연결만이 남게 된다.

이들 과정은 서로 중복되면서 임신 5주부터 생후 18개월 정도까지 지속된다. 그 이후에는 신경세포도 생기지 않고 비슷한 유형의 신경세포 그룹도 형성되지 않는다. 그러나 가지치기를 통한 신경세포 사이의 연결은 수년 이상, 경우에 따라서는 거의 평생 지속되어 성숙된 뇌의 형성에 중요한 역할을 한다. 다른 신체의 세포들과는 달리 뇌의 신경세포는 발달 도중에 또는 성장 이후에도 세포가 죽거나 손상을 받으면 다시 생기지 않는다. 다시 말하면 자신이 가지고 있는 세포로 평생을 사용해야 한다. 그래서 발달 과정에서 또는 신경의 발생 후에 뇌세포가 손상을 받으면 이에 따르는 신체의 결함과 기능의 이상이 나타나게 되는데, 앞에서 말한 것처럼 이 손상을 대신해 줄 수 있는 신경세포는 다시 생기지 않기 때문에 영구적인 신경학 손상을 가져오게 된다. 그래서 임신 중이나 성장 후에나 머리나 척추 등을 다쳐 중추의 신경세포가 손상을 받으면 언제나 그에 해당되는 마비 증상 같은 것이 생기게 되고 신경학적 후유증이라는 말이 따라다니게 된다.

세포 유형	회전주기
소장상피세포	2~4일
위상피세포	2~9일
백혈구	2~5일
대장샘세포	3~4일
자궁경부세포	6일
폐포세포	8일
혀의 미각세포	10일
혈소판	10일
뼈파골세포	2주
시관시세포	1~2개월
조혈줄기세포	2개월
간세포	0.5~1년
지방세포	8년
중추신경세포	생애 기간

[도표 1] 인간의 신체에 있는 각 세포들의 회전주기

위의 상피세포는 2일~9일 주기로 기존 세포들이 탈락되고 새로운 세포가 형성된다. 그래서 위장에 일시적인 염증 등이 생기면 며칠 동안 자극성 있는 음식을 피하고 안정을 취하면 약을 복용하지 않아도 건강한 세포가 새로 나와서 증상이 호전되고 회복하게 된다. 그러나 중추신경 세포는 새로운 세포로 대체될 수 없기 때문에 영구적인 손상이 남게 된다.

뇌신경은 한 번 생긴 후에는 재생되지 않는다

임신 초기에 산모가 과도한 X-ray, 알코올, 특정한 감염 병 (풍진 등)에 노출되면 아기는 뇌가 형성되지 않은 무뇌증으로 사산하거나 척추골 일부가 갈라지는 이분척추가 된다. 위의 신경세포의 발달 과정 중 두 번째 단계인 신경세포의 이동(migration)은 경이롭고 신비스럽기까지 하다. 신경세포들이 각각 최종 목적지를 어떻게 아는가? 이에 대해서는 여러 가지 학설이 있으나 아직까지 정확한 기전은 밝혀져 있지 않다. 아무튼 임신 기간에는 반드시 산모가 영양과 흡연, 음주 등에 주의하여야 한다. 특히 병원에서 약을 처방할 때 임신 여부를 꼭 물어보는 데 상당수의 약이 위의 신경계의 발달 단계 중 하나 이상에 지장을 줄 수 있기 때문이다. 약이 태아 신경계의 발달에 이상을 초래한 비극적인 약화사고로는 1957년 개발된 탈리도마이드(thalidomide) 사건이 유명하다. 이 약은 독일 제약회사에 의해서 진정제, 수면제로 개발되었고 특히 임산부의 입덧 완화에 그리고 일반적인 불면증에 효과가 좋아서 서유럽을 중심으로 널리 판매가 되었는데 이 약의 부작용 중 태아의 신경세포의 분화기에 혈관생성에 지장을 주어 신경이 분화를 제대로 못 해 사지가 없거나 짧고, 손가락이 여섯 개, 손가락 사이에 물갈퀴가 있는 채로 태어나는 등 다양한 부작용을 나타내었다. 이런 부작용을 가지고 태어난 아기들이 1만여 명이 넘었다. 이 중에는 엄마가 약을 딱 한 알 복용했는데도 이런 비극을 당한 경우도 있었다. 사지가 짧고 손가락과 발가락이 발달하지 않아서 걸음을 잘 걷지는 못하는데 손가락과 발가락 사이에 물갈퀴가 있어서 수영은 잘할 수 있다고 한다. 2017년 독일에서 이 약화사고에 의해 아기들이 태어난 후 60주년 모임이 있었는데 가장 처음 태어난 아기가 만 60세가 되어 그동안 국가와 사회의 도움하에 특별히 설계된 생활시설에서 모여서 잘 살 수 있어 감사하다고 고마움을 표하는 것을 보고 많은 사람이 눈시울을 적시었다.

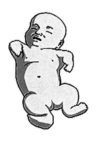

[그림 1] 탈리도마이드 복용 후 산모에서 태어난 아기

팔과 다리가 짧고 손가락과 발가락이 6개 이상이고 손가락과 발가락 사이에는 물갈퀴가 있다. 나중에 커서 잘 걷지는 못하나 수영을 잘할 수 있어서 이 아기들이 성장하여 함께 지내는 공동시설에는 수영장이 마련되어 있다. 그 외의 인지기능 등은 모두 정상이다.

사람에서 청각 기능의 발달은 임신 중기에 시작하는데, 이때 소리를 구분할 수 있고 임신 후기에는 언어와 소리를 구분할 수 있다. 우리의 오감 중에서도 청각은 다른 감각과 달리 직접적인 접촉이 없어도 일반적인 장애물에 방해받지 않고 자극을 받을 수 있는 감각이다. 가령 아기가 집에서 자신이 의도하지 않았더

라도 집 안이나 집 주위에서 나는 소리를 자연스럽게 받아들일
수 있다.

　예술가 중에서도 특히 음악가는 화가, 소설가, 연극 등 다른 분
야보다 가족력이 있는 경우가 많다. 이 가족력이 유전적인 것인
지 또는 가정 내의 환경적인 요인인지는 아직 정확하게 밝혀져
있지는 않고 이 두 요인이 모두 중복적인 요인으로 작용할 것이
라는 연구결과가 다수 발표되어 있다. 그러나 신경계 발달의 측
면에서 보면 음악이 청각을 통한 예술이고 음악을 비롯한 소리
는 어렸을 때 본인의 노력과 의도에 관계없이 들리게 되어 있다.
그래서 부모 또는 형제자매가 음악가인 경우는 임신 중에서부터
장기간 자연스럽게 음악에 접촉되어 청각회로의 발달 시기에 청
각신경세포와 시냅스의 작용을 촉진시켜 이것이 시냅스 자체의
수를 증가시키고 신경화학적 반응도 활성화 시켜 이것이 생후의
영구적인 기억으로 저장될 수 있다. 이 청각기억은 자신은 인식
하지 못하더라도 나중에 음악에 접촉했을 때에 후천적으로 얻을
수 있는 것보다 훨씬 심원한 음감에 대한 이해로 나타날 가능성
이 많다.

　음악가 중에서도 요한 세바스찬 바흐(Johann Sebastian Bach)[2]
(1685~1750)는 집안에 20명 이상의 음악가가 있는 것으로 잘 알
려져 있다. 요한 세바스찬 바흐의 증조부인 요하네스는 바이마

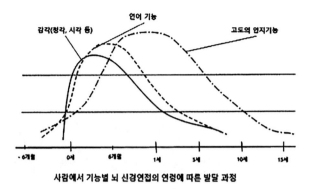

사람에서 기능별 뇌 신경연접의 연령에 따른 발달 과정

[그림 2] 사람에서 기능별 뇌 신경연접의 연령에 따른 발달 과정

사람에서 청각, 시각은 임신 후기에 발달하기 시작하여 생후 1세 이전까지 가장 활발하게 신경연접이 형성되다가 그 이후에는 발달 속도가 느려지다가 4~5세 이후에는 더 이상의 발달이 진행되지 않는다. 언어기능은 이보다는 늦게까지 발달하나 역시 6~7세 이후에는 그다지 발달되지 않는다. 대뇌의 고도 인지기능은 청소년기가 끝날 때까지 지속적으로 발달한다.

르 거리 악사로서 그 이름은 이웃 고장에까지 전해 졌다. 요한 세바스챤 바흐의 조부 크리스토프는 세 아들은 모두 높은 지위의 음악가였다. 그 외에 고전음악가 중에서는 요한 스트라우스(Johann Baptist Strauss)[3], 멘델스존(Mendelssohn)[4], 모차르트(Mozart)[5] 등이 음악가 가족력이 잘 알려져 있다. 우리나라의 세계적인 음악가인 정명화, 정경화, 정명훈은 삼남매였다.

---

[3] 오스트리아의 작곡가이자 지휘자이며 바이올린 연주자로 '왈츠의 아버지'라 불린다.
[4] 독일의 작곡가이자 지휘자, 피아니스트. 셰익스피어의 희곡 〈한여름 밤의 꿈〉의 극음악을 만들었다.
[5] "음악의 신동"이라는 별칭으로 불리는 수많은 교향곡, 소나타, 오페라를 작곡한 위대한 음악가.

사람의 감각신경은 시각, 청각, 촉각, 후각, 미각 순서로 발달
되고 언어기능과 인지기능은 그 이후에 발달된다(그림 2 참조).

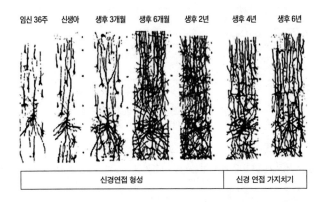

[그림 3] 신경세포의 수는 생후에 더 이상 증가하지 않으나, 신경연접[6]과 신경세포 사이의 연
결은 2세 이후까지 계속 증가하다가 그동안 자극이 없거나 사용하지 않은 연결들은 4세 이후
부터는 상당수가 제거된다(B. Cornell, BioNinja, 2016).

3세 이전의 자극과 반응의 결과가 뇌의 하드웨어와
소프트웨어를 같이 만든다

위의 그림에서 왼쪽 둘 즉 태어나기 직전과 태어날 당시
에는 조그맣고 꼬리가 달린 검은 삼각형 모양의 신경세포들이
거의 비슷한 숫자로 많이 보이지만 이들 각 신경세포 간의 연결
은 별로 없고 빈 공간이 많이 보인다. 3개월째와 6살 때도 그림

---

6   하나의 신경세포 축삭 말단이 다른 신경세포로 흥분을 전달하는 부위.

에 표시되어 있는데 이때는 신경세포의 숫자는 비슷하지만 신경들끼리의 연결인 신경연접 섬유들이 더 발달되어 빈 공간이 줄어들고 조직이 치밀해 보인다. 그런데 여기서 주의해 볼 것은 신경섬유들이 2세 때에 가장 많아 보이고 4세, 6세로 갈수록 줄어들어 신경섬유들이 감소되어 있는 것을 볼 수 있다. 이 현상은 인간을 비롯한 모든 동물에서 시기와 종류는 다르지만 유사한 경향을 보인다. 즉 뇌의 신경의 세포 수는 태어난 이후 거의 변화가 없고(성년 이후에는 매년 일정하게 줄지만) 신경세포들 사이의 연결 역할을 하는 신경섬유들만 증가하다가 점차 감소하는 현상이다. 그림에서 보듯이 뇌신경의 연접과 연결이 2~3세에 최고가 되었다가 점차 감소하게 된다. 이에 대한 일련의 연구들에 의하면 이 신경섬유의 증가로 신경연접이 최고에 이르는 2~3세 사이에는 거의 모든 신경세포가 직접 또는 간접적으로 연결되어 있는 것을 볼 수 있다. 그러다가 이 이후에는 자극이 없어서 사용하지 않은 신경연접들은 점차 제거되어 사리지게 되고 물론 그 기능(어떤 기능인지 모르지만)은 일생 동안 회복될 수 없다.

그런데 2~3세 전에 아기들이 받는 자극은 어디에서 오는 것이겠는가? 당연히 부모로부터다. 부모가 가정에서 만들어 주는 시각, 청각, 촉각, 미각, 후각뿐만 아니라 이들 감각에 따라 이차적으로 생기는 정서적인 기능을 포함하는 종합적인 감각 및 사고의 반응에 대한 환경의 영향에 의한 결과로 이 때 형성된 각 감각의 특성 그리고 그 사람의 일반적인 행동과 사고에서의 특징이 일생 동안 함께하게 되는 것이다. 이 다섯 가지 감각 중에서 청각은 주위의 소리 또는 음성을 느끼는 것이므로 다소 특이하다. 특별히 방음장치가 되어 있는 공간에 아기가 있지 않는 한 모든 소리가 다 들리게 된다. 집안에서 부모 또는 다른 가족이 연주하는 피아노 소리 또는 다른 악기 소리로 자극을 받으면서 자란 아기가 그렇지 않은 아기보다 음에 대한 감각과 식별능력이 뇌세포와 회로에 배어있을 것은 누구나 수긍할 수 있을 것이다. 그리고 이것은 특히 음악가에서 부모, 형제 그리고 가족 들이 같은 음악가들이 많은 현상으로도 미루어 알 수 있다.

미각은 어떤가? 이에 대한 공식적인 통계 보고는 별로 없지만, 우리 주위에서 살펴보면, 일반적으로 호텔이나 규모가 큰 음식점 주방 책임자는 남성이 대부분이다. 이들은 고등학교 및 대학의 조리 전문 학과에서 공부하고 다양한 규모의 음식업소에서 경력을 쌓은 경우가 많다. 2015년엔가 대구 지역의 요리학과 여교수가 앰배서더 호텔의 지역 총괄 주방장을 맡게 되었는데 우리나라에서 처음이라고 보도되었다. 여성 주방장이 드문 것은 외국에서도 비슷한 것 같다. 미국 백악관 주방장에 2005년도 조지 부시 대통령 때 여성이 임명된 것이 역사상 처음 있는 일이라고 한다. 그러나 실제 일상생활에서는 집안에서 여성이 주로 요리를 도맡아서 한다. 가족이나, 직장, 동호회 같은 곳에서 크고 작은 일이 있을 때도 음식은 대부분 여성의 몫이다. 그리고 우리가 일상에서 식사를 하는 일반 음식점의 경우는 호텔 등과는 상당히 다르다. 통계적으로 확인된 바는 아니지만 언론에 등장하는 전국 곳곳의 오래된 식당 특히 한식당을 보면 -사장이 남성인 경우도 여성인 경우도 있고 어느 성이 수적으로 우세한지는 모르겠으나- 여성이 식당을 경영하는 경우는 물론이고 남성이 사장인 경우에도 원래는 어머니나 할머니가 창업한 식당을 이어받은 경우가 많다. 남성이 식당을 경영하는데 아버지로부터 물려받은 예는 아주 드물다. 미각은 혀에 있는 미뢰(맛을 느끼는 감각기관)가 침에 녹은 음식물을 화학적으로 받아들이는 감각으로 맛을 느끼게 된다. 미각은 아주 예민하여 우리가 어떤 음식의 맛을 보았을 때 말로 표현하기는 힘들지만, 같은 맛과 다른 맛을 정확히 식별하고 또 사람에 따라 차이는 있지만 자기 나름대로 맛의 순위를 정할 수도 있다. 발달기에 감각으로 느끼게 된 미각이 뇌에 주는 인상은 아주 강하여 나중에 성인이 되어서도 그 맛을 찾거나 우연히 맛보게 되면 즐거워하는 사람들을 자주 만날 수 있다. 어렸을 때 어머니의 음식 맛이 다양하여 세심하고 깊은 맛을 아는 사람들은 그 맛을 잊지 못하고, 이들의 맛에 대한 감각은 다른 후천적인 감각을 가진 사람들이 따라오기 힘들다. 탁월하고 깊은 맛의 경지를 아는 셰프 또는 주방장들은 이렇게 어린 시절에 맛을 본 미각이 신경회로에 깊은 인상을 만들어 놓았을 가능성이 높다. 그래서 이 뇌신경회로에 저장된 미각은 어머니의 맛이고 넓게는 고향의 맛이고 조국의 맛이 된다. 나이가 들면서 혀의 미각을 담당하는 세포인 미뢰가 점차 감소하게 되면 맛에 대한 감각기능도 저하되어 같은 맛을 느끼기 위하여 다른 사람들이 보기에는 더 강한 맛을 찾아다니는 것으로 생각될 수도 있다. 보통 맛집으로 소문난 오래된 작은 음식점들을 보면 많은 경우 할머니, 시할머니, 어머니, 시어머니 때부터 시작한 음식점이 많고 현재 운영은 아들이나 딸 또는 며느리가 운영하는 곳이 많은 것을 볼 수 있다.

이렇게 어릴 때 형성된 미각은 아주 오래 간다. 우리의 뇌에 입력되고 기억된 맛에 대한 느낌은 변치 않는다. 그래서 우리가 어디에서든지 음식을 먹고 어릴 때 맛을 기억해 내고 이것이 어릴 때 어머니 또는 할머니가 해주신 것과 비슷한 맛을 가진 것을 집밥이라고 자신 있게 말할 수 있다. 성인이 되어 배운 요리는 정보와 요리 절차, 영양 등 다양한 기준에 맞춘 소비자 중심의 요리이고 맛이지만, 이런 우리 주위에서의 맛집은 어릴 때 할머니가 만들어 준 맛을 찾아 요리하게 된다. 그래서 많은 경우 고향 이름이나 요리 재료의 이름을 걸고 음식점을 하게 된다. 이 맛은 다른 음식점에서는 흉내 내기 힘든 맛이다. 요리에 들어가는 재료와 조리방법 등도 중요하지만 그동안 이어져 내려온 재료 및 저장 등의 계절, 시기, 시간, 온도, 특히 혀에서의 느낌 등 다양한 부가적인 요소가 종합된 것이기 때문이다.

그런데 뇌에서의 외부에 대한 반응에서는 이 다섯 가지 감각과 그리고 운동 신경이 직접적인 소통 역할을 하지만, 뇌의 중추 신경계 내부에서의 연결과 소통, 종합과 저장, 조절과 회상 그리고 표현 과정에 의한 인지과정은 특히 인간에게서는 아주 중요한 역할을 한다. 우리 뇌에서, 앞에서 말한 외부와의 직접적인 소통을 담당하는 감각과 운동을 담당하는 신경세포는, 전체 뇌의 신경세포의 수에 비하면 3% 정도에 지나지 않는다. 대부분은 이들 감각신경과 운동신경 사이의 연결과 조절, 종합, 기억, 회상을 담당하는 신경세포다. 아기 시절에 다섯 가지 감각기관에서 들어온 감각들은 이들을 받아들이는 상황에서의 감정, 정서, 좋고 나쁜 느낌 등의 기억과 함께 뇌에 저장된다. 어린이는 부모에게서 사랑과 연민의 느낌, 기쁨, 안락함, 편안함을 느낀다. 이들 긍정적인 느낌은 그대로 뇌의 회로에 입력되어 각인된다. 이 회로가 완성되는 시기인 3세까지 아기가 사랑과 기쁨, 안락감 같은 긍정적 정서에 노출되지 못하면 이런 긍정적 감정과 느낌의 회로 역시 발달할 수 없는 것이다. 과거에 특히 우리나라의 경우 한두 세대 전에는 대가족 세대가 유지되어 있어 갓 태어나서 형제, 자매, 부모, 조부모 등의 환경하에서 보살핌을 받고 자라서, 환경이 누구나 비슷하였고, 상당한 시간을 하늘과 바람, 숲과 강 그리고 바다, 해와 달에 노출되면서 자랐으나 지금은 자라는 환경이 개개인에 따라서 너무나 다르다. 그래서 과거와 같이 보통 3대를 접촉하며 완충작용을 하면서 형성되었던 감각과 정서, 감정 그리고 이들의 종합회로가, 현대에는 보통 부모, 그것도 상당한 경우에는 보모나 일부 교육기관이 주는 자극을 통해, 서로 전혀 다른 환경에서 공통점 없이 형성되게 된다.

소시오패스(sociopath)[7]와 동물원 인간 이야기

2012년 4월 국내에서 생활하던 중국 조선족 출신 40대 남성이 퇴근하던 20대 여성을 자신의 집으로 납치해 살해 후 신체를 280여 조각으로 토막 내었던 사건이 있었다. 범인은 경찰에 체포되었을 때 사체를 처리하고 있었고 담담한 태도였다고 한다. 이 사건의 피의자를 담당했던 국선변호사는 구치소에서 만나서 면담할 때 범인은 자신이 조선족이어서 불리한 재판을 받게 되는 것 아니냐는 걱정으로 일관하였다고 한다. 범죄행위에 대한 죄책감이나 후회 같은 반성의 태도는 전혀 없이 담담하게 이야기해 놀랐다고 한다. 범인의 심리분석 결과는 내향적, 소극적 성향으로 대인관계에 대한 욕구 없이 혼자 있는 것을 좋아하여 열등감이 많고 자신에 대한 통제력이 취약하여 충동적인 경향이 있는 반면, 감정 억제 경향성이 높아 적절하게 스트레스를 해소하지 못하고, 대인관계 기술의 부족으로 인하여 가족이나 인간관계에서 고립되어 있고, 특히 여성에 대한 열등감, 부적절감이 보이며, 사회성이나 대처능력의 부족이 두드러진다고 하였고 소시오패스로 평가되었다. 대개는 선천적인 경우도 많은 사이코패스와는 달리 소시오패스는 후천적인 장애라고 할 수 있고 어린 시절 발달기의 장애인 경우가 많다. 어린아이가 어린 시절

---

7   타인의 권리를 침해하고, 규율을 따르지 않으며 충동적, 공격적인 행동을 보이는 성격 장애.

부모의 사랑, 안정감, 배려, 평화의 감정이 없이 성장하면 이런 정서를 담아주는 신경회로가 활성화 되지 않아서 이런 성격장애가 생길 수 있다. 이들은 이런 정서와 감정, 느낌을 유지할 수 있는 신경회로가 전혀 형성되어 있지 않기 때문에 상담이나 심리치료 등의 방법으로 치료가 불가능하고 기껏해야 성향을 완화시키는 약물치료 정도를 사용할 수 있다. 사랑과 배려, 연민 같은 정서를 유지할 신경회로가 없으므로 이런 긍정적인 감성을 경험한 적도 없고 앞으로도 경험하기가 힘들다. 어떤 의미에서는 불우한 환경에서 중요한 시기를 보내게 되어 생긴 희생자라고도 할 수 있다. 그런데 이런 부모 슬하에서 자란 아이들은 마찬가지로 이런 긍정적인 정서와 감정을 전달 받지 못하여 악순환이 될 우려가 있다.

20세기 초까지만 하더라도 유럽인들은 유럽만이 순수한 문명세계이고 다른 세계는 모두 야생 또는 야만으로 보았다. 그리고 기독교 신앙이 없는 다른 세계들은 신으로부터 버림받은 세계라고 생각했다. 당시에는 파리나 런던 같은 유럽의 대도시 동물원에는 아프리카인 그리고 일부 아시아인들을 야생의 야만인 또는 원시인으로 가두어 두었는데 때로는 가족들을 한 주거지에 두고 사람들에게 전시하였다.

한번은 파리 동물원에 아프리카 원주민 가족이 새로 들어왔는데, 당시 뉴스에는 아프리카 탐험대가 처음으로 동물과 인간의 중간 단계의 인종을 발견하여 데리고 왔다고 발표되었다. 모습은 사람과 똑같고 언어 능력은 전혀 없는 것으로 발표되었다. 약

30세 전후의 부부 한 쌍과 9세 정도의 남아인데 언어 사용능력은 없었으나 상당한 정도의 지능을 가진 것 같았다. 이들 세 가족은 동물원에서 수년 이상 지내는 동안에도 언어 능력은 전혀 발달되지 않았다. 그러나 이 부부 사이에 새로 딸이 태어나 동물원 우리에서 낮에는 관람객들이 구경하는 환경에서 가족과 같이 살았다. 그러다가 이 아이가 네 살이 되었을 때 관람객 중 부모와 함께 온 소년이 초콜릿을 먹는 것을 보고 프랑스어로 그것도 유창한 파리 억양으로 초콜릿 좀 달라고 말하였다. 그 소년이 초콜릿을 하나 주니 그 여자아이가 "우리 오빠도 주게 하나 더 달라"고 하는 것이었다. 이를 보고 모든 관람객이 놀랐고 신문에 다음 날 대서특필로 보도되었다. 언론과 시민사회는 우리가 지금 무엇을 하고 있었나를 반성하고 인간의 존엄성을 짓밟은 것을 사죄하며 이 가족을 풀어주었다.

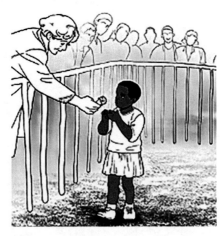

[그림 4] 파리의 동물원에서 태어난 여자 아이가 관람객들에게 초콜릿을 받고 있다.

인간의 언어 능력의 진화는 인류의 조상인 유인원 시대의 언어 이전의 단계에서부터 점진적으로 서서히 진화했다는 연속이론(Continuity theories)과 단일 확률 돌연변이(single chance mutation)에 의해서 갑자기 진화했다는 비연속 이론(Discontinuity theories)이 있으나, 어느 경우든 발달의 시기는 호모 사피엔스(Homo sapiens)[8]가 나타났을 때인 5만~15만 년 전 사이인 것으로 추정된다. 인간의 뇌 기능 중에서도 거의 최근에 발달한 셈이다. 그래서 아동의 발달 시기 중에서도 언어 능력은 모든 운동과 감각 기능 중에서도 상당히 나중에 발달하는 편이다. 그러나 이 언어의 신경경로도 발달해야 할 시기에 언어 자극이 없이 지나면 그 이후에는 신경경로가 생기지 않는다. 이 아프리카 부부는 나중에 밝혀지기로는 당시에 아프리카 원주민 부족들 사이에 전쟁이 있었고, 그 지역의 부족들 사이에는 부족 전쟁에서 이기면 패배한 부족을 모두 살해하는 관습이 있었다고 한다. 이 부부의 부족이 전쟁에서 진 후 갓난아기였던 남녀가 무슨 도움을 받았는지는 모르지만 추정으로는 유인원 무리의 도움에 의해서 각각 밀림에서 우연히 살아남았다가 나중에 성인이 되어 만나서 같이 살면서 남자아이를 낳았는데 부부는 인간의 언어에 대한 접촉을 한 적이 없어 언어의 경로가 발달할 수 없었고 태어난 남아도 마찬가지로 언어에 대한 자극을 받지 못한 채로 발달의 시기를 지났

---

8   현존하는 인류다. 그 이름은 '슬기로운 사람'의 라틴어로 1758년에 칼 폰 린네가 고안했다.

던 것으로 생각된다. 프랑스의 아프리카 탐험대가 오지에서 발견한 이 부부와 아이는 탐험대가 보기에는 인간의 모습을 하고 있었지만 언어 능력은 없고 유인원과 어울려 살며 유인원 정도의 의사소통만을 할 수 있었으므로 인간과 유인원의 중간 단계의 인종으로 오해하기에 딱 알맞았다. 파리의 동물원에 전시 된 후 여러 해 동안 부부와 아들은 관람객으로 온 사람들과의 접촉이 있었지만 언어 기능은 전혀 생기지 않았으나 새로 태어난 딸은 관람하러 온 프랑스 사람들의 말을 듣고 유심히 관찰하고 속으로 반복하면서 뇌 안에 언어의 신경경로를 만들고 네 살이 되어가면서 드디어 초콜릿을 달라는 말로 표현이 된 것이었다. 동화책이나 해외 토픽에 간혹 나오고 보도되는 이야기로 인도나 남아메리카 밀림 지역에서 유인원들에 의해서 키워진 것으로 생각되는 어린이 들을 볼 수 있는데 이들이 만 8~9세 이후에 발견되면 그 후에 언어를 습득하기는 거의 불가능하고, 그 이전의 나이에 발견되어도 그 연령대에 따라 습득의 정도가 불완전하고 과정도 힘든 것을 알 수 있다. 언어를 수용하고 표현하는 신경회로 형성이 되어 있지 않은데 언어를 습득할 수는 없는 것이다.

세대 차이

세대 간의 차이를 의미하는 세대 차는 근래에 더욱 분명하게 그리고 더욱 빠르게 나타난다고 한다. 이제 X, Y, Z, M세대를 지나서 알파(α) 세대를 이야기한다. 각 세대의 특징을 요약하면 다음과 같다.

X세대는 서구 기준으로는 베이비붐 세대 이후 1960년대 이후에 태어난 세대를 말하며, 정확한 특징을 묘사하기 모호한 세대로 X를 붙여 지칭한다. 우리나라의 X세대는 청소년기에 1987년 민주항쟁을 거쳐 정치적으로 민주화된 시기에 성장하였고, 산업화의 수혜로 경제적 풍요 속에서 성장하였다. 이로 인해 이들은 기존의 가치나 관습에서 자유롭고, 개인주의적이며, 자신이 좋아하는 분야에 집중하는 특징을 보인다. 자기주장이 강하며 자신만의 세계에 빠지려고 하는 것도 특징이라고 할 수 있다.

Y세대는 미국 역사상 가장 영향력 있는 세대로 일컬어지는 베이비붐 세대의 자녀 세대를 이르는 말로, 미국에서 제2차 세계대전 이후 1946~1965년 사이에 출생한 베이비붐 세대의 자녀 세대로 1980년대 초부터 1990년대 후반 사이에 태어난 세대를 말한다. 다른 나라 문화나 다른 인종에 대한 거부감이 적어 포용력이 높으며, 도전정신이 높고 또 개인·개방·감성주의가 특징이다. 또는 "M세대, 밀레니엄(millenium) 세대' 혹은 '모바일 세대'라고도 한다. 휴대전화·인터넷 등을 사용하며, 모바일로 많은 것들을 해결하며 관심의 대상을 자기 자신에게 두고 있다. 소비보다는 경험을 통해 행복을 누리며, 소유보다는 공유를 통해 효율적으로 비용을 지출하는 경향이 있다.

Z세대는 1990년대 중반에서 2000년대 초반에 걸쳐 태어난 젊은 세대를 이르는 말로, 어릴 때부터 디지털 환경에서 '디지털

네이티브(Digital Native: 디지털 원주민)'로서 성장했다. 인터넷과 IT(정보기술)에 친숙하며, TV·컴퓨터보다 스마트폰, 텍스트보다 이미지·동영상 콘텐츠를 선호한다. 관심사를 공유하고 콘텐츠를 생산하는 데 익숙하다. 1990년대 경제 호황기 속에서 자라난 동시에, 부모 세대인 X세대가 2000년대 말 금융위기로 인해 경제적 어려움을 겪는 모습을 보고 자랐기 때문에 안정성과 실용성을 추구하는 경향이 있다.

알파 세대는 세계적인 기준으로 2011년부터 2024년까지 태어난 세대를 말한다. 넓은 범위의 관점에서 2000년대 후반~2010년대 초반에 태어난 세대도 스마트폰 이전 문화의 기억이나 경험이 없기 때문에 알파 세대로 분류하기도 한다. 유비쿼터스 디지털 문화에 익숙하고, 스마트폰 및 SNS가 완전히 대중화된 2010년대 중반부터 유년기를 보내거나 출생했다는 특징이 있다.

세대 차이는 흔히 부모 자녀 간 차이와 같이 다른 시대를 살았던 집단 간의 차이를 말하지만 같은 시대를 사는 연령 내에서도 집단 간의 차이가 나타날 수 있고, 오래 전부터 있어 왔던 것으로 함무라비 법전 같은 고대의 문서에서도 세대 차이에 대한 언급을 볼 수 있다. 세대 차이는 대표적인 예가 갈등을 유발하기도 하는 부모 자녀 세대 간의 차이다. 지금 부모 세대는 아직도 사물을 도리나 논리로 생각하는 경향이 커서 느낌(feeling)이나 이미지(image)로 행동하는 소위 신세대 아이들, 젊은이들의 마음이나 생각을 이해하기 어렵다. 자라온 환경이나 조건, 경험이 다르기 때문이다. 일반적으로 세대 차이가 발생하는 이유를 -역사적 시기에 따른 사회문화적 조건과 경험의 차이가 그 세대의 사람들의 뇌 회로에 각인되므로 세대별 경험과 그에 대한 반응의 차이 때문에 생기는 것으로, 인간의 발달단계에 따른 특성으로 인하여- 세대별 변화에 대한 수용태도의 차이 등으로 인해서 발생한다고 한다.

그러나 앞에서 이야기한 것처럼, 어린이들의 세 살 버릇이 여든까지 가는 것은 고금을 막론하고 어떤 세대에나 해당되는 이야기이다. 좀 더 상세히 말하면 2~3세에 틀이 만들어지는 뇌 회로의 개별적인 하드웨어와 소프트웨어는 부모 또는 어린이를 돌보는 사람과 환경에 의해서 만들어진다. 이 시기에 부모의 관점에서의 전망으로 아이에게 특정 분야를 집중 교육시키는 것은 부모와 유사한 신경회로를 남게 만들어 자식에게 부모와 비슷한 또는 보다 못한 생의 여정을 만들 가능성이 높다. 그러므로 앞에서 언급한 세대 차이의 일반적인 원인들이 아기의 부모세대에 의해서 만들어진 다시 말하면 각인되어 형성된, 남아 있는 회로가 성장하면서 외부 환경과 사회생활에 상호작용한 결과라고 할 수 있다. 즉 다시 말하면, 현재의 기준으로 말하면 세대 차이의 기반은 지금 아기의 부모 세대인 20~30대에 의해서 만들어진 뇌 회로의 기반이 앞으로 10~20년간의 사회 경험에 반응하는 결과라고 할 수 있다.

우리나라는 6·25 전쟁 후 50년대, 60년대만 하더라도 대가족제도가 유지되어 있어 한 집에서 3대가 같이 거주하는 세대가 드물지 않았다. 그래서 태어나서 뇌 회로가 형성되는 시절을 할아버지, 할머니, 부모 형제들과 함께 보내게 되어, 이들에 의해 여러 세대에 의해서 다양하게 뇌 회로가 각인이 되었다고 볼 수 있다. 그리고 이때는 산업화 이전의 시기라 전 세계적인 사조 또는 세대의 경향과는 무관하게 우리나라 사람만의 특성이 있었다. 대가족제도 하에서 2~3세대의 영향을 동시에 받은 뇌 회로의 각인에 의한 형성이라 급격한 변화가 없고 완만하게 변화했기 때문에 사고와 반응에 있어서 세대 간의 차이가 심하지 않아 서로 소통하고 대화하는 데에 큰 어려움이 없었다. 그러나 산업화와 세계화의 결과로 모든 사조에서 지구적인 사건의 영향을 받게 되었고, 핵가족제도에 의해 한두 형제와 부모의 영향하에서만 성장하게 되었다. 각 부모 세대의 특성에 따라 아기 시절에 받는 영향도 특징이 있을 수밖에 없다. 세대의 특성이 성장 후에 얻어진 단순한 경험의 차이라면 대화와 설득 또는 양보로 충분히 서로의 이해를 도울 수 있겠지만 사고와 행동 양식의 기반이 되는 뇌 회로의 기반이 다르면 대화를 통해 서로 간의 공감을 형성하는 것이 아주 힘들 수밖에 없다. 이런 측면에서 현재의 아기들에게 긍정적이고 창의적인 회로의 기반을 만들어 주는 것은 향후 10~20년 후의 청년 문화 나아가 사회, 국가의 문화 형성과 발전에 아주 중요하다고 할 수 있겠다.

앞의 도해에서 2~3세까지의 풍부했던(거의 모든 신경세포끼리 연결되었던) 신경 연접이 그 이후에는 점차 사라지는 것을 보라. 이 연결이 이 신경섬유들이 그대로 유지되었다면 어떤 기능과 작용을 가질지 우리는 모른다. 이 시기에 제거되는 뇌 회로는 어떤 것들이 있을까? 우선 고양이의 눈을 생후 초기에 인위적으로 두 달 가까이 가리는 경우 시신경 경로가 여기에 포함될 것이다. 그리고 생후 3~4세까지 주위의 애정 없이(부모, 가족이건 돌보아주는 사람이건 상관없이) 기계적으로 식사와 배뇨·배변만 하면서 성장한 아이들의 경우에는 사랑의 회로, 연민의 회로, 행복감과 안정감의 회로 등이 이 사라지는 뇌 회로에 포함될 것이다. 그러면 그 외에 사라지는 많은 나머지 연결들은 무엇인가? 이 대부분의 연결들은 그 사회가, 나아가서는 우리 인류가 아직 경험해 보지 못하고 걸어가 보지 못한 미지의 세계로의 걸음을 나타낼 수 있는 경로일 수 있다. 이들 신경경로가 제거되는 것은 지금의 어른들이, 사회가, 국가가, 우리의 문명에서 하는 관행이나 사고가 이들이 성장할 수 있도록 자극하지 못하기 때문이라고 할 수도 있다. 이들이 사라졌다는 것은 아기에게 현재의 상황에서 이들이 유지할 만한 자극을 받지 못했기 때문이다. 아이들이 창의적이기를 원하면 이 시기에 부모의 희망에서, 부모의 관점에서 자신의 경험에 의해서 필요하다고 생각되는 특정한 무언가를 주입식으로 교육시키면 안 된다. 부모가 가지고 있는 회로만을 남기기 때문이다. 아이들에게 모든 자연을, 모든 예술적인 것을, 사랑과 행복, 안락감 같은 모든 긍정적인 정서와 감정이 있는 환경을 조성해 주면 아이들은 스스로 알아서 창의적이 된다. 기성세대의 시각과 방법을 통한 것이 어떻게 창의적일 수 있겠는가? 산과 들, 바람과 별, 강과 바다, 숲과 동물들을 오감으로 느끼게 하고, 좋은 음악과 그림을 부모와 가족이 함께하는 긍정적인 정서에서 경험하게 해주는 것이 창의적이 되는 가장 좋은 방법일 것이다. 그리고 그런 상황에서 행복을 느낀다면 장차 어떤 인생을 걷게 되든지 간에 바람직한 인생 여정이 될 것이다.

우리나라는 노동자의 근로조건 개선과 생활의 질을 보장하는 목적으로 그리고 임신, 출산 등으로 인한 경제적 및 복지적 도움을 목적으로 출산 전후 유급 휴가를 법으로 정하고 있다. 그래서 출산하는 여성 근로자의 근로 의무를 감면하면서 임금을 어느 정도 보전하고 휴식을 보장받도록 하는 제도를 운영하고 있다. 그리고 만 8세 이하의 자녀를 가진 부모에게는 육아 부담을 해소하고 계속 근로를 지원함으로써 근로자의 생활안정과 고용안정을 도모하고 기업의 숙련인력 확보를 지원하기 위해 육아휴직 제도를 운영하고 있다. 근로자의 복지를 위한 선진적인 제도다. 이런 좋은 제도가 활성화되어 잘 유지되면 당장 지금의 아기 부모들에게 육아를 잘하고 나중에 다시 직업을 이어나갈 수 있어 사회 경제적인 안정을 줄 수 있을 뿐 아니라 아기가 성장한 이후 우리의 청년 세대 나아가 전체 사회의 안정과 조화 그리고 창의성에도 기여할 것으로 생각한다. 그런 맥락에서 이런 제도는 향후의 사회와 국가에 아주 중요한 효과를 나타낼 수 있으므로 직장과 개인 간의 고용 관계로만 생각할 것이 아니라, 향후의 창의적인 사회의 형성을 위한 비용으로 이를 감수하고라도 국가가 주도하여 적어도 만 3세까지는 부모 모두 또는 둘 중의 하나라도 아기와 항상 함께 지낼 수 있는 법적, 행정적 제도를 유지하는 것이 필요하다고 하겠다.

이렇게 우리가 가지고 있는 다섯 가지 감각과 운동신경 그리고 정서와 행동 그리고 사건이나 외부자극에 대한 반응은 대부분 세 살 이전에 형성되는 데 이 과정이 단순한 하드웨어 형성뿐만 아니라 소프트웨어가 동시에 형성된다. 일단 형성이 된 다음에는 우리나라 속담처럼 여든까지 즉 평생을 가게 되어 있다. 아주 중요한 시점이라고 할 수 있다. 그 다음에는 언어에 대한 회로가 형성되면서 모든 것을 언어와 문자로 표현하게 된다. 앞에서도 말했지만 이런 성향은 집안으로 보면 가풍이 되고 지역으로 보면 그 지역의 특성이 되고 국가로 보면 국민성이 된다. 그러므로 개인의 품성, 가풍, 지역적인 특성과 국민성의 토대가 이때 이루어진다고 할 수 있다.

한국에서 태어나 한국 가정과 학교에서 한국식 교육을 받고 자란 외국인은 겉모습은 한국 사람과 달라도 일상생활에서의 태도나 사고방식은 한국 사람과 똑같게 된다.

비유를 들면, 한국과 미국, 프랑스 각 나라에서 판매되는 컴퓨터 디자인은 해당 국민이 좋아하는 모양과 색상으로 팔린다. 한국 사람이, 외견상으로는 프랑스어로 적혀 있고 색상도 프랑스인의 취향에 맞는 프랑스 컴퓨터를 구입하여 한글로 된 소프트웨어를 집어넣어 적용하면 프랑스어를 입력해도 전혀 작동이 안 될 것이다. 프랑스산이 왜 프랑스어를 못 알아듣느냐고 화를 내도 소용이 없다. 사람으로 치면 유전자에 비견할 수 있는 하드웨어는 프랑스산이라도 한국에서 한국어로 사용하는 소프트웨어라면 어쩔 수가 없는 것이다.

예를 하나 더 들어보면, 세브란스병원 국제진료센터 소장을 지냈고 2023년 말 국민의 힘 혁신위원장을 역임하고 국회의원이 된 인요한 교수의 경우, 외증조부이신 유진 벨(Eugene Bell)[9]은 선교사로 1895년 한국에 와서 학교와 병원을 설립하셨으며, 할아버지 윌리엄 린튼(William Alderman Linton)[10]은 22세에 한국에 와서 선교와 교육 의료봉사를 하셨다. 아버지 휴 린튼은 전라북도 군산에서 출생하여 부친의 선교활동을 이어받았고, 어머니 로이스 린튼은 미국 플로리다 출신의 신학 전공자로 지금도 한국에서 봉사하고 있다. 인요한 교수의 외모는 서양인 특히 미국인 중에서도 키와 체격이 큰 편이어서 한국적인 사고와는 거리가 멀게 느껴지지만 사고방식과 행동방식은 완전히 한국적이고 그중에서도 호남 출신이라는 것을 금방 알 수 있다. 방송에 출연했을 때 화면을 보지 않고 듣기만 하면 그대로 순천 출신 인사가 방송에서 대담하는 것으로 오인할 정도다. 소문으로 들은 이야기로는 세브란스병원 가정의학과 교실 후배와 제자들부터 꼰대라고 이야기를 듣는다고 한다. 부모님이 한국에서 태어났기 때문에 인 교수가 어릴 때부터 한국적인 정서와 사고방식 그리고 행동방식으로 자극을 받았으니 뇌신경회로의 발달이 다른 한국

---

9 미국 선교사(1868~1925년). 한국명 배유지. 광주·목포 지역에서 교회를 개척하였다. 신사참배를 반대하다 출국 당했지만 광복 후 다시 한국에 돌아왔다.
10 미국 장로교, 한국명 인돈, 의료, 교육 선교 활동을 했다. 신사참배 거부하여 추방되었다가 돌아왔다.

인과 거의 차이가 없었을 것이다. 그러나 유전자는 조상의 유전자를 물려받았기 때문에 생활습관에 의한 질병을 제외하고 순전히 유전자의 이상에 의해서 생기는 질병 등은 한국인과는 다를 것이다.

부모의 영아기 육아가 우리 사회의 미래를 만든다

그런데 인간의 경우 어떠한가? 분만 후부터 3세 전후까지의 자극과 반응에 의해 형성되는, 정확하게 말하면 있던 회로를 유지시키는 과정은 하드웨어와 소프트웨어를 모두 형성하는 과정이 되는 셈이다. 그러면 인간이 일생을 의존해야 할 감각, 정서 및 감정, 사고와 행동양식의 토대가 되는 이 시기에 어떻게 하는 것이 바람직한 것인가?

이 발달 시기에는 어린아이는 완전히 수동적인 상태다. 능동적으로 할 수 있는 것은 아무것도 없고 자극을 주는 환경과 분위기에 의해서 수동적으로 오감을 느끼고 감정, 정서적인 반응을 하고 이를 자신의 뇌에 신경회로 또는 신경연접에 각인시키는 작업을 할 뿐이다. 그러나 이 시기가 중요하다고 해서 부모 또는 돌보아 주는 사람이 좋다고 생각하는 것을 시키려고 해서는 안 된다. 이는 결국의 자신과 유사한 뇌신경회로를 각인시켜주는 결과밖에 안 되기 때문이다. 오히려 기존의 인간생활에서 사용되는 뇌 신경회로를 강화시키고 어린이의 창의성은 완전히 짓밟

아버리는 것이 될 수 있다. 그러면 무엇이, 사용하지 않으면 제거되는 신경 연접을 줄이기 위하여 할 수 있는 최선의 방법일까? 추측을 해보자, 그리고 이것이 최상일지 생각해 보자. 우리가 볼 수 있는 자연을 자주 볼 수 있으면 좋지 않을까? 하늘과 구름, 해와 달과 별 그리고 바다와 호수 그리고 강과 개울, 산과 들과 여기에 뛰노는 동물들, 아름다운 화초들과 무성한 나무들, 이들이 내는 소리와 정적, 그리고 이들과 함께할 때 중요한 것은 부모 또는 가족과 함께하는 사랑과 행복의 느낌, 편안함이 있어야 한다. 집에서는 아름다운 음악과 그림, 음식 냄새가 어떨까? 곰곰이 생각해 보면 이런 것들은 우리가 고향에 대해 생각하는 것들이다. 이들이 뇌에 각인된 것들이 우리의 고향이라고 생각하는 것의 뿌리가 된다. 그리고 우리가, 부모가, 가족들이 원하는 것을 의도적으로 주입하지 않는 것이다. 주위에서는 단지 어린이가 평안하고 안락한 느낌을 가지게 하면 된다. 아무리 좋은 자연환경에서 좋은 음악을 듣게 되어도 부모 사이의 분위기가 냉랭하고 더구나 싸우는 분위기여서 불안감을 가지게 만든다면 어린이는 나중에 이런 환경을 기피하게 될 것이다. 실제로 나중에 성인이 되어서도 특별히 이유가 없이 어떤 음식, 어떤 색상이나 소리, 어떤 분위기를 피하고 싫어하는 이런 것이 뇌 신경회로에 각인이 되어 있는 결과인 경우가 많다. 이런 경우에는 나중에 커서 어떤 분위기를 싫어한다든지, 어떤 음식을 기피한다든지 하는 특이한 개인적인 취향으로 나타날 수 있다.

우리 주위에서 보면 기존에 있지 않은 창의적인 전혀 새로운 것은, 해당 분야의 전문가나 교수 또는 오랜 기간 종사해온 장인급 인물에서 나오는 것이 아니라 청년기 전후에 긍정적인 사고를 가지고 있고 다른 사람이 사용하지 않았던 신경회로에서 창의적인 아이디어가 나오는 것을 종종 볼 수 있다. 빌 게이츠(Bill Gates)[11], 스티브 잡스(Steve Jobs)[12], 저커버그(Zuckerberg)[13]가 그렇다. 빌 게이츠는 변호사인 아버지와 은행가인 어머니 사이에서 부족함이 없이 자랐고 성적이 좋아서 하버드 대학에 입학했으나 중퇴했다. 친구와 마이크로소프트사를 창업하여 세계 최고의 컴퓨터 회사를 만들고 역시 세계 최고의 부호가 되었다. 스티브 잡스도 리드 대학을 1학년 1학기에 중퇴 후 청강생으로 필요한 강의만 18개월 들었으나, 후에 애플이라는 새로운 시도로 인류의 삶을 진보시킨 디지털 시대의 새로운 아이콘이 되었다. 저커버그 역시 하버드 대학에 다니다가 페이스북이라는 소셜 네트워크 서비스를 개발하여 30대의 나이에 거부가 되었을 뿐만 아니라 세상의 생활방식과 소통 방법을 바꾸었고, 이들은 많은 기부를 하여 사회와 국가에도 큰 도움을 주고 있다.

물론 성인이 되어서도 뇌신경의 연접을 증가시키고 연접 사이의 전달을 강화시켜 기존의 사고양식과 행동양식을 발전시키고 새로운 패턴을 개발하고 발견할 수도 있다. 그러나 이것은 기존

11 20세기 후반과 21세기 초 정보기술 시대를 선도해 온 마이크로소프트 창업자.
12 미국의 기업가이며 아이폰, 아이패드로 IT 업계에 새로운 바람을 불러일으킨 애플의 창업자.
13 미국의 프로그래머 및 인터넷 사업가이며, 기업 메타(페이스북)의 설립자.

의 신경경로 내에서다. 기존의 신경회로 내에서의 발전이고 발견이다. 예를 들면 전문가가 되면 해당 분야에 대해서는 신경경로가 다른 사람들과는 달리 고속도로처럼 되는데, 기존 고속도로의 길을 넓히거나 연장시키는 것과 마찬가지다. 근본적 창의성이라기보다는 상황적 창의성이라고 말할 수 있다. 기존 세대가 아직 모르는 길은 2~3세 때 무성했던 신경 연접들, 아직 성장하지 않은 작은 분지들, 4세 이후에 점차 제거되어 사라지는 분지들과 연접들에 있는 것이다. 이 신경연접들을 가능하면 남겨 보존하고 신경경로를 유지하여 나중에 성인이 되어서라도 어떤 계기에 작동하게 하기 위해서는 위에서 말한 자연에서의 다양한 자극을 평화롭고 안전한 느낌에서 지각하게 하고 꿈을 심어주는 것이다. 인생의 여정에서 각자 우여곡절이 있을 수 있겠지만 그래야 나중에 각자의 분야에서 근본적 창의성을 기대할 수 있는 것이다. 그리고 성인이 된 후 어떤 상황에 처하더라도 우리가 어디에서나 볼 수 있는 구름과 산, 강과 바다, 나무와 새를 보고 의미를 느낄 수 있고, 고향과 같은 편안함을 가질 수 있다면 그것만으로도 더 행복할 수 있는 것이 아닌가?

결국은 우리의 특성과 능력은 유전자 요소와 어릴 때의 환경 요소 그리고 성장하면서 우리 자신의 노력이라는 세 가지 요소에 의해서 형성된다고 말할 수 있다.

02.
기억과 윤회(Reincarnation)

중국을 중심으로 한 동북아에서는 존재의 본질과 근거에 대한 이론체계로 '이(理)'와 '기(氣)'로서 우주 자연과 인간 만물의 생성 변화를 설명하고자 했다. 여기에서는 음양은 '기'이며 형이하학적인 것이고, '도(이)'는 '기'의 원리가 되는 형이상학적인 것이라고 하였다. 이후 이는 주자(周子)에 의해서 종합되어 '이기론'이 완성되어 우주자연의 구조와 존재 근거에 대한 태극 이기의 본체론, 인간존재의 근거와 의미, 도리를 밝히는 심성론, 이상적인 인격과 실천을 제시하는 수행론을 갖추었다. 여기에서의 기는 황제내경, 한의학, 중의학에서 경락 및 경혈에 대한 침술 치료에 이용하는 '기'와도 일맥상통하는 바가 있다.

요가전통에서도 동북아에서의 기에 해당되는 차크라 이론이 있고 이를 신체의 시스템과 연결시키고 있는데, 요가에서는 나아가 생과 사에 그리고 윤회에 연결시키는 보다 정교한 시스템으로 구체화 되어 있어 한번 자세히 살펴볼 필요가 있다.

　요가에서는 신체를 다섯 가지로 구분한다. 이를 다섯 외피 ((Panchakosha)라고 하며 이들을 조대한 것부터 정교한 것의 순으로 나열하면, 아나마야 코사(Annamaya kosha), 프라나마야 코사(Pranamaya kosha), 마노마야 코사(Manomaya kosha), 비즈나나마야 코사(Vijñānamaya kosha), 아난다마야 코사(Anandamaya Kosha)의 다섯 가지인데 여기서 아나(Anna)는 음식의 뜻이며 이는 우리의 물리적 신체를 말한다. 프라나(Prana)는 에너지이며 우리의 물리적 신체에 스며들어 있으며 보다 미묘한 신체로 동북아의 '기'와 유사하다. 마나(Manas)는 마음의 뜻이며 보다 미묘한 정신체다. 비즈나나는 식별의 의미이며 지혜체라고 할 수 있고 오감을 넘어서는 지식, 지혜를 의미하기도 한다. 아난다는 지복의 의미로 지복체 또는 인과체라고 할 수 있다.

　또한 요가의 전통은 기억을 구분하는 정교한 방법들을 가지고 있다. 이 전통은 기억을, 원소적인, 원자적인, 진화적인, 유전적인, 카르마의, 감각의, 표현할 수 있는(의식적), 표현할 수 없는(무의식적) 기억의 여덟 차원으로 구분한다. 이 기억 중에서 앞의 네 가지는 집단적인 기억이고 뒤의 네 가지는 개인적인 기억인데 이중 카르마의 기억이 개인 의지와 가장 관계가 깊다. 이 카르마의 기억은 프라나마야 코사와 마나마야 코사를 수단으로 생애와 생전 그리고 사후를 연결한다.

　재탄생 또는 환생이라고도 알려져 있는 윤회는, 살아 있는 존재의 비물리적인 본질이 생물학적 죽음 이후에 다른 물리적 형태 또는 신체에서 새로운 삶을 시작한다는 철학적 또는 종교적 개념이다. 부활은 기독교, 가톨릭교, 이슬람교 같은 종교에서 이루어지는 과정인데, 여기서는 사후 심판을 받은 후에 영혼이 같은 신체로 돌아온다. 윤회를 신봉하는 신앙 중에서, 힌두교와 자이나교에서는 영혼은 불멸이고 소멸되는 것은 신체뿐이다. 죽음에 이르면, 영혼은 다시 새로운 생명(인간 또는 동물)으로 환생하게 된다. 불교에서는 영혼과 자아도 환각에 불과한 것이고 아뢰야식이라는 근본의식이 윤회의 주체가 된다. 환생이라는 용어는 죽음 후에 영혼이 또는 근본의식이 한 신체로부터 다른 신체로 간다는 의미다.

윤회(Punarjanma)를 믿지 않고 대신에 사후의 생명을 믿는 불교와 힌두교의 그룹들도 있기는 하지만, 윤회는 불교, 힌두교, 자이나교 그리고 시크교 같은 인도 종교들의 주요 교의다. 재탄생/재생(rebirth/metempsychosis)의 믿음은, 다양한 현대 종교들과 마찬가지로, 피타고라스, 소크라테스, 그리고 플라톤 같은 그리스의 역사적 인물들도 가지고 있었다.

기독교와 이슬람교 내의 거의 모든 교단에서는 개인의 윤회를 믿지 않음에도 불구하고, 이 종교들에서의 특정한 그룹들은 윤회에 대해서 말하기도 한다. 이 그룹들은 카타리파(Cathars)[14], 알라위파(Alawites)[15], 드루즈교(the Druze)[16], 그리고 장미십자회

---

14 중세 유럽에서 발생한 기독교의 이단. 프랑스 왕국 남부의 알비를 중심으로 퍼졌다.

15 이슬람교 시아파의 한 종파, 시리아 지중해 연안 지역을 중심으로 분포해 있다.

16 이슬람 시아파의 극단파인 이스마일파에서 나온 분파이며 윤회와 환생을 믿는다.

(Rosicrucians)[17] 주류의 일부 역사적인 그리고 동시대의 추종자들을 포함하고 있다. 이들 종파들 그리고 인도의 종교들과 마찬가지로 네오플라톤주의(Neoplatonism)[18], 오르페우스교(Orphism)[19], 헤르메스주의(Hermeticism)[20], 마니교(Manichaenism)[21], 그리고 로마 시대의 영지주의(Gnosticism)[22] 사이의 역사적인 관계는 근래의 학문적 연구의 대상이 되어왔다. 최근 이삼십 년 동안에, 많은 유럽인과 북아메리카인이 윤회에 대해 관심을 가지게 되었고 현대의 많은 연구도 이에 대해 언급하고 있다.

이들 종교는 인간 생의 여정은, 사람이 이 사이클을 끝내고 해방에 이르게 하는, 정신적인 통찰을 얻을 때까지 순환적이고 끝없는 윤회(Saṃsāra)라고 믿는다. 윤회라는 개념은 인도의 종교들에서 "목적 없는 표류, 방황 또는 세속적인 존재의 사이클이 시작하는 단계"로서 여겨진다. 그러나 이것은 윤리적 삶 그리고 다양한 명상적인, 또는 다른 정신적인 수행을 통하여 정신적인 해방을 찾는 기회이기도 하다. 그들은 윤회의 사이클에서 벗어나는 것을 궁극적인 정신적인 목표이며, 이것을 우리나라 말로는

---

17 독일을 중심으로 형성된 영적분야의 학식을 보유했다고 전해지는 신비주의적 비밀결사 단체.
18 플라톤 철학의 계승과 부활을 내세우며 3~6세기에 로마제국에서 성행했던 철학사상.
19 오르페우스가 신의 계시에 따라 창시하였다고 전해지는 고대 그리스의 비전적 종교.
20 연금술로 죽음, 부활과 윤회를 공부하는 중세의 학문으로 이를 통한 신과 합일이 목적이다.
21 3세기에 페르시아 왕국에서 마니가 창시한 고유의 이원론적 종교.
22 헬레니즘문화에서 동서양의 철학과 종교사상의 조화로 나타난 이원론적 사상운동. 유대의 카발라와 연관이 있다. 그리스도교 이단으로서의 영지주의와 구분하여 전영지주의라고 부르기도 한다.

해탈, 해방, 열반으로 번역되는 목사(moksha), 니르바나(nirvana), 묵티(mukti) 그리고 카이발야(kaivalya)라고 부른다.

힌두교, 불교 그리고 자이나교는 환생에 대한 각각의 상정과 이론이 서로 간에 일치하지는 않는다. 힌두교는 이의 근본적인 상정이 '영혼과 자신의 존재(아트만 또는 attā)'가 윤회한다는 것에 놓여 있는데, 이에 비해 불교에서는 '영혼도 없고, 자신도 없다.(anatta or anatman)'는 상정에 놓여있다. 힌두 전통은 영혼은 변하지 않는 영원한 살아있는 존재의 진수(essence)이고 그리고 영혼은 자기-인식(self-knowledge)을 얻을 때까지 윤회를 가로지르는 여정을 한다고 여긴다. 불교는 대조적으로 자신이라는 것은 없는 환생이론을 주장한다. 그리고 무아(non-self) 또는 공허(Emptiness)를 깨닫는 것을 니르바나[Nirvana, (nibbana)]로 여긴다. 그래서 불교와 힌두교는 자신 또는 영혼이 있는지에 대해서 아주 다른 관점을 가지고 있고, 이것은 그들의 각각의 환생 이론의 세부사항에 영향을 준다.

유대교에서 윤회에 대한 믿음은 중세에 유대의 신비주의자들에 의해서 발달하였다. 이들 중에는 불멸의 영혼에 대한 믿음은 보편적이지만, 사후의 생명에 대해 주어진 설명은 서로 달랐는데, 사디아 가온(Saadiah Gaon)[23]은 이에 대해 명시적으로 반대하였다. 오늘날 윤회는 현대 유대교에서의 주류내의 소수인 비전

---

23 구약성서를 처음으로 아랍어로 번역한 중세 유대교 학자. 바빌론의 수라 아카데미 원장.

주의에서의 믿음이다. 카발라는 길굴(gilgul)[24], 영혼의 환생을 가르치고 있고, 그리고 그래서 윤회에 대한 믿음은, 카발라를 신성하고 권위 있는 것으로 여기는 그리고 또한 현대 정통 유대교 내에서 비전의 믿음을 유지하고 있는 하시드(Hasid)파[25] 유대교에서는 보편적인 것이다.

그리스-로마의 사고에서, 윤회에 대한 개념은 초기 기독교가 떠오르면서 사라졌다. 윤회는 사후에 신실한 사람은 구원받는다는 기독교의 핵심 독트린과 맞지 않기 때문이다. 히브리서 9:27은 인간은 "한 번 죽고 이후에 심판이 있다."고 말한다.

그러나 기독교에서도 그노시스파는 윤회를 주장하고 있다. 세트파(Sethians)[26]와 발렌티누스(Valentinus)[27]의 추종자들은 윤회를 믿었다. 2세기경 가톨릭교회에 의해서 이단으로 여겨진 교파인 메소포타미아의 바르다이산(Bardaisan)[28]의 추종자들은 칼데아의 점성술을 이용하였는데, 거기에 아테네에서 교육받은 바르다이산의 아들 하모니우스(Harmonius)는 일종의 윤회를 포함하는 그리스 아이디어를 추가하였다.

장자(Chuang Tzu)는 "탄생은 시작이 아니다, 죽음은 끝이 아니다. 한계가 없는 존재가 있고, 시작점이 없는 연속성이 있다. 한계가

24　순환을 의미하는 유대교의 환생 개념.
25　고대 유대교의 분파로 유대교 율법과 안식일을 엄격히 지켰다.
26　아담과 이브의 셋째 아들 셋(Seth)를 중요시하는 유대교의 분파로 플라톤주의의 영향을 받았다.
27　2세기경의 이집트 기독교 그노시스파의 대표적 철학자. 세트파의 영향을 많이 받았다.
28　시리아의 그리스도교 신학자. 그노시스파 그리고 마니교와의 연관설이 있다.

없는 존재는 공간이다. 시작점이 없는 연속성은 시간이다. 탄생이 있고, 죽음이 있고, 나오는 것이 있고 들어가는 것이 있다."고 말한다.

약 11~12세기 유럽에서는, 다양한 윤회 운동이, 라틴 서부에서의 종교재판 설립을 통하여 이단으로 박해받았다. 르네상스와 현대의 초기에 플라톤의 저서들을 번역하는 동안에, 헤르메스 문서(Hermetica)와 다른 문헌들은 유럽인들의 윤회에 대한 관심을 고조시켰다. 마르실리오 피치노(Marsilio Ficino)는 윤회에 대한 플라톤의 언급은 우화적으로 의도된 것이었다고 주장했다. 셰익스피어는 윤회의 독트린을 암시했으나, 조르다노 브루노(Giordano Bruno)[29]는 윤회를 가르쳤다는 이유로 로마의 종교재판에서 이단으로 유죄판결을 받고 당국에 의해서 화형에 처해졌다.

20세기 초기에 윤회에 관한 관심이 심리학의 기초 분야에 도입되었는데, 이는 주로 마음의 심리학, 비교종교학, 종교적 경험에 대한 심리학 그리고 경험주의의 본질의 측면을 제기한 윌리엄 제임스(William James)[30]의 영향력에 의한 것이었다. 제임스는 1885년 뉴욕에서 미국심령학협회(American Society for Psychical Research (ASPR))를 창립하는 데에 영향을 미쳤고, 3년 후에 영국심령학협회(British Society for Psychical Research (SPR))가 런던에서

---

[29] 이탈리아의 도미니코회 수도자, 철학자. 무한 우주론을 주장한 죄로 교황청에 의해 화형을 당했다.

[30] 미국의 심리학자·철학자. '의식의 흐름'이라는 용어를 처음 사용한 근대 심리학의 창시자.

발족되어, 초자연현상에 대한 체계적이고 중요한 연구를 이끌게 되었다. 제2차 세계대전의 유명한 미국 장군 조지 패튼(George Patton)[31]은 윤회에 대한 강한 신봉자로서 무엇보다도 자신이 카르타고의 장군 한니발의 환생이라고 믿었다. 이 시기에 윤회의 아이디어에 대한 대중적인 인식이 인도의 개념을 체계화하고 보편화하여 보급시킨 신지학회에 의해서 그리고 또한 황금의 새벽(The Golden Dawn) 같은 마술협회의 영향에 의해서 신장되었다.

테오도어 플루노이(Théodore Flournoy)[32]는 영매 엘렌 스미스(Hélène Smith)에 대한 조사 과정에서 전생 회상의 주장에 대한 연구 결과를 1900년에 처음으로 출판하였는데, 여기서 그는 전생 회상에 대한 설명에서 잠재기억의 가능성을 제안하였다. 플루오니와 같이 스위스에 기반을 둔 칼 구스타프 융(Carl Gustav Jung)[33]은 윤회에 대한 심리학적인 연구에서 기억의 지속성과 자아의 중요성을 강조하였다. "이 환생의 개념은 필수적으로 인격의 연속성을 의미한다. 사람이 자신이 살았던 이전의 존재에 대해 기억하는 영력이 있다면, 적어도 가능성이 있다면, 이들 존재는 그 사람 자신의 것이다." 정신분석에서 잊어버린 기억을 되찾는 데에 사용되는 최면술은 결국에는 과거의 삶을 회상하는 현상의

---

31 제2차 세계 대전 당시 맹활약을 펼친 미합중국 육군의 장군. 미군 최초의 전차 부대 지휘관.
32 스위스 제네바대학 교수. 실험심리학자, 초심리학자이자 심령학자다.
33 스위스의 정신과 의사. 정신분석의 유효성을 인식하고 연상 실험을 창시하여, S.프로이트가 말하는 억압된 것을 입증하고, '콤플렉스'라 이름붙였다. 분석심리학의 기초를 세웠다.

연구 방법으로 시도되었다.

정신과 의사이고 윤회의 신봉자인 이안 스티븐슨(Ian Steven-son)[34]은, 윤회에 대한 믿음은 기독교와 이슬람교를 제외한 거의 모든 종교의 신봉자들에 의해서 믿어지고 있다고 보고하였다. 명목상으로 기독교인일 수 있는 서양 국가의 20~30%의 사람들이 또한 윤회를 믿는다. 월터(Walter)와 워터하우스(Waterhouse)에 의한 1999년의 한 연구는 윤회에 대한 믿음 수준에 대한 이전의 자료들을 검토하였고 윤회를 옹호하는 종교에 속하지 않은 영국 사람 중에서 30세트의 심층 인터뷰를 수행하였다. 이 조사는 1/3에서 1/4의 유럽인들이 어느 수준의 윤회에 대한 믿음을 가지고 있었고, 비슷한 결과가 미국 사람들에서도 나왔다고 보고하였다. 인터뷰 그룹 중에서, 이 현상의 존재에 대한 믿음은 그들의 연령 또는 종교의 유형과 관계가 없는 것으로 나타났는데, 이들 중에는 기독교인이 가장 많았다.

다양한 불교 경전에 따르면 고타마 붓다(Gautama Buddha)[35]는 현재의 세계와는 다른 세계인 사후 세계의 존재와 윤회가 있다고 하였다. 붓다가 태어나기 전에, 샤르바카(Charvaka) 같은 물질주의적 학파를 포함하는 고대의 인도 학자들은 사후세계에 대한 경쟁적인 이론들을 개발하였는데, 이는 죽음은 끝이고 사후세계는 없으며, 영혼도 없고, 환생도 없고, 카르마도 없다고 주장하

---

34 캐나다 태생의 미국 정신의학자이며, 세계 최초로 환생을 과학적 방법론에 입각해 연구하여, '전생을 기억하는 아이들'이란 저서를 출판하였다.
35 불교를 창시한 인도의 성자(聖者)인 석가모니, 부처의 세속명을 딴 호칭.

였다. 붓다는 이 이론을 거부하였고, 환생과 카르마를 부정하는 물질주의적인 학파를 비판하면서, 기존의 환생에 대한 학설을 바꾸었다고 한다. 붓다는 영원한 자신(영혼)은 없다는 개념을 도입하였고, 그리고 이 불교에서의 중심 개념은 아나타[anattā, 무아(無我)]라고 말한다. 이들 가르침들은 환생이 있고, 영원한 자아는 없고 그리고 더 이상 줄일 수 없는 아트만(ātman)(soul)(아뢰야식)이 한 생으로부터 다른 생으로 옮겨 다니고 그리고 이들 생명들을 모으려고 노력한다. 우리가 말하는 생명체 같은 모든 복합적인 것들은 죽을 때 소멸된다. 그러나 모든 존재는 윤회한다고 주장한다. 재탄생의 사이클은 끝없이 계속된다. 그리고 이것이 두카(duhkha)(괴로움, 고통)의 원천이다. 그러나 이 윤회 그리고 두카 사이클은 니르바나(nirvana)를 통해서 멈출 수 있다. 불교의 아나타(anattā) 독트린은 힌두교와 대비되는데, 힌두교에서는 "영혼은 존재하고, 이것이 환생에 관여하며, 모든 것이 연결되는 것은 이 영혼을 통해서이다"라고 주장한다. 불교의 이론에서는, 이 과정은 꺼져가는 촛불이 다른 초에 불을 붙이는 것과 비슷하다고 말한다. 불교에서는, 새롭게 태어난 아기는 사망한 사람과 동일하지도 않고 완전히 다르지도 않으나, 이 둘은 인과적 연속성 또는 흐름을 형성한다. 환생은 그 존재의 과거 카르마에 영향을 받는다. 불교에서는, 환생하는 근본적인 원인은 의식이 실재의 본질에 대한 무지에 머무르기 때문이다. 그리고 이 무지가 뿌리째 뽑히면 환생은 중지한다고 말한다.

희랍의 메난드로스(Menadros)[36]왕과 불교 고승인 나가세나 (Nagasena)[37] 존자의 대화 내용을 담은 밀린다팡하에서 왕이 물었다.

"존자여, 사람이 죽었을 때 윤회의 주체가 저 세상에 옮아감이 없이 다시 태어날 수 있습니까?"

나가세나 존자가 대답한다.

"그렇습니다. 옮아감이 없이 다시 태어날 수 있습니다."

"어찌하여 그럴 수가 있습니까. 비유를 들어주십시오."

"대왕이시여, 어떤 사람이 한 등잔에서 다른 등잔으로 불을 붙인 다고 합시다. 이런 경우, 한 등잔이 다른 등잔으로 옮아간다고 할 수 있습니까?"

"그렇지 않습니다."

"대왕이시여, 마찬가지로 윤회의 주체는 한 몸에서 딴 몸으로 옮아감이 없이 다시 태어나는 것입니다."

주요 기독교 교파에는 윤회라는 개념은 존재하지 않는다. 그리고 성경에는 이에 대해 명시적으로 언급한 것이 없다. 그러나 이승에서의 두 번째 죽음의 불가능성이 베드로 3장: 18-20절에서 언급되는데, 여기서 나사렛 예수인 메시아는 모든 인류의 죄를 위해 한 번 영원히 사망했다고 단언한다. 마태복음 14:1-2는,

---

36 기원전 2세기 서북 인도에 세운 왕국을 통치한 그리스 왕.

37 기원전 2세기경 인도의 불교 승려. 메난드로스 그리스 왕과의 문답으로 밀린다팡하가 있다.

헤롯(Herod Antipas)[38]의 명령으로 요한을 처형한 이야기를 소개하면서, 헤롯왕은 예수를 세례 요한이 부활한 것으로 생각했다고 말하고 있다.

2009년 퓨 포럼(Pew Forum)에서 시행한 조사는 22%의 미국 기독교인이 윤회에 대한 믿음을 표현했다. 그리고 1981년 정기적으로 성당에 출석하는 유럽 가톨릭 신자들의 31%가 윤회에 대한 믿음을 가지고 있다고 말했다.

일부 기독교 신학자들은 특정한 성경의 구절들을 윤회에 대한 언급으로 해석하고 있다. 이 구절들에는 예수가 자신이 엘리야, 세례 요한, 예레미야 또는 또 다른 선지자(마태 16:13-15, 요한 1:21-22)인지에 대한 예수의 질문을 포함하고, 그리고 세례 요한은 그가 엘리야가 아닌지를 질문 받고 있다(요한 1:25). 영국 성공회 사제이자 철학 교수인 게데스 맥그리거(Geddes MacGregor)는 기독교 독트린과 윤회의 양립 가능성을 주장하였다.

대부분 이슬람 종파들의 사고는 생명체의 윤회에 대한 어떤 아이디어도 거부한다. 여기서는 인간은 오직 한 생애만 가지고 죽으면 신에 의해 심판을 받고 천국에서 보상을 받거나 지옥에서 처벌을 받는다. 이슬람은 최후의 부활과 심판의 날을 가르친다. 여기에 인간이 다른 신체 또는 다른 존재로 되는 윤회의 가능성은 없다. 아주 소수의 비정통적인 무슬림 종파 특히 굴라트

---

38   유대왕. 로마의 유력한 원조를 받아서 왕으로 임명되어 충성을 바쳤다.

(Ghulat)파[39]에서는 윤회의 아이디어가 받아들여지고 있다. 알라위파는 자신들이 원래 불복종을 통하여 천국에서 쫓겨난 별들 또는 신성한 빛이었고 그리고 천국으로 돌아가기 전에 반복되는 윤회(reincarnation or metempsychosis)를 수행해야만 한다고 생각한다. 이슬람 시아파의 한 분파인 드루즈파(Druze)에서 윤회는 무엇보다도 중요한 교의다. 신체와 영혼에는 영원한 이중성이 있고 영혼이 신체 없이 존재하는 것은 불가능하다. 그러므로 윤회는 사람이 죽을 때 즉각적으로 일어난다고 한다.

힌두의 전통은 '신체는 죽으나 영혼은 죽지 않는다'라고 말한다. 그들은 이것이 영원한 실재, 파괴할 수 없는 것이라고 상정한다. 많은 힌두교의 종파들에서 모든 것과 모든 존재는 연결되어 있고 순환적인 것이고 모든 생명체는 영혼 그리고 신체 또는 물질의 두 가지로 구성되어 있다고 믿어지고 있다. 힌두의 신앙에서 아트만(Ātman)은 변하지 않고 이의 본유의 본질도 변할 수 없다. 대부분의 힌두 종파에는 영원한 천국 또는 영원한 지옥은 없다. 사후세계에는 자신의 카르마에 기반 하여 영혼은 천국 또는 지옥의 또 다른 존재로, 또는 지구 위의 생명체(인간 또는 동물)로 태어난다. 신들 역시 일반 인간들 같이 그들의 과거 카르마의 가치가 무효가 되면 일단 죽어서 다시 지구에 돌아올 기회를 얻기도 한다. 이 윤회는 정신적인 추구에 착수하여 지기-인식을 깨닫고 그래서 목사(moksha)를 얻어 윤회의 사이클에서 마지막으

39　이슬람교 중 극단적인 시아파로 파키스탄에 많이 거주한다.

로 해방될 때까지, 계속되고, 끝이 없는 사이클이다. 여기서의 해방은 완전한 지복으로 믿어지고 있다. 힌두 전통이 믿는 이것은, 우주의 창조 이전에 존재했고, 지속적으로 존재하며, 우주가 끝난 이후에도 존재할, 변하지 않는 실재인, 브라흐만(Brahman)[40]과 연관이 있다.

전형적인 중세의 경전으로부터의 유대의 신비적인 문헌들(카발라 등)은 '영혼의 사이클'에 대한 믿음을 가르친다. 조하르(Zohar)[41] 그리고 세퍼 하바히르(Sefer HaBahir)[42]는 특히 윤회에 대해서 논의하고 있다. 이것은 보다 내적인 심리학적 신비주의의 측면에서의 이해가 필요하지만, 카발라를 신성하고 권위 있는 것으로 생각한 당시의 하시드파 유대교에서는 공통적인 믿음이다. 카발라는 또한, "모세의 영혼은 매 세대에서 환생되었다."고 가르친다. 반면에 다른 비-하시드파 정통 유대 그룹에서는 윤회에 큰 강조를 하지는 않으나 타당한 가르침으로 인정은 하고 있다.

14대 달라이 라마(Dalai Lama)[43]는 과학이 윤회가 틀렸음을 입증하기는 어렵다는 자신의 믿음을 이야기했다. 윤회의 물리적 실재에 대한 과학적인 확인은 이루어지지 않았지만, 이 주제가 논

---

40 힌두교에서 우주의 근본적 실재 또는 원리. 아트만이 진정한 자아를 뜻하는 개별적·인격적 원리인 반면, 브라흐만은 우주적·중성적(中性的) 원리이다.

41 유대교 신비주의인 카발라의 가장 중요한 경전, 토라(모세의 다섯 책)에 대한 신비주의적인 해석서.

42 1세기 랍비 네후냐 벤 하카나의 저서로 길굴(gilgul)이라는 영혼의 유전(遺傳) 개념을 소개하고 있다.

43 티베트불교의 최고 수장, 국가원수이자 실질 통치자로 현재는 망명중인 텐진 갸초 달라이 라마이다.

의 되면서, 이런 믿음이 과학과 종교의 담화에서 합리화될 수 있는 것인지 그리고 어떻게 합리화되는지에 대한 문제가 있게 된다. 학문적인 초심리학을 옹호하는 사람들은 '다른 사람들은 자신들이 유사 과학의 형태를 하고 있다고 폄하하고 비난하지만, 자신들은 과학적 증거를 가지고 있다'고 주장하고 있다. 회의론자인 칼 세이건(Carl Sagan)[44]이 달라이 라마에게 만일 과학이 그의 종교의 근본적인 교리인 윤회가 틀렸다고 확정적으로 입증한다면 어떻게 할 것이냐고 물었다. 달라이 라마는, "만일 과학이 윤회가 틀렸다는 것을 입증할 수 있다면, 티베트 불교는 윤회를 포기할 것이다. 그러나 윤회가 틀렸다는 것을 입증하는 것은 매우 어려울 것이다."라고 대답했다.

윤회와 카르마

인도에서 사드구루로 존경받고 있는 자가디쉬 바수데프(Jagadish Vasudev)[45]는 카르마에 대해서 다음과 같이 말한다. 카르마는 글자 그대로는 이 단어는 행위를 의미한다. 불행하게도, 대부분의 사람들은 카르마를 주로 선한 그리고 악한 행위와 보상

---

44 미국의 천문학자 겸 과학저술가. 저서 "코스모스"가 가장 대중적으로 잘 알려져 있다

45 사두구루라는 존칭으로 알려진 인도의 요가 구루이자 신비가. 정신적, 교육적 활동의 발판으로 인도 남부에 이사재단을 설립하였고 『이너 엔지니어링』, 『카르마』 등의 저서가 있다.

이라는 측면에서 이해해 왔다. 이들은 카르마를 장점과 단점의, 덕목과 죄악의 대차대조표로 본다. 삶의 성적표 같은 것으로 본다. 이것이 어떤 사람은 천국의 지복에 배정하고 다른 사람들은 지옥에 처넣거나 또는 재활용 기계의 구멍에 들어가게 하여 다시 세계로 돌아가 좀 더 고통을 당하게 하는, 어떤 신성의 심판자에 의해서 유지되는 성적표로 보는 것이다.

이 개념은 카르마 용어의 의미에 대한 기본적 이해 없이 윤회를 두려워하는 인간 집단을 만들었다. 이것은 사람에서의 방대한 부분들을 마비시킨 그리고 사회적 불의와 다양한 유형의 정치적 압제를 정당화시키는 데에 사용되어 온, 새로운 운명론을 낳았다. 이는 또한 아주 비논리적인 철학 그리고 쓸데없는 학문적 논박으로 이끈다. 그리고 운명이 결정론적이라는 오해에 의해서 사람들에게 점치는 기술들을 조장하기도 한다.

사실상 카르마는 보상 그리고 처벌과는 전혀 관계가 없다. 이것은 원초적인 당근과 채찍이라는 기구와 함께 작용하는, 하늘에 있는 어떤 전제적인 심판자와는 상관이 없다. 이것은 천국에 있는 상냥한 신과도, 신성에 의한 응징과도 관계가 없다. 덕목 그리고 죄, 선 그리고 악, 신(God) 그리고 더구나 루시퍼(Lucifer)[46]와는 아무 관계가 없다.

카르마는 단지 우리가 우리의 삶을 위한 청사진을 만드는 것

---

46 원래 샛별이라는 의미. 중세에 악마에게 적용되어 점차 사탄의 이름으로 사용되기 시작했으며, 단테의 『신곡』과 존 밀턴의 『실낙원』 같은 책을 통해 대중화되었다.

이다. 이것은 우리가 '우리 자신의 운명을 만드는 자'라는 것을 의미한다. 우리가 "이것이 나의 카르마다."라고 말할 때, 우리는 실제로 "내가 나의 삶에 책임이 있다."고 말하고 있는 것이다. 카르마는 자기 자신이 창조의 원천이 되는 것에 관한 것이다. 책임을 천국으로부터 자신에게 변경하면서, 우리 자신이 자신의 운명을 스스로 만드는 자가 되는 것이다.

  카르마는 존재의 자연스러운 기본이 된다. 이것은 위로부터 부과된 법칙이 아니다. 이것은 우리가 우리의 책임을 다른 곳으로 돌리는 것을 허용하지 않는다. 이것은 우리가 우리 부모를, 우리 스승을, 우리의 나라를, 우리 정치가들을, 우리의 신들을 또는 우리의 운명을 비난하도록 허용하지 않는다. 이것은 우리 자신의 운명에 대해 그리고 무엇보다도, 우리의 삶의 경험의 본질에 대해, 정확하게 우리 각자에게 책임을 지게 한다. 카르마는 신체, 에너지 그리고 마음이라는 세 가지 수준에서의 행위다. 이 세 가지 수준에서 당신이 어떤 행동을 하건 간에 반드시 당신에게 어떤 흔적 또는 자국을 남긴다.

  이는 아주 간단하다. 당신의 다섯 가지 감각은 삶의 매 순간마다 외부세계로부터 데이터를 수집한다. 시간이 지나면서 이 엄청난 양의 감각적 각인이 당신 안에서 어떤 구분되는 패턴을 띠기 시작한다. 이 패턴은 행동적인 경향으로 서서히 자신을 형성한다. 이 경향의 다발은 시간이 지나면서 당신이 개성이라고 부르는 또는 당신이 자신의 본성이라고 부르는 것의 형성을 강화시킨다.

이것은 마찬가지로 역으로도 작용한다. 당신의 마음이 당신 주위의 세계를 받아들여 경험하는 방식을 형성한다. 이것이 당신이 비교적 인식하지 못하는 상태에서 자신을 위해서 만든 당신의 삶에 관해 안내하는 카르마가 된다. 당신은 이 경향들이 어떻게 발달되었는지 인식하지 못한다. 그러나 당신이 '나 자신'이라고 생각하는 것이 바로 당신이 과정을 인식하지 못하는 사이에 시간에 걸쳐서 습득한, 습관, 성향 그리고 경향의 축적이다.

간단한 예를 들어보자. 어떤 사람들은 어렸을 때 즐거웠으나 성인이 되어서는 행복하지 않을 수 있다. 불행을 촉발한 삶의 사건들이 있을 수도 있다. 그러나 대부분의 경우에는 사람들은 어떻게 언제 이런 모습을 가지게 되었는지를 전혀 이해하지 못한다. 자신들이 만들었던, 어디선가에서 그들의 의식하지 못하는 반응 그리고 경향이 자신을 강압하는 것을 따르게 되면서. 만성적으로 생긴 억압이 자신에게 규정된 특성에 의해서 불행을 느끼게 된 것이다.

다시 말하면 카르마는 우리가 자신에 대해 무의식적으로 써놓은 오래된 소프트웨어 같은 것이다. 그리고 물론 당신은 매일 이를 업데이트하고 있다.

우리가 수행하는 신체적, 정신적 그리고 에너지의 행위 유형에 따라서 우리는 자신의 소프트웨어를 쓰고 있다. 일단 소프트웨어가 쓰여 지면, 우리의 전 시스템은 그에 따라서 기능하게 된다. 과거로부터의 정보에 기반을 둔, 특정한 기억 패턴들이 계속 반복된다. 이제 우리의 삶은 습관적이고 반복적이며 순환적으로 된다. 시간이 지나면서 우리는 자신의 패턴에 빠지게 된다. 아주 많은 다른 사람들과 같이, 우리도 아마 우리 자신의 내적인 그리고 외적인 삶에 왜 특정한 상황이 반복되는지를 알지 못한다. 이들 패턴들이 무의식적인 것이기 때문이다. 시간이 지나면서 우리는 축적된 과거에 의해 만들어진 인형이 되어 간다.

카르마의 기억과 기전은 멈추지 않는다. 우리 안에서의 모든 정신적 기복은 화학적 반응을 만든다. 그리고 이것은 다음에 물리적 감각을 유발하는 과정으로 넘어간다. 시간이 지나면서 우리의 바로 화학작용 자체가 감각 그리고 정신 자극에 대한 일련의 무의식적 반응에 의해서 결정된다.

만일 우리가 우리를 흥분시키는 생각을 한다면, 실제로 우리 신체에서 특정한 감각을 느낄 수 있다. 이것은 실증적으로 증명할 수 있다. 우리는 이제 인간의 존재가 '마음에 무슨 일이 생기든지 간에 즉각적으로 신체에 화학적 과정으로서 변환하는' 정신-신체적 유기체라는 것을 알 수 있다. 만일 우리가 예를 들어 과거에 갔던 산을 생각한다고 하면, 우리의 화학은 한 가지(물리적인 것이든 전기화학적인 것이든)를 우리의 기억에 추가할 것이다. 만일 우리가 멀리 있는 가족을 생각한다면 이는 또 다른 것을 추가할 것이다. 그래서 매 분마다의 정신적 기복에서, 특정한 유형의 화학적 반응과 감각이 있게 된다. 우리는 감각이 급성으로 오지 않으면 이들 감각을 인식하지 못할 수도 있다. 이 모든 감각은 등록하고 시간이 지나면서 우리 자신의 무의식적인 마음의, 그러므로 자신이 인식하지 못하는 수준에서, 카르마 기억으로 남아있게 되는 기억의 보관소가 된다.

최근의 연구들은 심리학적 그리고 감정적 외상이 우리의 정신적 그리고 신체적 건강 문제에 위험인자로 기여할 수 있다는 것을 보여주고 있다. 우리는 정신적 고통이 심장 문제를 일으킬 수 있다고 말한다. 이것들은 전혀 새로운 것이 아니다. 사람들은 우리가 만일 지속적으로 심리적인 격변을 경험하면 당신의 심장이 고장 날 것을 언제나 알고 있다. 이 모든 것은 우리 신체의 화학이 지속적인 정신적 그리고 감정적 기복의 결과로서 오랜 기간 작용하기 때문에 일어나는 것이다.

사람들은 종종 10대와 20대에 자신의 미래에 관하여 불안해한다. 70세가 넘으면, 대부분의 자신의 삶이 그들 뒤에 있을 때인데도, 이들은 아직도 미래를 걱정하고 있다. 이것은 정신적 기복으로부터 화학반응으로의, 감각(이는 다음에 결국은 다시 정신적 기복으로 이끄는 화학반응을 일으키게 한다)의 사이클이 가속화되기 때문이다. 시간이 지나면서 이것은 에너지 시스템뿐만 아니라 세포 그리고 유전적 기억에 축적된 영향을 준다. 그러므로 무의식의 마음은 카르마 기억의 방대한 저장고다. 만일 우리가 이에 의식적으로 접근하고 있었다면 우리는 이 정보들이 아주 유용하다는 것을 발견할 것이다. 문제는 이것이 우리의 의지와는 상의 없이 언제나 나타나려 한다는 것이다.

정보가 기록되어 있는 USB나 SD 같은 저장매체를 생각해보자. 이 저장매체는 우리의 물리적, 에너지 또는 정신적 신체라고 할 수 있다. 저장된 내용은 우리 신체에 기록된 각인과 같은 것이다. 그러나 우리가 매체의 내용을 끄집어낼 때, 우리는 이 매체를 경험하지는 못하고 그 내용만을 경험한다. 카르마도 이와 비슷하다. 우리는 능동적으로 우리의 에너지 신체, 정신적 신체, 물리적 신체를 경험하는 것은 아니다. 우리는 오직 그 내용만 마주하게 되는 것이다. 그리고 우리는 이것을 중지시킬 수 없다. 우리는 자신의 카르마의 각인 그리고 내용을 언제나 경험하고 있는 것이다. 그리고 이것을 중지시키거나 조절할 수는 없다.

카르마는 죄와 처벌이라는 어떤 외적인 시스템이 아니다. 이것은 우리에 의해서 생성되는 내적인 시스템이다. 이 패턴들은 당신을 밖에서부터 압박하는 것이 아니라 우리 안에서부터 압박한다. 외적으로는, 우리는 새로운 경험을 가질 수도 있다. 새로운 직업, 새로운 가정, 새로운 생활패턴, 새 아기를 가질 수도 있다. 때로는 새로운 나라를 가질 수도 있다. 그러나 내적으로는 우리는, 같은 내적인 진동, 같은 행동 반응, 같은 정신적 반응, 같은 심리학적 경향이라는 같은 사이클을 반복하여 경험하고 있는 것이다.

우리의 과거 경험을 제외하고는 모든 것이 변했다. 우리는 계속 밖의 환경을 변경시키지만, 자신의 카르마를 조절하고 변하게 할 수는 없다. 지구의 모든 다른 생명체에게는, 투쟁이 필수적으로 신체적인 것이다. 그들은 물리적 신체 위주로 되어 있고 약간의 에너지 신체가 추가되어 생활이 이루어지기 때문에 음식을 잘 먹으면 그것으로 족하다. 그러나 인간은 물리적 신체 외에도 에너지 신체와 정신적 신체 그리고 미묘한 신체들인 에테르 신체와 지복체로 이루어져 있기 때문에 전혀 다르다. 인간은 위가 비었을 때는, 오직 공복감 한 가지만 문제가 된다. 그러나 위가 차 있을 때는, 문제가 수십 가지로 늘어난다. 이런 것을 자유라고 말할 수 있겠지만, 자신은 절대적으로 인식하지 못하는, 우리가 보는 또는 느끼는 또는 생각하는 대로가 아닌, 우리에 관한 모든 것은 과거의 패턴에 의해서 결정되고 있는 것이다.

카르마는, 무의식적이고 강박적인 것이고 또한 순환적이다. 우리 시스템 안에 있는 카르마의 정보는 다른 종류의 사이클들 위에 부호화되어 있다. 가장 큰 사이클은 태양 사이클이다. 이 시스템 안에 있는, 살아 있는 또는 살아있지 않은, 모든 것은 태양에 의해서 깊은 영향을 받기 때문이다. 우리 행성도 예외가 아니다.

카르마의 사이클이 감소하면서, 생은 점진적으로 더 균형이 잡히지 않는다. 만일 우리의 사이클이 3개월 또는 6개월의 사이클이라면 심리학적 불균형이 심각한 상태에 있게 된다. 같은 내적인 격변 또는 생활의 상태들은 수개월마다 계속하여 반복할 것이다. 만일 우리의 삶이, 가장 짧은 것의 하나인, 28일 사이클인 달의 사이클에 의해 결정된다면, 우리는 정상적이 아니거나 또는 정신병으로 생각될 수 있게 될 것이다. 그러나 카르마 사이클이 여성 신체의 생식 주기와는 관계가 없다.

이제 만일 이들 내적인 그리고 외적인 패턴을 깨지 않으면, 아무런 새로운 일이 생기지 않을 것이다. 우리는, 자신이 더 성공할수록, 어느 정도 무의식적으로 자신이 단지 쳇바퀴를 도는 것 같은 느낌을 가지게 되기 때문에 우리가 가지는 불안이 커지는 것을 느낄 수 있다. 우리는 사이클을 이용하는 것을 배울 수는 있으나 그것으로부터 자유롭게 되지는 못한다.

명상이나 요가의 수행은 태양의 사이클을 향해 움직여서 우리의 균형과 안정성을 확보하기 위한 것이다. 수행을 통하여 우리는 과거의 행위와 자신이 축적해 놓은 정신적 그리고 감정적 카르마를 변화시키지 못할 수도 있다. 그러나 적어도 더 이상은 급회전하는 사이클에는 빠지지 않을 수 있다. 우리는 더 이상 자신의 카르마를 자신에게 꽉 껴서 조이는 의복으로서 입지 않고, 비교적 느슨하게 편하게 입는 것을 배울 수 있고, 그것을 멀리할 수도 있다.

문제는 카르마의 기억은 아주 집요하다는 것이다. 우리가 사고를 만나서 죽을 수도 있으나 카르마는 파괴되지 않는다. 우리는 자신의 머리를 부수거나 뇌 전부를 날려버릴 수 있으나, 카르마는 남아 있다. 이것이 카르마의 기전이 얼마나 탄력 있고, 얼마나 끈질기고, 얼마나 미묘한지를 보여준다. 그리고 이것이 카르마 사이클로부터의 자유가 아주 가능성이 없는 것처럼 보이는 이유다.

과거의 삶들에 대한 주장들과 이안 스티븐슨

윤회의 기억에 대한 증거는 주로 그들의 전생을 증명할

수 있을 정도로 상세하게 기억하는 어린이로부터 얻는 경우가 많다. 정신과 의사 이안 스티븐슨은 입증된 윤회의 기억 2,000여 가지 자료를 모았다. 어떤 예에서는, 어린이들의 이야기를 입증하기 위해서 그가 실제로 어린이를, 그들이 전생이라고 기억하고 있는 장소에 데리고 갔다. 그 어린이들은 그 장소에 가본 적이 없음에도 불구하고, 장소를 상세히 알고 있었고 그들이 전생에 살았던 집을 지적하였다. 때로는 어린이들은 전생의 가족들을 알고 있었다. 한 예에서는, 어린이가 돈이 숨겨진 장소를 기억하고 있다고 하였는데, 실제로 그곳에서 돈이 발견되었다. 이 자료들에 대한 상세한 내용들은 스티븐슨의 책과 논문에서 찾아볼 수 있다(스티븐슨 1974, 1977, 1987). 스티븐슨의 동료 사트완 파스리차(Satwant Pasricha)도 상당한 자료를 수집하였다(파스리차 1990).

인도에서 자라면, 자신들의 전생 경험을 기억하는 어린이 이야기를 듣는 것은 드문 일이 아니다. 그리고 부모나 형제자매들은 이 현상에 대해 다른 나라들보다 상당히 호의적이다. 티베트에서도 마찬가지이다. 달라이 라마(Dalai Lama)는 "작은 어린이들이 윤회하여 그들의 전생 일들과 사람들에 대해 기억하는 것은 흔한 일이다.", "어떤 아이들은 한 번도 배워 본 적이 없는 경전을 암송하기까지 한다."라고 말한다. 그러나 서양문화에서는 윤회의 기억 회상은 이상한 일로 여겨져서 이를 경험한 아이들은 이에 대한 표현을 빨리 억제하는 것을 배운다.

또한 특별한 성향과 공포증이 환생에서 나타나는 자료들도 있는데, 이 자료들은 한 생애에서 다음 생애로 가지고 있던 성향이 운반되는 것을 나타내는 것이라고 설명할 수 있다. 무엇이 공포증, 특정한 반응의 거부 등을 일어나게 하는가? 외상 때문인가? 스티븐슨은 특정한 공포증을 전생의 기억과 연관시킨다. 정신분석 이론에서는 공포증은 어린 시절의 외상성 경험과 연결되어 있다고 한다. 그러나 관련된 어린 시절의 외상이 없는 경우들도 있다. 같은 맥락으로 복장도착(cross-dressing)증[47] 같은 성혼란정체성장애(gender confusion)[48]에는 유전적 또는 환경적 설명이 전혀 없다. 이들은 전생의 에너지 신체(활력체; pranamaya kosha) 또는 정신체(manamaya kosha)의 성향이 이 생애로 흘러들어온 예들이라고 할 수 있다.

스티븐슨은 또한 특수한 재능을 윤회의 기억과 연관시켰다. 어떻게 모차르트가 세 살의 나이에 그렇게 피아노를 잘 칠 수 있었을까? 또는 어떻게 라마누잔(Ramanujan)[49]은 그의 배경에서 특수한 수학적 교육도 받지 않고 무한급수를 생각하고 계산할 수 있었을까? 유전적 또는 환경적 조건화라는 일상적인 대답은 이에 대한 설명으로는 아주 부적절한 것 같다. 유전자의 기능은 단백질을 만드는 지시다. 사람에게 유전되는 특별한 재능을 지시하는 유전자는 없다. 그리고 각 어린 영재들에서 환경적 조건화

---

[47] 성도착의 일종. 이성의 복장을 몸에 착용함으로서 성적 만족을 얻는 것.

[48] 자신의 성에 대한 지속적 불편감과 부적절감 때문에 반대의 성에 강한 동일시를 나타내거나 반대의 성이 되기를 원하는 성 장애.

[49] 인도의 수학자. 분배함수의 성질에 관한 연구를 포함해 정수학에 크게 공헌. 독자적 방법에 의한 깊은 명찰과 직관과 귀납으로써 많은 업적을 이루었다.

도 점검될 수 있다. 실제로, 라마누잔 같은 수많은 예들이 있는데 모두 특수한 재능을 설명할 적절한 환경적인 조건은 명백하게 발견할 수 없었다. 이는 이 재능들이 전생의 조건화에 의한다는 것을 강하게 암시할 수 있다.

활력체의 조건화도 전이될 수 있다. 스티븐슨에 의해 연구된 다음 예를 살펴보자. 동인도의 남자였는데, 그는 전생에서 1차 세계대전 때 영국군 장교였었고 전쟁에서 목에 총알을 맞아 사망했다는 것을 분명히 기억하고 있었다. 그는 스티븐슨에게 전생에서 살았던 스코틀랜드 마을에 대해 상세한 것을 이야기하였는데, 그 내용은 그의 이번 생에서는 얻을 수 없는 것들이었고, 나중에 스티븐슨에 의해서 입증되었다. 가장 흥미로운 것은, 스티븐슨이 그 남자가 그의 목에서 한 쌍의 모반(母班; birth mark)[50]을 발견했는데, 그의 전생에서 총상으로 인한 상처와 아주 비슷했다. 이는 활력체의 기억이 한 생애에서 다음 생으로 전이된다는 것을 시사한다.

스티븐슨은, "나는 한 생애로부터 다음 생애로 이러한 속성들의 매개체로서 행동하는, 중재하는 '비물리적 신체' 같은 것을 점점 더 생각하게 된다."라고 말한다. 윤회로 전이되는 에너지 신체와 정신적 신체 같은 미묘한 신체가 한 생에서 다른 생으로의 속성의 운반자다.

---

50 소아기, 청소년기(간혹 출생 시)에 나타나는 피부의 색소반(점)으로 원인에 대해서는 세포의 발생학적 이상 혹은 유전적인 요소가 관련되어 있다는 설이 있다.

이안 스티븐슨은 캐나다 태생의 미국 정신과의사로서 버지니아 의과대학의 정신과학 교실 창립자이자 버지니아 의과대학 교수로서, 초자연현상을 연구하는, 지각 연구를 주도하였으며, 감정과 기억들 그리고 물리적 신체의 특징까지도 한 생애에서 다른 생애로 이동될 수 있다는 아이디어인, 윤회를 시사 할 수 있는 증례들에 대한 연구 결과들을 발표하였다. 그의 40년간 국제적인 현장 연구 과정에서, 그는 과거의 생을 기억한다고 주장한 3천 명의 어린이들을 조사하였다. 그의 입장은 특정한 공포증, 도착증, 특이한 능력과 질병은 유전자 또는 환경에 의해서 충분히 설명될 수 없다는 것이었다. 그는 유전과 환경 외에 윤회가 세 번째 기여 인자를 제공할 가능성이 있다고 믿었다.

그의 1997년 저서인 『윤회와 생물학: 모반과 선천적 결손에 대한 원인에의 기여(Reincarnation and Biology: A Contribution to the Etiology of Birthmarks and Birth Defects)(1997)』는 여러 가지 면에서 어린이가 회상했던 죽은 사람의 상처와 상응하는 것으로 보였던 모반과 선천적 결손 약 200 증례들을 보고하였다.

대부분의 과학자는 그의 연구를 단지 무시했다. 비판자들은 특히 철학자 C.T.K. 샤리(Chari)[51] 그리고 폴 에드워드(Paul Edwards)[52]는 스티븐슨이 면담한 어린이들과 부모들이 그를 속였다는 사례, 스티븐슨이 그의 면담에서 유도신문을 했다는 등을

---

51 인도 마드라스 크리스챤 대학의 철학교수. psi 현상에 대한 연구와 양자물리학, 수학 저서가 있다.
52 오스트리아 태생의 미국 철학자, 뉴욕대학교 교수, 철학사전을 편찬하였다.

포함하는 많은 문제를 제기했다. 스티븐슨에 대한 비판자들은 궁극적으로 그의 결론이 확증편향이고 의도적인 합리화에 의해서 훼손되었다고 주장한다.

의과대학 졸업 후에 스티븐슨은 생화학 연구를 수행하였으나 그는 정신신체의학, 정신과 그리고 정신분석학에 관심이 있었다. 그리고 1940년대에 뉴욕 병원에서 정신신체질환과 스트레스의 효과, 그리고 특히 어떤 사람은 스트레스에 의해서 천식이 오고 또 다른 사람은 고혈압이 오는지에 대해 연구하였다.

스티븐슨은 어떤 사람은 한 질병이 발병하는데, 어떤 다른 사람은 다른 질병이 발병하는지에 대한 관심을 그의 연구의 주된 주제로서 서술하였다. 그는 환경도, 유전도 특정한 공포나 질병 그리고 특수한 능력을 설명할 수 없고, 그리고 성격 또는 기억의 어떤 형태의 전이가 세 번째 유형의 설명을 제공할 수 있다고 믿었다. 그러나 그는 죽음 후에도 살아남아서 다른 신체로 이전하는 물리적 과정에 대한 증거가 없다는 것을 인식하고 있었다. 그래서 윤회가 있다는 입장을 완전히 취하지는 않으려고 조심하였다. 그는 오직 자신의 관점에서 자신의 증례 연구들은 유전이나 환경으로는 설명될 수가 없고, "윤회가 유일하지는 않지만 우리가 연구한 보다 강한 증례들에서는 가장 좋은 설명이 될 수 있다."라고 주장했다. 그는 1974년에 자신의 연구를 돌아보면서, "우리가 지금 알고 있는 증례들에서, 적어도 일부는, 윤회가 우리가 생각할 수 있는 최선의 설명이라고 나는 믿고 있다. 나는 합리적인 사람이 그가 원한다면, 증거에 기반하여 윤회를 믿을 수 있다고 생각한다."라고 말했다.

스티븐슨의 에세이, 『이전의 생애로부터 온 것이라고 주장된 기억의 잔존의 증거(The Evidence for Survival from Claimed Memories of Former Incarnations)(1960)』는, 과거의 생을 기억하는, 44개의 출판된 증례에 대한 리뷰였다. 이는 초심리학 재단의 창립자인 아일린 J. 가렛(Eileen J. Garrett)[53]의 관심을 끌었고, 그는 스티븐슨에게 인도로 가서 과거의 생을 기억하는 어린이들을 면담할 연구비를 대주었다. 짐 터커(Jim Tucker)[54]에 따르면, 스티븐슨은 인도에서 4주 안에 25개의 다른 증례를 발견하였고, 1966년 이 주제에 관한 그의 첫 번째 책인 『윤회를 시사하는 20 증례들(Twenty Cases Suggestive of Reincarnation)』을 출판할 수 있었다.

제노그라피(xenography)의 발명자인 체스터 칼슨(Chester Carlson)[55]은 그 이상의 재정적인 도움을 제안하였다. 짐 터커에 의하면, 이것이 스티븐슨에게 정신과 과장을 그만두고 과 내에, 그 이름을 성격 연구부(Division of Personality Studies)라고 하였고, 나중에 지각 연구부(The Division of Perceptual Studies)로 바꾼, 새로운 분리된 부서를 만드는 계기가 되었다고 한다.

1968년 칼슨이 사망했을 때, 그는 스티븐슨이 연구를 계속할 수 있게 버지니아 대학에 백만 달러를 남겼다. 이 기부금으로 스

---

53 아일랜드 출신의 영매이자 초심리학자. 1951년 뉴욕에 초심리학 재단을 창립하였다.
54 버지니아대학의 정신의학 및 신경행동과학자. 이안 스티븐슨의 연구를 체계적으로 확장하였다.
55 미국의 물리학자이자 발명가, 특허관련 변호사. 1938년 세계 최초로 정전식 복사기를 발명했다.

티븐슨은 정신과에서의 첫 번째로 유증자의 이름을 딴 칼슨 교수(Carlson Professor)가 되었고 연구를 지속할 수 있었다. 스티븐슨은 널리, 아프리카부터 알래스카까지 3천 증례 정도를 수집하면서, 때로는 1년에 5,5000마일까지도 다니며 연구하였다.

한 증례에서는, 스리랑카의 여자아이가 버스 또는 욕조 가까이만 가면 비명을 질렀다. 그 소녀가 나이 들었을 때, 그녀는 전생에서 8~9세 때 버스가 자신을 물이 차 있는 논으로 쳐 박아 익사했다고 자세히 설명했다. 나중의 조사로 5킬로미터 떨어진 곳에 사는 그런 식으로 죽은 소녀의 가족을 찾을 수 있었다. 스티븐슨은, 이 두 가족은 서로 어떤 접촉도 없었다고 말했다.

어떤 경우에는, '전생'의 예에서의 어린이가 기억하고 있는 것 같은 '전생의 사람'의 신체적 특징에 상응하는 모반 또는 선천적 결손을 가지는 증례가 있었다. 스티븐슨의 『윤회 그리고 생물학』은 약 200증례에서 전생의 기억을 주장하는 어린이에서 모반과 선천성 결손을 점검하였다. 이들은 손가락을 잃은 사람의 생을 회상한 기형의 손가락 또는 손가락이 없는 어린이들, 총에 맞은 누군가의 생을 기억한, 탄환 입구와 출구의 상처와 비슷한 모반이 있는 소년, 뇌수술을 받았던 남자를 기억하는 두개골 주위에 3cm 정도의 상흔을 가지고 있는 어린이들이 포함되어 있다. 많은 증례에서, 스티븐슨의 관점에서는, 목격자의 증언 또는 부검 기록이 죽은 사람의 상처 존재를 지지해주고 있는 것 같았다.

미국의학협회의 학술지는 스티븐슨의 「윤회 유형의 증례들(Cases of the Reincarnation Type)(1975)」에 대해서, "많은 노력을 들이고 감정에 치우치지 않는" 증례들의 수집으로서 "윤회 이외에는 다른 상정으로 설명하기 힘들다."고 말했다. 한 학술지의 글에서, 정신과의사 해럴드 리프(Harold Lief)는 스티븐슨을 체계적인 연구조사자로서 묘사하였고 "그는 커다란 실수를 하고 있을 수도 또는 그가 '20세기의 갈릴레이'로서 알려질 수도 있다."라고 추가했다.

초기의 관심에도 불구하고, 대부분의 과학자는 스티븐슨의 연구를 무시했다. 비판자들은 '어린이들 또는 그들의 부모들은 그를 속였고, 그는 그들을 너무 믿으려고 하였다. 그리고 그는 그들에게 유도적인 질문을 하였다'고 말했다. 로버트 토드 캐롤(Robert Todd Carroll)은 자신의 회의론자의 사전(Skeptic's Dictionary)에서 스티븐슨의 결과들은 확증편향에 의한 것이었다고 썼다.

첸나이에 있는 마드라스 크리스챤 대학(Madras Christian College)의 철학자이고 초심리학의 전문가인 C.T.K. 샤리는, 스티븐슨은 순진했고 그리고 그의 증례연구는 지역에 대한 지식이 결여되어 훼손되었다고 주장했다. 샤리는 증례 중 많은 것이 사람들이 윤회를 믿는 인도 같은 사회에서 왔고, 그 이야기들은 단순한 문화적인 유물로 보아야 한다고 지적했다.

이런 문화적인 주장에 대한 반응으로, 스티븐슨은 윤회 유형의 유럽 증례들에 대해서 연구하여(2003), 그가 유럽에서 점검했던 40증례를 보여주었다. 더구나 캘리포니아 주립대학의 철학과 종교학 명예교수인 조셉 프라부(Joseph Prabhu)는, "이 증례들이 주로 윤회에 대한 믿음이 일반적으로 있었던 문화에서 주로 발견된다는 것은 사실이 아니다."라고 말했다. 1974년 7월 스티븐슨의 버지니아대학 동료인 J. G. 프랫(Pratt)은 스티븐슨의 증례들을 나라별로 조사했는데, 스티븐슨의 파일에서 1339증례를 발견하였다. 그런데 미국이 가장 많은 324례였고(아메리카 인디언과 에스키모는 제외하고), 다음으로 많은 다섯 나라는 많은 수부터 하면 버마(139례), 인도(135례), 터키(114례) 그리고 영국(11례)이었다고 썼다.

스티븐슨에 대한 비판자의 한 명인 이안 윌슨(Ian Wilson)[56]은 스티븐슨이 "지금까지 이상하다고 생각하기 쉬웠던 분야에 새로운 전문성"을 가져왔다는 점은 인정했다. 폴 에드워드는 스티븐슨이 "다른 누구보다도 윤회에 대한 방어에서 보다 완전하게 보다 지적으로 연구해 왔다."라고 말했다. 스티븐슨의 판단이 틀렸다고 하면서도, 에드워드는, "나는 그의 정직성을 최고라고 생각한다. 모든 그의 증례 보고들은 비판의 근거가 만들어질 수 있는 항목들이 포함되어 있었고, 스티븐슨은 이 정보들을 쉽게 감출 수 있었을 것이다. 그가 자신의 성실성에 대해 적극적으로 주장하지 않았던 것은 사실이다."라고 썼다.

칼 세이건은 자신의 저서 『악령이 출몰하는 세상(The Demon-Haunted World)』에서 스티븐슨이 실증적인 자료들을 분명하고 깊게 수집한 조사였다고 말했다. 그리고 그는 그 이야기들은 윤회에 대한 빈약한 설명밖에 안 된다고 하면서, 자신은 윤회를 거부

56   영국의 역사가, 작가, 종교가. 토리노의 성의에 대한 역구를 하였다.

했지만, 그는 전생의 기억들이라고 주장된 현상들은 더 많이 연구되어야 한다고 썼다.

스티븐슨을 지지하면서, 알메데르(Almeder)[57]는 『죽음과 개인의 생존(Death and Personal Survival)(1992)』에서, 에드워드는 생애들 사이의 시간에서 뇌 없이 존재하는 의식의 아이디어는 불가능한 것이라고 단정 지었는데, 이는 에드워드의 "독단적인 물질주의"에 의해 만들어진 것이라고 주장했다.

2013년에 사이언티픽 아메리카(Scientific American) 웹사이트에 게재된 한 논문에서, 과학 커뮤니케이션 교수인 제시 베링(Jesse Bering)[58]은 스티븐슨의 연구를 우호적으로 리뷰 했고, 물리학자 도리스 쿨만-윌스도르프(Doris Kuhlmann-Wilsdorf)[59]는, 스티븐슨의 연구가 "축적된 증거가 모든 과학 분야에서는 아니더라도 대부분의 과학 분야에 비해 뒤떨어지지 않는, 윤회가 실제로 일어난다는 것이 아주 압도적이라는 통계학적 확률을 확립하였다고 생각한다."라고 썼다.

---

57   미국 조지아주립대학 철학교수. 마음과 인식론에 관한 연구와 저서가 있다.
58   미국의 심리학자, 행동과학자, 오타고대학 교수. 『PERV, 조금 다른 섹스의 모든 것』 등의 저자.
59   독일태생의 금속학자, 재료과학자, 버지니아 대학의 물리학, 수학 교수.

03.
마음과 신체

심신의학(Psychosomatic medicine)

심신의학은 인간에서 신체의 과정과 삶의 질에 대한 사회적, 심리적, 행동적 요인들 사이의 관계를 탐구하는 다학제간 의학 분야다. 정신적 과정이 신체적 증상으로 나타나는 의학적 결과의 주요 요인으로서 작용하는 임상적 상황이 심신의학의 영역이다.

일부 신체적 질환들은 일상생활의 스트레스와 압박감에서 유래된 것으로 믿어지고 있다. 예를 들면 특히 요통과 고혈압 같은 증상들은 일상생활의 스트레스와 연관이 있을 수 있다. 심신의학은 정신적 그리고 감정적 상태가 어떤 신체적 질환의 경과에 의미 있는 영향을 미칠 수 있는 것으로 보고 있다. 정신과는 전통적으로 정신적인 요인들이 신체적 질환의 발달, 표현 또는 해결에 중요한 역할을 하는 장애인 심신장애와 정신적 요인들이 신체적 질환의 단독 원인이 되는 장애인 신체형장애(somatoform disorder)를 구분하고 있다.

한 질환이 심신의 요소를 가지고 있는지를 확실하게 단정하기는 어렵다. 심신의 요소는 종종 생물학적 요인들에 의해서 설명되지 않는 환자의 증상들이 있을 때 추론되곤 한다. 예를 들면, 헬리코박터 파일로리(Helicobacter pylori)[60]는 위궤양의 80%의 원인이 된다. 그러나 헬리코박터 파일로리가 있는 모든 사람이 위궤양에 걸리는 것은 아니다. 그리고 위궤양 환자의 20%는 H. pylori에 감염되어 있지 않다. 그러므로 이 경우에, 심리적인 요인들이 어떤 역할을 한다고 생각할 수 있다. 비슷하게, 과민성대장증후군(irritable bowel syndrome(IBS))[61]에서, 내장의 움직임에 이상이 생긴다. 그러나 내장에 실제적인 구조적 변화는 발견되지 않는다. 그래서 여기서도 스트레스와 감정이 역할을 할 수 있다.

대부분의 신체적 질환은 어느 정도 그들의 시작, 표현, 유지, 치료에 대한 민감성을 결정하는 정신적 요인을 가지기 때문에, 순수한 신체적 질환과 혼합된 심신장애 사이를 구분하는 것은 힘들다. 이 관점에 따르면 암 같은 심각한 질환의 경과까지도 그 사람의 생각, 느낌 그리고 전반적인 정신 건강의 상태에 의해서

60　편모를 가지고 있는 나선형 세균으로 위염, 위궤양, 십이지장 궤양, 위선암, 위림프종 등의 원인.

61　장관의 기질적 이상 없이 만성적인 복통 또는 복부 불편감, 배변 장애를 동반하는 기능성 장 질환.

영향을 받기 때문이다.

심신질환이라는 용어는 1949년 폴 도널드 맥린(Paul D. Mac-Lean)[62]이 자신의 논문 「정신신체질환과 "내장 뇌(visceral brain)"」에서 처음 사용한 것으로 알려져 있다. 현대의 심신의학에서는, 이 용어는 보통 명백한 신체적 기반을 가지고 있으나 심리적 그리고 정신적 요인이 또한 역할을 한다고 믿는 질환들에 제한적으로 사용되고 있다.

일부 연구들이 질병에서 심신 요인들의 영향에 관한 혼합된 증거들을 내놓았다. 초기 증거는 진행된 암환자가, 그들의 사회적 지지 그리고 예측을 개선시키는 심리요법이 제공되면, 더 오래 살 수 있다고 하였다. 그러나 이들에 대해, 2007년에 발표된 주요한 리뷰는, "긍정적 예측" 또는 "투지(fighting spirit)"가 암을 늦추는 데에 도움이 될 수 있다는 근거 없는 주장은 환자 자신에게 해로울 수 있다고 주장하는 반대 의견이 있기도 하다.

한편 심신의학은 그들의 일상 시술에서 정신역학적 아이디어를 경시하는 의사들의 현재 접근방법을 비난한다. 예를 들면, 이를 경시하는 의사들은 글루텐 불내성(gluten-intolerance)[63], 만성 라

---

62 미국의 의사, 신경 과학자로 예일대학과 국립정신건강연구소 교수. 생리학, 정신의학 및 뇌연구 분야에 상당한 공헌을 했다.
63 밀 등에 있는 글루텐을 소화시키지 못하여 복통, 설사, 피로, 두통 등의 증상이 나타나는 병.

임병(chronic Lyme disease)[64] 그리고 섬유근통(Fibromyalgia)[65] 같은 질병들에서, 환자들이 질병을 일으키는 기저의 정신 내 갈등을 피하기 위하여 병적 상태를 가지게 된다는 것을 수용하는 것에 대해 이의를 제기한다.

현대 신경정신약리학의 창시자의 하나인 헨리 라보리(Henri Laborit)[66]는 1970년대에 쥐의 행동을 억제했을 때 같은 질환이 더 빠르게 생긴다는 것을 보여주는 실험을 수행하였다. 정확히 같은 스트레스 상황에 있었으나 행동이 억제되지 않은 쥐(투쟁이 완전히 비효율적이지만 도피 또는 투쟁을 할 수 있었던 쥐)는 부정적인 건강 결과를 나타내지 않거나 덜 나타냈다. 그는 인간에서의 대부분의 심신 질환은 그 근원이 계층적 지배구조를 유지하기 위하여 개인들에게 가해지는 제약에 있다고 제안하였다.

로버트 아들러(Robert Adler)[67]는 심신의학이라는 새로운 연구 분야를 범주에 넣는 정신신경면역학(Psychoneuroimmunology(PNI))이라는 용어를 만들었다. 심신의학의 원리는, 우리가 만드는 우리의 마음 그리고 감정적인 생각들은 우리의 생리에 긍정적이건 또는 부정적이건 간에 놀랄만한 영향을 미친다고 제시하고 있다.

---

64 진드기에서 보렐리아 부르그도페리라는 세균에 감염되어 인지장애, 폐쇄성 폐질환 등이 나타난다.
65 만성적인 근골격계 통증, 감각 이상, 수면 장애, 피로감을 보이는 연부조직의 통증 증후군.
66 프랑스의 외과의사, 신경생물학자. 조현병 치료제 클로로프로마진과 마취제 등을 개발하였다.
67 미국 로체스타 의과대학 실험심리학 교수. 신체의 면역계에 대한 정신의 영향을 처음 확립하였다.

PNI는 정신적/심리적, 신경 그리고 면역 시스템을 통합한다. 그리고 이 증상들은, 호르몬, 신경전달물질 그리고 펩티드인, 리간드(ligands)에 의해서 더 연결된다. PNI는 어떻게 우리 신체에 있는 모든 단일 세포가 끊임없는 소통하고 있고, 어떻게 그들이 글자 그대로 대화하고 신체와 뇌 사이에서 이송되는 모든 데이터의 대부분을 책임지는지를 연구한다.

아편 수용체를 발견한 교수이자 신경과학자인 캔디스 퍼트 (Candace Pert)[68] 박사는 우리 세포들 사이의 이런 소통을 '감정의 분자들(Molecules of Emotion)'이라고 불렀다. 이들은 지복, 공복, 분노, 휴식, 또는 포만의 느낌을 만들기 때문이다. 퍼트 박사는, 우리의 신체는 우리의 잠재의식의 마음이고, 그래서 잠재의식의 마음에서 일어나고 있는 것이 우리의 신체에서 펼쳐지는 것이라고 주장한다.

정신신경면역학(Psychoneuroimmunology: PNI)

정신경면역학은 또한 정신신경내분비면역학(psychoendon-euroimmunology; PENI)이라고도 부르며, 심리학적 과정과 인간 신체의 신경 시스템 그리고 면역학 시스템과의 상호작용에 관한

---

[68] 미국의 신경과학자, 약리학자. 오피오이드 수용체와 뇌에서의 엔도르핀 결합부위를 발견하였다.

연구다. 이 학문은 정신신체의학의 한 분야로 다학제적인 접근을 한다.

PNI의 주된 관심은 신경계와 면역계 사이의 상호작용 그리고 정신과정과 건강 사이의 관계에 있다. PNI는 무엇보다도 건강한 상태 그리고 신경면역 시스템의 이상(자가 면역 질환, 과민반응, 면역결핍)에서의, 그리고 발생부위와 체내에서의 신경면역시스템의 구성의 물리적, 화학적 그리고 생리학적 질병상태에서의, 신경면역학 시스템에 대한 심리학적 기능을 연구한다. 정신과 증상 또는 징후 그리고 면역 기능 사이의 관계에 관한 관심은 현대의학의 시작에서부터 일관된 관심분야였다.

1975년에 로체스터대학의 로버트 아들러와 니콜라스 코헨(Nicholas Cohen)[69]은 면역기능의 고전적 조건화를 보여줌으로써 PNI를 진전시켰고, '정신신경면역학'이라는 용어를 만들었다. 아들러는 실험실의 쥐에서 얼마나 오래 조건화된 반응이 지속되는 지를 연구하고 있었다. 쥐를 길들이기 위하여, 그는 한동안 사카린이 가미된 물을 주고 다음에 구역질과 혐오스러운 맛이 있고 면역기능을 억제시키는 사이톡산 약을 사용하였다. 아들러는 나중에 이 쥐들에게 바로 사카린이 가미된 물만 지속적으로 주었고 사이톡산은 투여하지 않았는데도 이것만으로도 일부 동물들이 죽었고, 많은 쥐의 면역이 억제되었다고 보고하였다. 신경계(미각)를 통한 신호가 면역기능에 영향을 주고 있었던 것이

---

[69]　미국 로체스타 대학 미생물, 면역, 정신과학자. 진화 면역학을 연구하였다.

다. 이것이 신경계가 면역계에 영향을 줄 수 있다는 것을 보여준 첫 번째 과학적 실험이었다.

1970년대에, 스위스에서 연구하는 휴고 베세도프스키(Hugo Besedovsky)[70] 등은, 뇌가 면역과정에 영향을 줄 수 있을 뿐만 아니라 면역반응 자체 또한 뇌와 신경내분비 시스템에 영향을 줄 수 있다는 것을 관찰하고, 다방향성의 면역-신경-내분비 상호작용을 보고하였다. 그들은 무해한 항원에 대한 면역 반응이, 면역조절과 관계있는 그리고 뇌 수준에서 통합되는, 시상하체 신경원들의 활성을 증가시키는 것을 그리고 호르몬과 자율신경의 반응을 증가시키는 것을 발견하였다. 이를 기반으로 하여, 그들은 면역시스템은 뇌와 소통할 수 있고 그리고 활동 상태에서 신경-내분비 구조와 연관되어 있는, 감각의 수용기관으로서 작용한다고 제안하였다.

1985년 조지타운대학의 신경약리학자 캔디스 퍼트는 신경펩티드-특이 수용체가 뇌와 면역시스템의 세포들 모두의 세포막에 존재한다는 것을 밝혀냈다. 신경펩티드와 신경전달물질이 면역시스템에 직접적으로 작용하는 것은 이들이 감정과 밀접한 연관이 있다는 것을 보여주고 그리고 이를 통해 뇌의 변연계(limbic system)로부터의 감정과 면역학이 깊게 상호의존적이라는 것을 말해준다. 면역시스템과 내분비시스템이 뇌뿐만 아니라 중추신경계 자체에 의해서도 조절되는 것을 보여주는 것은 질병과 마

---

[70] 스위스 마르부르크 대학 교수. 면역시스템과 시토킨에 대한 연구를 하였다.

찬가지로 감정을 이해하는 데에 영향을 미친다.

현대의 정신과학, 면역학, 신경과학 그리고 의학에서의 다른 통합 분야의 진전은 PNI에 상당한 발전을 가져왔다. 행동적으로 유도된 면역 기능의 변화, 그리고 면역의 변화가 행동변화를 일으키는 기전은, 정상적인 그리고 병태생리학적인 상태에서 이들 연관성의 정도가 더 밝혀져야 완전하게 평가될 수 있는, 임상적인 그리고 치료적인 의미를 가질 수 있다.

면역-뇌 고리(The immune-brain loop)

면역시스템과 뇌는 신호전달경로를 통하여 소통한다. 뇌와 면역시스템은 신체의 두 주요한 적응시스템이다. 이 두 주요 경로는, 교감신경-부신-수질 축(sympathetic-adrenal-medullary axis; SAM axis)을 통한 시상하부[71]-뇌하수체[72]-부신 축(Hypothalamic-pituitary-adrenal axis; HPA axis)과 교감신경계 사이의 서로 간의 대화(cross-talk)에 관여된다. 면역반응 동안의 교감신경계의 활성은 염증반응을 국소화하기 위한 목적일 수 있다.

신체의 일차적인 스트레스 관리시스템은 HPA axis이다. HPA axis는 신체의 코르티솔 수준의 조절에 의해서, 신체의 항상성

---

[71] 중간뇌의 앞부분이며 자율신경계와 호르몬 분비 등을 조절하여 몸의 항상성을 유지한다.

[72] 시상하부 아래에 있으며 많은 호르몬을 분비하는 기능을 하는 내분비기관이다.

을 유지하기 위해, 신체적 그리고 정신적 문제들에 반응한다. HPA axis의 조절장애는, 다른 유형/기간의 스트레스요인들 그리고 특유한 개인적 변수들이 HPA axis 반응을 형성할 수 있다는 것을 가리키는, 메타분석들의 증거와 함께 수많은 스트레스 관련 질환에 관련되어 있다. HPA axis와 시토킨은 서로 얽혀있는데, 염증 시토킨은 부신피질자극호르몬(adrenocorticotropic hormone (ACTH))과 코르티솔 분비를 자극하고 그리고 반면에 글루코코르티코이드(glucocorticoid)[73]는 염증전 시토킨(proinflammatory cytokines)의 합성을 억제한다.

염증전 시토킨이라고 불리는 분자들은 신경의 기능뿐만 아니라 뇌의 성장에도 영향을 미친다. 교세포(미세아교세포와 성상세포(microglia and astrocytes))[74]와 마찬가지로 순환하는 면역세포들은 이 분자들을 분비한다. 시상하부 기능의 시토킨의 조절은 불안에 관련된 질환들의 치료 목적으로 이에 대한 연구가 활발한 영역이다.

시토킨은 면역반응과 염증반응을 중재하고 조절한다. 스트레스반응과 같이, 염증반응은 생존에 중요하다. 전신적인 염증반응은 결과적으로 HPA axis와 교감신경계에 의해서 중재된다. 알레르기, 자가 면역질환, 만성 염증 그리고 패혈증 같은 흔한 인

---

[73] 부신피질에서 합성 분비되는 스테로이드호르몬. 코르티손, 코르티솔, 코르티코스테론 등이 있다.
[74] 신경세포가 아니면서 중추와 말초신경계에서 항상성을 유지하고 지지하는 역할을 하는 세포.

간의 질환들이 시토킨 균형의 조절장애로 특징지어진다. 최근의 연구는 염증 전 시토킨 과정이, 자가 면역 과민반응 그리고 만성 염증에 추가하여 우울증, 조병 그리고 양극성 질환 동안에도 일어나는 것을 보여준다.

글루코코르티코이드 또한 시상하부로부터의 코르티코트로핀 분비 호르몬(corticotropin-releasing hormone)과 뇌하수체로부터의 ACTH의 더 이상의 분비를 억제한다(네거티브 피드백). 특정한 조건 하에서는 스트레스 호르몬이 신호전달 경로의 유도를 통하여 그리고 코르티코트로핀 분비 호르몬의 활성을 통하여 염증을 촉진시킬 수도 있다.

염증을 해소하는 이들 적응 시스템의 장애와 실패는, 질병의 병인론에 기여할 수 있는 "전신적인 항염증 피드백" 그리고 또는 국소적인 염증전 요인들의 "과다활동(hyperactivity)"으로 발전하는 대사의 그리고 심혈관 건강의 지표뿐만 아니라, 행동 매개변수, 삶과 수면의 질을 포함하는 개개인의 행복에 영향을 준다.

신경-염증 그리고 신경면역의 전신적인 활성화는, 파킨슨병 그리고 알츠하이머병, 다발성 경화증, 통증 그리고 AIDS-관련 치매 같은 다양한 신경퇴행성 질환들의 원인에 중요한 역할을 한다는 것을 보여준다. 그러나 시토킨 그리고 케모킨(chemokines) 또한 뚜렷한 면역학적, 생리학적 또는 심리학적 문제를 일으키지 않고 중추신경계의 기능을 조절하기도 한다.

스트레스 요인들은 심각한 건강 문제를 만들 수 있는데, 실제로 한 역학적 연구에서, 심각한 스트레스 요인인 배우자의 사망한 달 후에 사망률이 증가하는 것을 볼 수 있다. 스트레스가 많은 사건들은, 바꾸어 발하면 교감신경계 그리고 내분비적 변화를 유도하는 그래서 결국은 면역기능에 장애를 초래하는 사건들은, 인지적인 그리고 감정적인 반응을 유발한다는 것을 보여 준다. 건강에 대한 잠재적인 영향은 광범위하여, HIV 감염률과 진행, 암 발생 빈도와 진행, 그리고 높은 영아사망률을 포함하고 있다.

스트레스는 불안, 공포, 긴장, 분노와 슬픔 같은 감정적인 또는 행동적인 발현 그리고 심박동, 혈압 그리고 발한 같은 생리학적 변화를 통해 면역기능에 영향을 준다. 이 변화들은 한정된 기간에만 있으면 별다른 해가 없지만, 스트레스가 만성적일 때에는, 시스템이 평형과 항상성을 유지할 수 없게 되는데, 신체는 각성 상태에 남아 있고, 종종 결국에는 소화불량이 되고, 나아가 혈압이 높은 수준에 머무르게 된다.

1960년에 발표된 초기 PNI 연구 중의 하나는, 피험자들이 자신들이 우연히 폭발물을 잘못 다루어 친구에게 심각한 상처를 주게 되었다고 믿도록 하였다. 10~20년 후에 시행한 큰 규모의 두 메타분석에서, 이 스트레스를 경험하고 있는 건강한 사람들에서 지속적인 면역 조절장애를 보였다.

최근에는 개인 간의 스트레스 요인들 그리고 면역기능 사이의 연결에 관심이 증가되고 있다. 예를 들면, 결혼 생활의 갈등, 고독감, 만성적인 질병 상태의 사람을 돌보는 것 그리고 다른 형태의 개인 간의 스트레스가 면역기능에 조절장애를 일으킨다.

최근의 과학적인 증거에 따르면 항우울제는 또한, 우울증 환자에서 인터페론-베타(Interferon-beta(IFN-beta)) 분비를 감소시키거나 또는 자연살상세포(Natural Killer Cell; NK)[75]의 활성을 증가시켜서, 쥐에서의 실험적인 자가 면역 신경염에 유익한 효과를 보이는 것으로 나타난다. 이 연구들은 정신과 환자 그리고 비정신과환자 모두에게 항우울제를 사용하는 것에 타당성을 제공해준다. 그리고 PNI 접근은 많은 질환에서 최적의 약물요법을 위하여 필요할 수 있다. 미래의 항우울제는 염증전 시토킨의 활성을 차단하거나 또는 항염증 시토킨의 생산을 증가시킴으로써 면역 시스템을 목표로 만들어질 수 있다.

긍정적인 감정 경험이 면역 시스템을 신장시킨다는 관찰로부터의 추론에서, 로버트는 강력한 긍정적 경험은, 때로는 환각제에 의해 일어나는 신비스러운 경험 동안에 가져오는 것 같이, 면역 시스템을 강렬하게 신장시킬 수 있다고 추정한다.

---

[75] 선천면역을 담당하는 세포로서, 종양 세포와 바이러스에 감염된 세포에 독성을 나타내는 임파구.

04.
감정의 분자

　미국의 신경과학자이자 약리학자인 캔디스 퍼트는 "이것은 감정의 기억이 신체 전체에 걸쳐서 저장되어 있다는 것을 의미한다." 그리고 "불안에서부터 공포, 슬픔, 즐거움, 만족, 용기, 쾌락, 고통, 경외감 그리고 지복까지의 모든 감정은 신체적 배열의 변화를 가져온다. 그중에서도 얼굴의 표정이 가장 뚜렷하다. 그리고 당신은 감정적 기억을 네트워크의 어디서든지 접근할 수 있다"라고 말한다. 그녀는 그렇지 않고는 마사지, 접촉치료 그리고 카이로프랙틱(chiropractic)[76]이 어떻게 깊은 변환을 촉발할 수 있겠는가?라고 추정한다. "억압된 감정들과 기억들이 신체 전반에 걸친 수용체들에 저장되어 있을 수 있다." 퍼트는 실제로 신체와 뇌는 분리된 것이 아니라고 말한다. "우리는 하나의 육체-

---

[76]　약물, 수술 대신, 신경, 근육, 골격을 다루어 치료하는 수기치료법의 대체의학 분야.

정신이다." "내가 스키 여행 중에 왜 감기에 안 걸리는 줄 아세요?" 그녀는 생각하며 말한다. "내가 스키를 사랑하기 때문에 이것이 나를 행복하게 하고 흥분하게 만들어요. 노르에피네프린 펩티드는 흥분을 자극하는 화학물질이죠. 그리고 감기 바이러스는 이 화학물질과 같은 수용체들을 이용합니다", "당신이 행복할 때 이 수용체는 펩티드들이 차지하고 사용하고 있기 때문에 바이러스는 수용체를 장악할 수 없어요." 그녀는, 그것이 바로 우울한 사람들이 더 자주 아픈 이유라고 말한다.

퍼트는 처음으로 엔도르핀을 위한 세포의 결합 장소인, 오피오이드 수용체를 발견하였다. 그리고 1997년에 『감정의 분자(the Molecules of Emotion; 당신이 기분을 느끼는 이유)』를 저술하였다.

우리의 신체는 펩티드 수용체로 덮여있다. 이것은 의식이, 각 수용체와 이들에 결합하는 특정한 펩티드들의 만남에 관여하는, 세포 수준에서 작동한다는 의미이다. 그녀는 "당신의 잠재의식의 마음은 정말로 당신의 신체다. 펩티드들은 감정과 생화학적 연관성이다"고 말한다. 그녀는 우리의 백혈구는 "우리 신체를 떠돌아다니는 뇌의 조각들"이라고 말한다. 그녀는 진정한 감정의 생물학인 분자심리학 같은 것을 말하고 있다.

부분적으로는 신비주의자이고, 부분적으로는 과학자인 퍼트 자신은 매일 명상하고 디팩 초프라(Deepak Chopra)[77]와 친하게 지

---

77 인도 출신 하버드 대학 의학박사, 고대 인도의 전통인 아유르베다와 현대의학을 접목하여 '심신의학'분야를 창안한 베스트셀러 작가이기도 하다.

내며 조카의 전생회귀 그룹에도 나가고 그리고 화학유인물질과 옥타펩티드 같은 물질에 대한 논문을 쓰는 과학자다.

뉴욕의 식당에서 그녀의 남편 마이클 러프(Micheal Ruff)와 같이 있는 그녀를 처음 만났을 때 그녀는 "내가 신이 금지한 종류의 치유자, 신앙심 깊은 치유자로 보여지고 있다고 생각해보라"고 말했다. 그들은 자신들이 연구하고 있는, AIDS(후천성 면역결핍증) 바이러스에 의해 생기는 소모와 치매를 예방하는 데에 도움이 될 것으로 믿고 있는, 펩티드 T(Peptide T)에 대한 연구기금 조달로 하루 종일 지쳐있었다. 이 바이러스는 T4 세포의 면역 시스템에 있는 중요한 수용체에 들러붙어 세포들이 그들의 건강과 생명체 자체의 건강에 중요한 펩티드를 받아들이는 것을 방해하는 것으로 생각하고 있다. 아미노산 트레오닌(threonine)이 주성분인 이 펩티드 T는 바이러스와 싸우는 전략을 제공해 줄 수 있다.

대학원생으로 연구할 때 수개월의 실험이 실패한 후, 불철주야 연구실 안에서 수 미터 떨어져서 유리병과 모자를 가지고 노는 갓난아기와 함께 연구하던 주말의 실험실에서, 마지막 실험을 마치기 위하여 방사성 날록손(아편의 효과를 차단하는 약물)을 주문하였고, 그때 그녀는 아편 수용체를 발견했고, 이어서 즉각적으로 〈사이언스(Science)지[78]〉에 발표하였다. 이후 실험실의 다른

---

78 미국을 대표하는 과학 잡지, 영국의 "네이처 Nature"지와 함께 세계 과학저널의 쌍두마차. 물리학·화학·생물학·우주과학 등 종합과학을 다루며 과학자들은 여기에 논문이 실리는 것을 영예로 여긴다.

연구자들과 세계의 다른 연구자들은 즉시 수용체와 엔도르핀에 대한 같은 중요한 연구를 지속하였다.

그녀의 전 남편인 NIMH(National Institute of Mental Health) 행동 약리학 책임자인 아구 퍼트(Agu Pert)는, "캔디스는 아주 풍부한 마음을 가지고 있고, 그녀가 생각하는 어떤 것들은 정말로 뛰어나다, 다른 것들은 궤도를 벗어나 있다. 그러나 그녀는 사물을 보는 독특한 방식을 가지고 있다."고 말한다. 분자생물학, 면역학, 심리학 그리고 대체의학 같은 다양한 분야를 함께 혼합해 보려는 시도는 상당한 용기와 아주 최상의 영감에 의한 것이다.

퍼트는 속으로는 AIDS를 위한 강력한 치료를 자신이 할 수 있다고 믿으면서 펩티드 T 연구를 계속하고 있다. 그리고 대체의학과 영성에 대한 선구적인 탐구도 하고 있다. "나는 심-신 과학자로서의 명성을 어느 정도 얻으면서 자신이 이 두 세계에 걸칠 수 있다는 것을 발견하였다."

퍼트는 우선 1985년에 그녀가 의식의 연구를 지원하는 기구인 노에틱 사이언스 연구소(Institute of Noetic Sciences)[79]의 심포지엄의 기조연설에서 심-신 연결에 대해 말할 때, 이미 다른 유형의 과학자가 되어 있었다. 그녀의 강연 내용은 『신경펩티드와 그들의 수용체: 심신 네트워크』라는 제목으로 책자로 발간되었다. 이 책자는 그녀의 감정과 건강에 대한 관점을 상세히 설명하고 있다.

---

[79] 우주비행사 에드가 미첼과 미래예측 전문가 하만 교수에 의해 1973년 창립된 연구소. 인간의 생각의 힘으로 물질세계에 대한 영향을 연구하고 지원한다.

그녀의 강연에 따르면, 펩티드는 우리 몸에서 가장 기본적인 소통망이다. 분자들의 특수한 기능을 연구하기 위하여, 그녀와 NIMH의 동료들은 쥐의 뇌에서 펩티드 지도를 만들기 시작했다. 감정과 연결되어 있는 기다란 뇌의 부분들에서 밀집한 집단들이 나타났다. 퍼트에 의하면, 기억에 중요한 아몬드 모양의 작은 구조인 해마가 뇌의 감정적인 관문이다. 거의 모든 다양한 펩티드 수용체들이 여기에서 발견되었다고 그녀는 말한다. 전두엽 피질과 다른 뇌의 구조들, 편도체 또한 펩티드 수용제의 밀도가 높은 부위들이다. 감정은 신경펩티드에 의해서 조절되며 그리고 뇌의 펩티드 수용체들에 의해 조절되고 뇌의 기억 중추는 이 펩티드들의 수용체로 채워져 있기 때문에, 감정과 기억은 밀접하게 관련되어 있는 것 같다. 이 펩티드 망은 모든 기관, 척수 그리고 신체의 모든 조직에 들어가 있다.

그녀는 감정이 뇌에서 신체로 그리고 신체에서 뇌로, 양방향으로 이동하고, 뇌에서 통합되고 표현된다고 상정하였다. 그녀는 이를 신체 "장갑화(amoring) 그리고 근육의 긴장이 감정의 표현의 결과이고 이것이 질병으로 이끈다는 것을 믿은 급진적인 심리치료학자 빌헬름 라이히(Wilhelm Reich)[80]의 이름을 따서 "분자의 라이히요법(molecular Reichian)"이라고 불렀다. 명상과 요가에서 권장하는 깊게 호흡하는 것은 펩티드의 흐름을 변화시킬 수도 있다." 호흡의 수와 깊이의 변화가 뇌간으로부터 분비되는

---

[80] 오스트리아 출신의 2세대 정신분석학의 대표이자 신체치료의 아버지.

펩티드의 종류에 변화를 준다는 것을 보여주는 많은 자료가 있다", "우리가 직감"이라고 표현하는 것은 우리가 알고 있는 것 이상의 의미를 가진다. 우리 위도 펩티드 수용체들로 차 있다."

면역시스템도 다른 종류의 감정의 뇌일 수 있다. 퍼트의 남편, 러프는 대식세포라고 불리는 특수한 면역세포들은 이동하는 뇌세포 같은 기능을 할 수 있다고 이론을 내세운다. 이의 수용체들은 사실상으로는 알려져 있는 뉴로펩티드들과 소통하기 때문이다. 아마도 감정과 건강 사이의 연결은 일반적으로 생각하는 것 이상일 것이다. 이것은 실제로 아주 명백한 과학적 기반을 가지고 있다. 그녀는, "우리의 감정과 접촉되어 있는 것이 우리의 면역시스템의 자연살상세포에 지시하는 펩티드들의 흐름을 촉진시킬 수 있을 것이다"라고 말한다. 이것이 왜 유방암에 걸린 여성이 지지그룹에 참여했을 때 더 오래 사는 이유를 설명할 수도 있다.

그녀는 펩티드 T를 찾았다. 그녀는 펩티드 T에 대한 연구가 아편 수용체만큼 큰 연구의 접근 수단의 시작이 될 수 있기를 바란다. 감기부터 암까지 아주 많은 질환을 유발시키는, 바이러스는 펩티드들을 모방한다. 아마도 우리에게 가장 손상을 주는 바이러스들은 신체 내에 있는 다중의 수용체에 결합할 수 있기 때문에 우리의 여러 시스템을 심하게 파괴시킬 수 있을 것이다. 바이러스들을 펩티드의 악마의 쌍둥이로 생각해보라. "나는 이 모든 것이 환상적이고 행복하게 결말이 될 것으로 생각한다. 펩티드 T가 정말로 바이러스를 차단하고 그리고 누군가가 시스템 내에서 그것이 작용하는 것을 보여준다고 해보자. 그녀는 『감정의 분자』의 끝에 쓴 대로, "나는 과학이 핵심에서는 정신적인 노력이라고 믿게 되었다. 나의 최상의 통찰의 일부는 내가 오직 신비적인 과정이라고 부를 수 있는 것을 통하여 나에게 왔다. 마치 신이 당신의 귀에 속삭이는 것 같은 것이고, 과학자들이 반드시 믿어야 할 것은 자신의 내적인 목소리다."

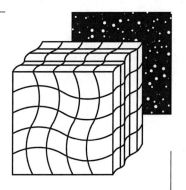

2

에너지 신체,
기(氣)

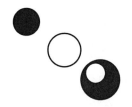

01.
미묘한 순환계의 발견

동물 실험을 하면서 김봉한은 6·25 전쟁 당시 인민군 제2후방 병원에서 부상당한 병사들을 수술할 때 내부 장기에서 수없이 보았던 허여스름한 거미줄 같은 망상조직을 떠올렸다. "이것은 인체해부학 시간에 못 보던 구조야. 아버님께서 설명하시던 동 의학의 경락과 깊은 관계가 있는 것이 틀림없어"라고 말하며, 그 는 고전경락이론을 다시 한번 검토했다. 고전이론에서 침구술 에서 사용되는 주요 경락은 양 팔과 다리에 분포하는 12쌍의 십 이경맥, 그리고 신체 정중을 달리는 한 쌍의 임독 경맥을 포함 하는 8쌍의 기경팔맥으로서 모두 20경락이었다. 십이정경은 팔 에 6쌍, 다리에 6쌍이 있다. 그는 여러 차례의 인체 실험 끝에 메 틸렌블루가 흡착이 잘 되는 피부 부위가 고전이론에서의 경락 의 주행경로와 상당히 비슷하다는 것을 발견했다. 그리고 경혈 로 알려져 있는 부위에서는 흡착력이 더 강하게 나타났다. 특히 만성질환에 가장 많이 사용되는 합곡(合谷)[81], 족삼리(足三理)[82], 삼음교(三陰交)[83]등의 경혈에서 흡착이 잘 되었다. 김봉한은 나중에 수의과대학과의 합동 연구에서 동물실험대에서 동물의 조직을 관찰했는데, 인체에서 관찰했던 허여스름한 조직이 마찬가지로 관찰되었고, 사람에서 사망한 다음에는 관찰되지 않았던 것처럼, 죽은 동물에서도 그 거미줄 같은 조직이 관찰되지 않았고, 수술 중 동물이 죽으면 그 거미줄 같은 조직이 급격히 위축되어 보이지 않게 된다는 것을 알게 되었다. 그가 이 거미줄 같은 조직을 채취하여 관찰하기 위해서 적출하면 공기에 닿자마자 즉시 위축되어 형태를 잃어 관찰이 불가능했다. 갖은 노력 끝에 겨우 몇 시간 정도 유지시키는 데에 성공했다.

1941년 경성제대 의학부를 졸업한 김봉한 박사는, 서울대학병원에서 근무하다가 그 경위는 분명하지 않으나 6·25 전쟁 도중 북한으로 가서 평양의대에서 연구하였다. 1950년 한국전쟁 당시 북한의 야전병원 의사로서 부상병들을 치료하는 과정에서 산알(Sanal)의 존재에 대한 단서를 찾았다. 1961년 8월 '경락의 실태에 관한 연구'라는 제목의 논문을 내놓으면서 '봉한 학설'

---

81 수양명대장경의 혈, 엄지손가락을 둘째손가락 사이에 있고 감기, 풍진(風疹), 두통, 편도선염, 결막염, 치통, 안면 신경 마비, 반신 불수, 요골 신경 마비, 삼차신경통 등에 이용한다.

82 족양명위경의 혈자리. 무릎부위 경골조면의 아래에 있고 급·만성 위염, 위십이지장 궤양, 트림, 구토, 메스꺼움, 위경련, 딸꾹질, 곽란, 소갈(消渴), 적취(積聚), 유뇨, 복수에 쓴다.

83 족태음비경(足太陰脾經)의 혈자리. 복사뼈 중심에 위에 있고, 구역질·구토·설사·식욕부진·복통·트림·부종 등 비병(脾病)과 월경 불순·자궁 출혈에 쓴다.

을 통해 경락의 실체를 밝혔던 인물이다. 특히 평양의대 생리학 강좌장, 경락연구원장 등을 역임하며 북한 정권의 전폭적 지원을 받아 당시에는 구하기 힘들었던 전자현미경, 방사선 추적 장치 등 첨단 연구 장비를 통해 경락의 실체와 관련된 논문을 5편 발표했다. 당시 김봉한 박사는 "경혈자리에서 지름 0.5~1.0mm 형태의 작은 조직을 발견했다"고 말했다. 조직은 원형이며 원형 내에 여러 가닥이 다발로 되어 있다고 했다. 김봉한 박사는 경혈 자리의 조직을 '봉한 소체'라고 불렀고, 각 봉한 소체가 연결된 관을 '봉한관'으로 불렀다. 즉, 봉한 소체가 경혈에 봉한관이 경락에 해당된다고 할 수 있다.

그의 연구결과는 리승기[84] 박사가 개발한 신소재 섬유인 비날론 등과 함께 1960년대 조선민주주의인민공화국 과학의 3대 업적으로 꼽힐 만큼 칭송을 받았으며, 당시 동구권 과학자들 사이에서 선풍적 관심을 모은 것으로 알려져 있다. 그러나 이 이론에 대해 '비인도적인 생체실험을 통해 연구된 것'이라는 소문과 함께 국제적 의혹과 강한 비난이 제기되었고, 북한의 숙청사건의 여파로 1966년부터 그 간의 김봉한 박사의 연구 발표는 물론 그에 대한 모든 자료 일체가 사라졌다.

이들의 연구 결과 동양의학에서 경험적으로만 존재했던 경락은 혈관이나 임파선과는 다른 제3의 맥관으로, 다른 부위에 비

---

[84] 북한의 화학자·교육인. 합성섬유 연구로 저명한 과학자였으며, 일본 교토제국대학 연구소에서 비날론 섬유를 만든 것으로 알려져 있다. 북한에서 주체과학 담론이 등장하는 계기가 되었다.

해 전기 전도도가 높고 내부는 디옥시리보핵산(DNA)이나 리보핵산(RNA) 등의 생체활성물질로 채워져 있다는 사실이 확인되었다. 경락의 분포는 전통의학이 예상했던 것보다 훨씬 복잡하고 방대한데, 신체의 표면은 물론 내장기관, 중추신경 계통, 혈관 등 신체의 거의 모든 부분에 분포하고 있었다.

이 발견의 중요성은 전통의학에서 경락이 차지하고 있는 위치를 파악하면 이해가 된다. 경락은 동양 전통의학에서 진단과 치료의 중심개념이다. 위장병을 치유하기 위해 무릎 바깥쪽의 족삼리혈에 침을 놓는 것은 위장과 족삼리혈을 연결하는 어떤 맥관이 존재하고 있다는 것을 경험적으로 알고 있었기 때문이다. 이와 같이 경락은 동양의학에서는 생명 에너지인 '기(qi, 氣)'의 순환 통로로서 표피의 경혈점(침놓는 자리)과 내장기관, 눈이나 귀 등 신체 각 부위와 내장기관을 연결하는 보이지 않는 맥관으로 추정되어 왔다. 경혈 부위에 침을 놓으면 '기'가 발동해 해당 내장기관의 활동을 도와 질병을 치유하게 된다는 것이다.

김봉한의 부친은 약종상을 하였고 침술과 한약으로 환자를 진료하였다. 어렸을 적에 아버지를 따라 약초를 캐고 아버지의 진료 모습을 보면서 자라 자연스럽게 동의학의 진료 및 치료의 개념에 익숙해지게 되었다. 그는 의과대학 졸업 후 경성제대 병원에서 내과 수련의를 하면서 생리학 연구조교를 하게 되었다. 그러다가 6·25 전쟁이 일어나고 인민군이 철수할 때 어떤 경위에 서인지는 모르지만 대학병원의 일부 교수들과 함께 북쪽으로 함께 가게 되었다. 이후 전쟁이 끝나고 평양에 안착할 때까지, 내과 의사였지만 야전병원에서 부상병들을 치료해야만 했다. 총알도 빼고, 총알이 관통했으면 지혈도 하고 폭탄 파편을 제거하는 수술도 하면서 상처를 치료하였다. 부상 중에도 총알이나 파편이 가슴에 박혀있는 경우도 상당히 많았다. 특히 심장 근처의 파편은 그 자체도 위험하지만 파편 제거 중에 위험한 상황에 처할 수도 있었다. 많은 부상병을 수술하면서 가슴과 복부의 파편이나 총알을 제거할 때 복부 장기 주변에서 특히 심장 주변에서 허여스름한 거미줄 같은 조직을 발견할 수 있었다. 해부학 실험 때도 보지 못했고 의학 논문이나 교과서에서도 본 적이 없었으나 상당히 체계가 있는 것처럼 보여 함부로 다룰 수가 없었다. 이 조직들은 장기들 근처에서는 더 밀집하게 분포하고 있었기 때문에 가능하면 다치지 않도록 더 신경을 써서 치료하였다. 그런데 시간이 지나면서 이상한 현상이 나타나기 시작했다. 김봉한의 내과 팀에서 치료를 받은 부상병들이 다른 팀들, 그 중에서도 외상을 많이 다루는 외과 팀들보다도 회복이 빠르고 염증과 상처 부위의 괴사 현상이 훨씬 덜 나타나는 것으로 관찰되었다. 그리고 골절된 경우에도 골절 부위의 재형성이 더 빠르게 나타났다. 이는 같은 후방병원 의료진들 사이에서도 은연중에 알려져 있었으며, 당시 의사로서 동독에서 파견 나온 의료지원단장 베르크만은 이런 사실을 업무통계에서 발견하고 활동보고서에 내용을 넣었으며 병원회의에서 발표하기도 하였다. 그러나 내과 팀이므로 중증의 환자들이 별로 없었을 것이라고 여기고 또 대부분 있을 수 있는 우발적인 현상으로 여기고 큰 관심을 두지 않았다. 하루는 동독의 의사들이 김봉한 교수 팀의 수술을 관찰한 적이 있었다. 김봉한은 여러 장기 근처에 분포되어 있는 허여스름한 거미줄 같은 조직을 가리켜 보여주고 수술 후에 그들에게 이들 조직이 중요한 것으로 생각되어 가능하면 다치지 않도록 수술하고 있고, 그런데 이 조직이 급격하게 위축되어 보이지 않게 되면 사망하는 경우가 많았다는 경험을 이야기 하였고 이에 대한 의견을 물었다. 그들은 생각해보니 수술 중에 본적이 있는 것 같기도 한데 이렇게 많은 조직은 처음 보았고 유럽 의학계에서 이런 조직에 대한 논문은 없었던 것 같다고 대답하였다. 그러면서 그것이 당신의 의료팀에서의 치료 성적이 좋은 이유와 관계가 있을 수 있겠다고 말하였다. 김봉한은 "동양 전통의학에 경락이라는 개념이 있는데 경락은 피부와 장기를 연결하고 있고 동양의 전통 의학에 경락의 주요 지점에 침구를 사용하여 질병을 치료하는 방법이 있다."고 설명하였고 이와 관계가 있을 가능성을 조심스럽게 제시하였다. 휴전이 되고 평양의대로 옮기면서 그는 전쟁 동안 부상병 수술시 발견한 '흉부외과 수술시 장기 주변에 보이는 망상조직'에 관하여 논문을 발표하였고 이는 당시 소비에트연방공화국 과학아카데미 간행물에도 게재되었다. 그는 수의과대학의 협력을 받아 동물실험을 한 결과 전쟁 동안 수술실에서 관찰한 거미줄 같은 조직이 동물에서도 발견할 수 있었고 사지와 내부 장기 전체에 퍼져있는 것을 관찰하였다. 이 조직들은 분명히 신경, 혈관 그리고 림프관들과는 전혀 다른 조직체계였다. 그는 이 조직들을 적출해 연구해보려고 노력하였으나 떼어내어 공기에 접촉하자마자 즉시 위축되어 원래의 형태가 사라졌다(위 내용 중 상황의 일부는 공동철 저 "소설 김봉한"에서 인용한 것임).

전쟁이 끝난 후 북한의 지도자 김일성은 의학 분야를 포함한 국가의 모든 사업에서 주체사상을 선언하였다. 김봉한의 첫 번째 논문이 발표되었을 때도, 북한의학 아카데미 원장은 전통적인 한국 의학서적인 1610년 허준에 의한『동의보감(東醫寶鑑)[85]』과 1644년 허임(許任)에 의한『침구경험방(鍼灸經驗方)[86]』에 있는 의학지식을 강조하였다.

1956년부터 1961년까지 김봉한은 평양의과대학의 생리학교실 주임교수로 재직하면서 북한의 여러 과학학회에서 역사상 처음으로 '맥관계로서의 경락 시스템'에 대해서 발표하였다 이 내용들은 1962년 '경락시스템의 실체(The substance of Kyungrak system)'라는 제목으로 공식적으로 발간되었다. 이 성취로 인하여 그는 북한 정부로부터 인민상을 수여받았고 김일성으로부터 영광스러운 찬사를 받았다. 이 보고는 처음으로 경락시스템에 대한 시각적 이미지를 보여주고 있어, 김의 연구는 분명히 기존의 신경계, 혈관계, 림프계와는 다른 새로운 맥관계라는 것을 확신할 수 있었다. 김의 두 번째 논문에서는 첫 페이지에 김

---

[85] 허준이 저술한 의학서적으로, 우리나라 국보이며 동아시아 의학을 집대성한 것으로 평가받는다.

[86] 허임이 침구학의 기초이론과 임상치료 경험들을 종합하여 1644년에 한 권으로 편찬한 침구책.

이 촬영한 사진이 있고, 결절 같은 구조는 '봉한소체(Bonghan corpuscle(BHC))'로 봉한소체에 부착된 맥관은 '봉한관(Bonghan duct(BHD))'으로, 안쪽에 흐르는 유체는 '봉한액(Bonghan liquor(BH liquor))'으로 이름 지어졌다. 세 번째 발표에서는 그의 공식적인 직함이 '경락 연구원(The Kyungrak Research Institute)'의 책임자였고, '봉한관 시스템(The Bonghan duct system)'은 경락시스템으로 표현되었다. 현재는 이 시스템을 연구하는 학술단체에서는 '봉한 시스템(The Bonghan system(BHS))'이라는 명칭을 주로 사용한다.

그의 첫 번째 논문에서 맥관계로서의 경락이 밝혀진 후에, 네 개의 추가적인 논문이 발표되었고, 이들은 다량의 새로운 의학적 정보를 가지고 있었다. 이 논문들은 여러 나라의 언어로 번역되어 배부되었다. 당시에 많은 국제적 과학자들이 그의 성취를 축하했음에도 불구하고, 많은 외국의 과학자들은 그의 발견을 폄하하였는데, 아마도 김봉한의 실험을 재현할 수가 없었고 또 일부에서는 단순히 경락의 본질의 발견에 대해 인정하고 싶지 않았기 때문이었을 수도 있다.

그는 조선노동당의 전폭적인 지지로 당시에는 세계적으로도 드물었던 전자현미경등 최신 장비를 구비하며 연구를 지속하여 후속 논문들을 국제학술지에 발표하였다. 당시의 의학계는 물론 많은 관련 기초과학분야를 놀라게 했던 연구 성과들은, 1966년에 북한에서 노동당 지도부들 간에 권력투쟁이 있었고, 1967년 5월 열린 조선노동당 제4기 15차 전원회의에서 김봉한의 연구를 도와주던 박금철이 이른바 '갑산파 숙청사건[87]'으로 숙청되면서 연구원은 폐쇄되었고 그도 갑자기 사라졌으며, 그와 그의 연구에 대한 모든 자료들도 없어졌다. 남아 있는 자료는 발표된 논문들 중 외국 학술지에 있는 내용 외에는 아무것도 없다.

김봉한의 발표 중 복부에서의 봉한관의 주행경로는 황제내경의 경락의 경로와 유사하다(그림 5).

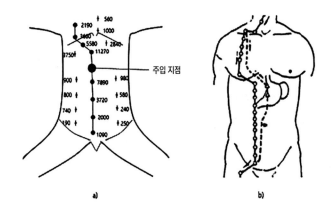

[그림 5] a) 봉한관(BHD)을 유지하거나 제거했을 때, 복부에서 침 자리(봉한소체(BHC))에 P[32] 주입 후 동물 모델에서의 다양한 선량 측정. 복부의 연관된 경락(BHD)을 따른 침 자리(BHC) 또는 연관된 봉한관 밖에서의 선량측정을 숫자로 표기한 것. b) 황제내경 중 족양명위경의 몸체 부위 주행경로. 그림 a)의 봉한관의 주행경로와 비슷하다.

그림 6은 토끼의 대퇴부 경혈로 생각되는 부위에 추적물질을

---

87 북한 김일성의 만주파에 의해 1966년부터 시작된 박금철 등의 갑산파에 대한 대대적인 숙청 사건.

주입한 후 나타난 형광물질의 주행경로를 찍은 사진인데 이 또한 그림 5의 주행경로와 비슷하다.

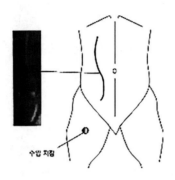

수압 치점

[그림 6] 토끼의 대퇴부에 있는 침 자리(acupoint(BHC))에 추적자를 주사한 후 복부에서 얻은 빛의 발산 이미지. 이미지를 얻기 위하여 피부에 필름을 부착했다. 봉한 소체와 연관이 있는 경락(BHD)들에서 빛이 발산되는데, 이는 봉한액이 봉한관과 연관 있는 모든 봉한 소체를 통하여 흐르고 있다는 것을 분명하게 보여준다. (좌측의 사진은 K.A.Kang, Precision and Future Medicine(2022)에서 인용)

그림 5에서의 족양명위경의 경로는 황제내경에 따르면, "이 경맥은 코에서 시작하여 콧마루 움푹한 곳에서 좌우가 교차하고, 족태양방광경의 맥에 이어지며, 코 외측을 따라 아래로 내려와, 입술을 끼고 돌아서 아래로 내려가 승장혈(承將穴)에서 교차되며, 턱의 후면 목구멍을 따라 들어갔다가 대영혈(大迎穴)로 나와 협거혈(俠居穴)을 돌아 귀 앞으로 올라가 족소양담경(足少陽膽經)의 객주인혈(客主人血) 옆을 지나 머리카락의 가장자리를 순행하며 이마의 두유혈(頭維穴)에 이른다. 그 지맥은 대영혈 앞에서 인영혈로 내려와 목구멍을 따라 결분에 들어간 다음 횡격막을 뚫

고 내려가 위에 속하고 비에 연계된다. 직행하는 경맥은 결분에서 유두의 안쪽 가장자리로 내려가서 다시 배꼽을 끼고 내려가서 기가(氣街) 속으로 들어간다. 다른 지맥은 위구에서 시작하여 뱃속을 돌아 내려가서 기가에 이르고, 앞의 직행한 경맥과 만나 비관혈(髀關穴)을 지나 복토혈(伏兎穴)에 이르고, 슬개골(膝蓋骨) 속으로 내려가 경골(脛骨)의 바깥쪽을 따라 순행하여 발등으로 내려가 가운데 발가락 안쪽으로 들어간다. 또 다른 지맥은 무릎 아래 세 마디 되는 곳에서 갈라져 아래로 내려가, 가운데 발가락 바깥쪽으로 들어간다. 또 다른 지맥은 발등에서 갈라져 엄지발가락 안쪽 끝으로 나온다. 족양명위경에 병사가 들면 추워서 떨게 되고 자주 기지개를 켜게 되며 이마가 까맣게 되는데…."(황제내경 이창일 옮김에서)라고 아주 상세하게 주행 경로와 함께 이 경맥에 이상이 생겼을 때의 증상과 대처 방법들이 기록되어 있다.

김봉한의 연구 업적

봉한시스템(BHS)은 김봉한에 의해서 1950년대에 발견되었다. 그의 첫 번째 보고는 1962년에 발표된, "맥관시스템으로서의 경락"을 밝혀낸 것이었다. 김봉한은 다섯 개의 논문을 발표하였는데, 혈관 그리고 림프관뿐만 아니라 전신에 걸친 분포, 생명에서의 근본적인 본성을 나타내는 새로운 세포 사이클을 통한 자기-회복(self-renovating) 능력 같은 완전히 새로운 사실들을 포함하고 있다. 1966년에 김봉한 박사의 연구는 갑자기 중지되었으나, 나중에 이 시스템에 프리모 맥관 시스템(PVS(Primo Vascular system))이라는 다른 이름을 붙인 서울대학교 소광섭 박사에 의해서 연구가 재개되었다. 소 박사와 다른 PVS 과학자들은 또한, 이 시스템에서의 줄기세포 생성 그리고 암 전이에서의 봉한 시스템/PVS의 역할 같은 새로운 사실들을 밝혀내었다. 이는 봉한시스템과 경혈, 봉한시스템의 아-유형(subtype), 세포-회복(cell-renovation)과 혈액세포 생산을 위한 산알(sanal)의 세포 사이클, 산알과 줄기세포, PVS와 연관된 암들을 포함하고 있다.

김봉한의 그의 다섯 논문들의 제목은 다음과 같다.

첫 번째 논문: 생물학과 의학에서의 위대한 발견: 경락의 실질: 26페이지, 9 도해.

두 번째 논문: 경락 시스템에 대하여: 그림 포함 56페이지, 38개의 그림과 6개의 표.

세 번째 논문: 경락 시스템: 그림 포함 100페이지, 67개의 사진 및 그림, 10개의 표.

네 번째 논문: 산알 이론: 사진 포함 60페이지, 39개의 사진 및 그림, 10개의 표.

세 번째와 네 번째 논문은 1권의 책으로 발간되었다.

다섯 번째 논문: 혈구의 봉한 산알-세포 환: 8페이지, 9개의 사진 및 그림. 4개의 표.

이후에 소광섭 박사에 의해서 2010년 제1회 프리모 맥관계(Primo Vascular System) 국제학회(ISPVS) 심포지엄이 개최되었고,

2012년에는 웹사이트가 개발되었으며, 2013년에는 웹사이트에 처음 네 논문의 pdf 판이 제공되었다. 그러나 2021년 소박사 사후에는 관리가 잘 되고 있지 않다.

김은 첫 논문에서 맥관구조(tubular structure: 경맥), 결절구조(node-like structure: 경혈)라고 알려져 있었으나 확인되지는 않았던, 피부에 있는 기본적인 맥관 시스템들을 발표했고, 이들이 조직학적으로 그리고 생물학적으로 신경, 혈관 그리고 림프 시스템들과는 분명하게 다르다는 것을 확인했다.

두 번째 논문에서는 이 구조들이 첫 논문에서의 피부에서의 시스템 외에 신체 내에서도 발견하고 피부에 있는 것을 표피부(superficial)라고 하고, 신체 내에 있는 것을 심부(profound) 봉한시스템(BHS)이라고 명칭을 붙였다. 그리고 혈관과 림프관 안에도 봉한시스템이 있는 것을 밝혀내었다. 그리고 봉한관(BHD)내에도 더 작은 다발들이 있었는데 이를 봉한소관(BH ductules)이라고 불렀다. 이들의 지름은 10~50μm로 다양했다. 김에 따르면 이 소관들의 상피세포들은 때로는 12~20μm 까지 확장된 길고 가느다란 작대기 모양의 핵을 가진다고 하였다. 맥관 내의 봉한관들은 분기점에서 분지를 내어 뇌로도 들어가고 그리고 표피의 봉한소체들과 연결되어 있어서 봉한시스템 아-유형들이 상호 연결되어 있다고 하였다.

연구팀은 표피의 봉한시스템에 대해 이의 형태학, 생리학적, 생화학적 그리고 조직학적 및 전기적 특성에 대해 상세히 기술하고 있다.

심부 봉한시스템은 형태학적으로 표피 봉한시스템과는 다르고 혈관과 림프관의 안에 또는 주위에 그리고 내부 장기의 주위에 위치하며, 봉한관들을 통해 표피의 봉한소체와 연결되어 있다. 심부의 봉한소체는 방추 모양으로 표피의 봉한소체와는 달리 양 끝이 봉한관과 연결되어 있는데, 표피의 봉한소체보다 부드럽고 투명하며, 이의 짧은 쪽과 긴 쪽의 지름이 각각 0.5~1.0mm, 3.0~7.0mm였다.

세 번째 논문은 장기 내부의 봉한시스템이 추가되면서 '경락 시스템'이라는 용어가 서서히 '봉한관 시스템(Bonghan duct system)'으로 대체 되면서 봉한시스템을 다음과 같이 6개의 아-유형으로 나누었다.

(1) 표피의 봉한시스템: 피부에 있으며 황제내경 또는 근대의 경락 지도에서 볼 수 있는 분포를 가지고 있다.

(2) 내부 봉한시스템: 혈관과 림프관 내의 한 시스템으로 여기서는 다른 비슷한 용어와의 혼동을 피하기 위하여 '맥관 내(intravascular) 봉한시스템'으로 사용되었다.

(3) 내부의 외적인(Intra-external) 봉한시스템: 내부 장기의 표면에 있는 것으로 '기관 표면의 봉한시스템'이라고도 부른다.

(4) 외부(External) 봉한시스템: 혈관, 림프관 또는 신경의 바깥쪽에 또는 맥관에 독립적으로 존재한다. 이 아-유형의봉한관은 표피의 봉한관을 통해서 표피의 봉한소체와 연결되어 있다.

(5) 신경 봉한시스템: 중추신경계와 말초신경계에 존재하며 또한 척추관을 통해 주행한다. 그리고 두 척추골 사이의 공간을 통하여 신체로 분지를 낸다.

(6) 내부-기관(Intra-organic) 봉한시스템: 내부 장기와 다른 기관들에 위치하는 봉한시스템으로 다른 아-유형보다 훨씬 작다(봉한소체 크기 0.1~0.5mm).

이외에 김이 세 번째 논문에서 기술한 아-유형이 하나 더 있는데 말단(terminal) 봉한소관에 연결되어 있는 말단 봉한시스템이다. 이 둘은 모두 개별 세포의 안에 있는 것으로 추정되고 그리고 내부-기관 봉한시스템보다도 더 작은 것이다. 봉한시스템 유체 순환의 폐쇄회로에 대한 김의 개념은, 개별 세포 → 표피 봉한시스템 → 심부 봉한시스템 → 내부-기관 봉한시스템 → 말단 소체→ 개별 세포의 경로다. 실제로 김은 말단 소관이 제거되었을 때 세포들 내의 이미지를 보여주었다. 그는 또한 표피 봉한소체에 주사한 추적자가 난소의 특정한 부위 핵에서 보인 이미지와 그리고 맥관 내 봉한관에 주사한 추적자가 간의 실질세포에 축적되어 있는 이미지를 보여주었다. 김은 이것을 말단 봉한시스템이 존재하고 이들이 모두 연결되어 있는 것으로 해석하였으나, 이 발견은 PVS 과학자들에 의해 연구로 확인되지는 못했다.

김의 연구팀은 또한 수정된 달걀의 연구에 의해서 배아 시기의 발달을 보고하였다. 부화된 상태에서 10시간이 지나자 전-봉한관(pre-BHDs)이 형성되었고, 15~16시간 후에는 전~봉한관이 빠르게 분화되면서 전~봉한관들의 벽이 형성되었는데, 반면에 배아층을 제외하고는 다른 세포나 기관은 나타나지 않았다. 20시간 근처에서는 전-봉한관에서 타원형의 핵들이 전-봉한관의 중앙으로부터 벽 쪽으로 이동하였고, 내피세포가 형성되고 다음에 봉한소관들이 형성되었다. 48시간이 지나서는 봉한관 형성이 완료되었다. 나중에 이(Lee) 등은 닭의 배아에서 PVS가 약 부화 약 24시간 후에 형성되었고, PVS의 지름은 40~90μm였고 타원형의 PNs는 80~200μm의 지름이었다고 발표하였다.

김의 네 번째 논문은 '봉한의 산알' 그리고 "세포 회복을 위한 산알 이론"에 전념하고 있다. '봉한의 산알'은 전체 봉한시스템에 존재하지만 대부분은 봉한소체 내에 존재한다. 산알은 투명한 구체이며, 크기는 보통 세포의 1/10인 1μm 정도이다. 그리고 '봉한 산알소체(Bonghan sanalosome)' '봉한 산알원형질(Bonghann sanaloplasm)' 그리고 '봉한 산알막(Bonghan sanal membrane)'으로 구성되어 있다. 이는 나중에 보댜노이(Vodyanoy) 등에 의해서 DNA로 밝혀졌다.

몇몇 동물과 식물에 대한 연구 후에, 김은 다세포 유기체는 다음의 두 가지 방식에 의해서 새로운 세포를 만든다고 결론지었다. (1) 체세포분열(mitosis)에 의해서, 여기서는 염색체를 포함한 모든 내용물이 복제되고, 두 개의 동일한 딸세포로 분리된다. 이 세포 사이클에서는 DNA는 염색체로 분해되고 조각난 핵막을 통하여 배출된다. 그리고 염색체는 세포막 안에서 복제된다. 그래서 김은 이 사이클을 '세포내 봉한 산알-세포 사이클

(intracellular Bonghan sanal-cell cycle)'이라고 불렀다. (2) 김의 새로운 세포 사이클에 의하여, 앞의 세포 사이클에서와 같이, 세포의 DNA는 분해되어 개별의 염색체로 된다. 각 염색체는 캡슐로 싸여 조각난 핵막으로부터 배출되어 '봉한 산알(Bonghan sanals)'이라는 독립적인 개체로 된다. 다음에 세포막이 파열되어 산알이 세포 밖으로 배출된다. 김은 이 과정을 '산알화(sanalization)'라고 부른다. 다음에 산알은 조직으로부터 봉한관으로 이동된 다음에 마지막에는 봉한소체로 간다. 봉한소체에서 세포들이 형성되는데, 이런 세포형성 과정을 '세포화(cellation)'라고 이름을 붙였다. 김은 산알화와 세포화의 결합된 사이클을 '세포외 봉한 산알-세포 사이클(extracellular Bonghan sanal-cell cycle)'이라고 불렀다. 그는 염색체가 산알소체(sanalosome)였고, 그리고 하나의 세포로부터 만들어진 산알의 수가 그 종의 염색체 수라고 주장했다. 이후의 철저한 연구 후에 그는 조직으로부터(BHDs를 통하여) 산알의 이동과 세포화(BHCs에서의)는 오직 봉한시스템에서만 일어나고 그래서 혈관과 림프관에서는 산알이 거의 보이지 않는다고 결론지었다.

김의 논문은 또한 우리에게 어떻게 실험실에서 산알을 봉한액(BH liquor)으로부터 분리하고 배양하여 세포로 성장시키는지를 알려준다. 이 세포화 과정은 두 단계로 이루어진다고 한다. (1) 증식단계: 배지에 있는 산알이 특유한 방식으로 움직이면서, 가느다란 섬유를 만들고, 이를 막 밖으로 보낸다. 그리고 딸 산알을 만든다. 이들 모 산알과 딸 산알은 더 이상의 산알들을 만드는데, 아직은 가느다란 섬유에 의해서 함께 다발을 이루고 있어서 포도 모양을 하고 있다. (2) 융합 단계: 첫 번째 단계 후에 다발로 된 산알들은 함께 합쳐지고/융합되어, 곧 핵 같은 구조를 형성하면서 융합된 산알들 주위에 얇은 막 같은 구조가 형성된다. 다음에 균일적인 물질이 이 구조 주위에 형성되어 서서히 세포질을 구성한다. 그리고 마지막으로 세포막이 형성된다. 어떻게 하나의 염색체로 된 하나의 산알이 동물의 완전한 DNA 배열을 가진 세포가 되는지에 대해서는 이 세포화 과정에 대한 추가 연구가 필요하나, 연구는 여기에서 중단되었다.

김의 연구팀은 또한 세포화 과정 144시간 후에, 토끼의 맥관 내 봉한시스템의 산알로부터 얻은 생화학적 성분(핵산, 단백질, 아미노산)의 변화를 연구하였는데, DNA 양은 16배, RNA는 9배, 단백 니트로겐은 32배로 증가된 것을 발견하였다. 흥미 있었던 것은 배지에 빛을 주었을 때 세포화 과정이 더 잘 진행되었다.

다양한 동물들과 식물들의 산알화와 세포화 실험 결과 세포화 과정은 보통 71시간에서 120시간이 걸렸다. 이들은 또한 79 침 자리에 대한 연구에서 다른 침 자리는 다른 기관의 세포들을 생산하는 것을 증진시키는 것을 관찰하여 특정한 침 자리가 특정한 기관의 질환에 효과가 있을 수 있음을 알게 되었다. 이 산알은 나중의 연구에서 현재 말하는 줄기세포의 일부 생체 표지자들을 가지고 있는 것으로 밝혀졌다.

김의 다섯 번째 논문은 네 번째 논문 6개월 후인 1965년 10월 8일 발표되었는데, 재생기관에서의 특히 토끼의 골수와 림프절에서의 산알 세포를 통한 적혈구, 과립세포 그리고 림프구의 생산에 대한 것이었다. 여기서 김은 다른 세포에서와 마찬가지로 혈액세포의 생성은 세포분열과 산알-세포 사이클 모두에 의해서 이루어졌으나, 대부분은 산알-세포 사이클에 의해서 이루어진다고 결론지었다.

김봉한은 연구의 중단으로 봉한 시스템에 대한 더 이상의 발표는 못 하였지만 이후에 PVS의 기능 장애에 의한 질환들에 대해 다른 과학자들의 후속연구가 있었다. 60여 년 전의 김봉한의 발견은 가장 중요한 과학의 성취 중의 하나로 다음과 같은 것들을 알려준다.

(1) 봉한시스템은 동양의학에 기반을 두어왔던 그리고 수천 년 동안 세대를 이어 내려온 신비스러운 시술이었던 '경락' 유형의 실재다.

(2) 이 시스템은 경락 지도에 있는 피부뿐만 아니라 혈관계와 림프계를 포함하는 신체 내에도 존재하여, 생명을 유지하는 근본적인 본성을 가리킨다.

(3) 이 시스템은 '산알 세포 사이클'을 통하여 세포들을 회복시킨다.

김봉한이 사라진 지 40년 후에 소광섭 박사가 이를 부흥시켜 PVS라고 명명하였고 새로운 발견들을 추가하였다. 새로운 PVS 과학자들은 김의 '산알-세포 사이클' 그리고 줄기세포 사이의 관계를 연구하고 있고, 그리고 암 줄기세포 생성과 저장 그리고 암의 전이에서의 암(cancer)-PVS의 중요한 역할을 연구하고 있다.

이러한 결과에 대해 1979년 미국 트리 오부 유니버시티 출판사에서 발행한 '에너지 매터 앤드 폼', 1988년 베어 앤드 컴퍼니에서 발행한 '바이브레이셔널 메디신'이라는 책은 봉한학설이 자세히 소개되었고 또 높이 평가하였다. 프랑스의 연구자 피에르 드베르나쥴은 1985년에 발표한 한 논문에서 방사성 테크니튬 99㎎을 경혈에 주입하고 감마카메라로 추적해 봉한학설의 타당성을 입증했다고 보고했다. 최근 서양의 생물학계에서 새롭게 발견한 것으로 알려진 세포 내의 '미세소관'이 봉한 학설에서 그가 주장했던 세포내 경락과 일치할 가능성이 높다고 한다.

불가리아 트라키아(Trakia) 대학의 동물형태학 및 생리학자인 미로슬라브 스테파노브(Miroslav Stefanov) 교수 등은 자신의 연구 결과를 발표하면서 2013년 봉한 학설에 대해 다음과 같이 발표하였다(Journal of Acupuncture and Meridian Studies).

"침술의 수천 년 동안의 성공적인 치료에도 불구하고, 전통 동양의학의 기초가 되는 경락시스템에 대한 견고한 과학적 설명이 이루어지지 못했다. 침술의 주된 이론은 침 자리에 찌르는 금속 침에 의해 자극된 경락들을 통하여 흐르는 특수한 에너지에 기반을 두고 있다. 고대 중국의학은 다섯 가지 중요한 기능에 의해서 정의되는 '기'라고 불리는 다른 종류의 활력에너지에 대해 기술하였다. 그러나 현재까지 경락을 설명하고 기 에너지의 정의에 받아들여질 만한 과학적 이론이 제안되지 못했다. 이런 이유로, 일부 과학자들은 경락 시스템과 경혈점이 근본적인 물리적인 해부학적 기질을 가지지 못하기 때문에 침술을 과학적 근거에 의한 의료방법으로 받아들이지 않고 있었다. 경락시스템의 작용을 설명하기 위해서, 오피오이드 펩티드 이론(opioid peptide theory) 그리고 게이트 이론(gate theory) 같은 이론들의 제시 노력이 있었지만 성공하지 못했다. 과학계에 받아들여질 수 있는 어떤 이론들도, 자연적인 건강상의 과정을 통한 통증과 다른 질병들의 성공적인 치료를 설명하는 토대가 되는, 경락시스템과 이의 기능에 대한 해부학적 토대를 설명할 수 없었다. 서양의학에 의하면, 경락은 알려져 있는 해부학적 근거가 없고, 그리고 알려지지 않은 신경계의 순환, 내분비 그리고 면역기전이 침술의 효과를 중재할 가능성이 있다고만 말한다."

"우리는 새로운 형태학적 그리고 기능적 시스템의 발견에서 두 중요한 시기를 확인할 수 있었다. 첫 번째 시기는 1963년에 김봉한이 가설을 시작했고, 그리고 두 번째 시기는 주로 한국의 서울대학교의 다른 연구자들에 의해서 실험적인 확인으로 구성된다. 이 과학자들은 50편 이상의 논문을 발표하였으며 이 주제에 대하여 200회 이상 인용되었다. 나중에 프리모 맥관계(primo vascular system; PVS)로 이름 붙여진, 새로운 신체 시스템에 대한 김봉한에 의한 가설은 경락시스템과 경혈점의 근본적인 해부학적인 그리고 생리학적 개념을 설명하는 이론의 기초를 제공하는 강력한 후보다. 이번 논문에서, 우리는 이 주제에 관한 연구에 헌신했던 연구자들의 주요 발견에 대해 간단히 언급할 것이다. 모든 성공적인 이론이 만족스럽게 설명될 수 없는 이전의 관찰에 기반을 두기 때문에, 우리는 새로운 해부학적 신체 시스템을 위한 과학적 기반을 제공할 수 있는 그리고 새로운 시스템의 주된 특성과 가능한 기능의 예측에 사용될 수 있는 다양한 연구자의 데이터를 보여줄 것이다."

이 프리모 맥관 시스템 과학자들의 주된 과학적 실험 결과들은 김봉한의 가설을 확인해 주었다. 이 연구그룹은 모든 표준적인 방법들과 새로운 방법들을 적용하였다. 이들은 새로운 시스템에 "프리모 맥관계"라고 이름을 붙였고, "프리모 맥관(primo vessel; PV)" 그리고 "프리모 결절(primo nodes; PN)"로서 채널들과 결절들을 각각 실험적으로 관찰하였다. 이 연구 그룹이 PVS에 관하여 체계적인 연구를 하기 이전에, 일본의 후지와라(Fujiwara)와 유(Yu)가 부분적이지만 김봉한의 발견을 확인할 수 있었다.

이어지는 연구자들에 의해서 최근에 확립된 내용은 다음과 같다.

(1) PVS는 독립적인 기능적, 형태학적 시스템이다 (2) 표피 PVs과 맥관외 PVs는 표피 결절에 의해서 연결되어 있다 (3) 심부 PVs는 맥관내 PVs, 심부 PNs 그리고 기관의 결절들에 의해서 연결되어 있다 (4) 표피 PNs는 근육층과 그 안에 다양한 세포들을 가지고 있고, 이들의 구조는 심부 PNs와는 다르다 그리고 (5) PNs는 주로 DNA인 다른 핵산을 가지고 있다.

이 프리모 액체라고 부르는 유체는 PVS에서 순환한다. 이는 혈액과 림프액 순환보다는 느리고 혈류를 따라 한 방향으로 흐른다. 이 유체는 심박동 그리고 혈압과 림프액의 압력에 따라 흐른다. PVS 유체는 세포핵 밖에 있는 DNA를 가지고 있다. PVS

안에는 더 작은 맥관들이 있고 작대기 모양의 핵을 가진 내피세포, 평활근 세포 그리고 외피로 구성되어 있다.

프리모 맥관은 생체전기 활동, 흥분성 전도성 그리고 기계적 운동성을 가지고 있다. 경락의 구조는 기관들을 위하여 PNs에서 시작하고 끝난다. 경락(즉 PVs)의 발달은 혈관과 신경계 같은 다른 기관들이 발달하기 이전에 일어난다. PV 미분화 세포(blast cell) 형성은 수정 후 7~8시간 안에 일어나고, 원시적인 PVs의 형성은 수정 후 10시간 이내에 일어나며, 초기의 프리모 내강(primo lumen)은 수정 후 15시간 아내에 일어나기 시작하고 수정 후 20~28시간에 완성된다. PVs는 생명체의 발달 동안에 중요한 역할을 하고 그리고 무척추동물, 척추동물 그리고 식물들을 포함하는 생명의 세계 전반에 걸쳐서 존재하는 것으로 생각된다. 살아 있는 생명체는 산알(sanal) 세포 사이클을 따라 재생을 통하여 자신들의 생명을 이어간다. 산알(Sanal)(즉 미소세포)은 세포로 성장하고, 그리고 세포는 산알이 된다. 산알소체는 세포가 분열할 때 형성하는 염색체의 유형이다.

PVS의 구조

PVS는 심장과 간혈관, 대동맥 그리고 큰 림프관 등에서 발견되었다. 그리고 혈관과 림프관 안에서도 발견되었다. 림프관 안의 PVS는 림프 안에서 자유롭게 흐르고 있다. PVs와 PNs

는 뇌와 간, 위, 소장, 방광, 비장, 신장 그리고 장막과 복강, 피부의 피하층 등 거의 모든 기관에 있었고 장기 안에도 있었다.

PVS는 맥관과 결절을 가지고 있고 작은 맥관들로 구성되어 있다. 프리모 유체에는 다섯 가지 유형의 세포들이 떠다니는데, 그 중, 유형3 세포는 체세포분열 단계에 있고, 유형4와 5세포는, 다른 체액에서는 존재하지 않는, DNA를 가진 과립들을 포함하고 있다.

이상이 경락시스템의 물리적 해부학적인 기초이다.

모든 해부학적 시스템은 이를 기술하는 용어를 필요로 한다, 그래서 PVS는 위치와 구조에 따라 다음과 같이 나눌 수 있다.

1) 위치에 따른 PVS의 분류

ePVS=rPVS: 피하조직중

iPVS ─ oPVS: 기관의 표면에
        기관의 안에
     └ cPVS=eoPVS: 강(腔)(cavity) 내

nPVS : 신경계

2) 구조에 따른 PVS의 분류

PV(프리모맥관(Primo vessel)): 지름 5-10μm의 아-맥관의 다발 구조.
10-20μm 길이의 막대 모양의 핵을 가진 상피세포
이중으로 코팅된 공통 막 + 외막

PN(프리모결절(Primo node)): 아-맥관들 + 다양한 세포들

프리모 액(Primo fluid): PV와 PN을 통하여 흐름
DNA로 된 지름 1-2μm의 미소세포인 산알(Sanals)을 포함

[도표 2] 위치와 구조에 따른 PVS의 분류

PVS는 세 하부 시스템으로 구성되어 있다. 이는 위의 표에 요

약되어 있다. PVS의 외부 서브시스템(ePVS)은 외부 PVs(ePVs)와 외부PNs(ePNs)를 가지고 있고 피부의 피하조직과 얕은 근막에 위치한다. PVS의 내부 서브시스템(iPVS)은 혈관과 림프관 내부, 심실 내부 그리고 기관들의 내부와 위장에 있는 내부 PVs(iPV)를 포함한다. 내부 프리모 결절(primo nodes(iPNs))은 기관들의 내부와 위장에 있다. PVS의 신경계(nPVS)는, 두개강과 척수 채널에 분포되어 있는, 신경프리모 맥관(nervous primo vessels (nPVs))과 신경프리모 결절(nervous primo nodes (nPNs))을 포함한다. 이와 같이 PVS는 신체의 모든 기관, 조직들에 분포되어 있고, 서로 연결되어 있다.

그림 7은 조직 수준에서의 세 가지 서브시스템의 소통을 보여주고 있다. PVS는 근육을 덮고 있는 근막 사이로 들어간다. 장액 성분의 막은 거의 모든 기관들을 덮고 있다. 소성결합조직(Loose connective tissue)은 신체에서 가장 많이 분포되어 있는 조직이고 오직 뇌, 음경 그리고 음핵에는 존재하지 않는다. PVS는 혈관 그리고 신경들과 연관되어 있고 소성결합조직, 지방조직, 장막, 그리고 근막에 풍부하게 있다. 그러므로 기관들의 조직을 포함하는 모든 신체 시스템 사이에 그물망으로서 분포하고 있을 가능성이 있다. ePVS는 피부의 피하층 그리고 표피 근막에 있다. iPVS와 nPVS는 근막, 소성결합조직 그리고 장막 분포를 따르고, 그리고 oPVS에 이른다.

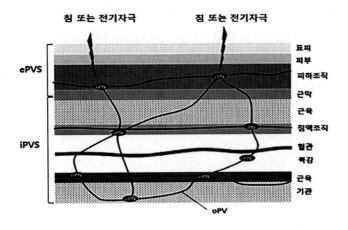

[그림 7] 조직 수준에서 PVS의 세 가지 서브시스템의 소통을 보여주고 있다. 이 PVS는 혈관계, 림프계 그리고 신경계와는 별개의 시스템으로 신체의 거의 모든 장기와 조직들을 연결해 주고 있는 것이 확인되었다.

    PVS는 비교적 어느 정도 독립적인 순환 망과, 그리고 표면의, 깊은 그리고 기관의 순환을 포함하고 있다. 독립적인 순환망은 기관의 조직의 필요에 따라서 증가할 수 있다. 시스템의 또는 전신적인 반응을 필요로 하는 상황에서는, PVS의 상호연결에서 PSV의 "휴면 중인" 부분들이 활성화될 수 있다. 침구의 침 그리고 다른 물리적인 방법들을 이용하여 기계적인 또는 전기적인 자극을 유발할 수 있다. 침은 전자기장 같이 외적으로 영향을 주는 물리적 장을 위한 안테나로서 작용한다. 병리적인 상태에서 손상 받은 세포들은 신호를 보낸다. 그러면 PVS가 세포의 회복에 필요한 물질과 정보를 손상된 세포들에 공급하기 위해 프리모 액(Primo fluid)을 보낸다. 이런 상황에서 소통의 방향은 정상적인 것과는 반대 방향이 될 것이고 그리고 기관으로부터 시작할 것이다.

혈관과 신경을 따르면서, PVS는 이들 구조들을 "고속도로"의 한 유형 그리고 신체 시스템과 기관들에 영향을 주는 방법으로서 이용한다. 실제로, 공급하고 배출하는 그리고 신경이 분포된 조직과 기관들에는 PVS가 중복하여 분포되어 있다. PVS는 심혈관계(기관에 물질들과 호르몬들을 제공하는)와 신경계(기관에 자극을 제공하는)를 조절한다.

PVS는 생체전기적 활성, 흥분성 전도, 그리고 기계적인 운동성을 가지고 있다. PVS의 내피세포의 생체전기 신호는 평활근 세포들의 신호와 비슷하다. 생체전기 자극의 변화는 신경계 그리고 심혈관계에 의한 영향 외에 PVS에서의 다른 종류의 물리적 영향의 존재를 가리킨다. DNA가 광자의 저장 그리고 일관적인 라디에이터로서 작용한다는 가설이 있다.

활력 에너지 기에 관한 새로운 관점은, PVS는, 이를 거쳐 그리고 여기에 있는 DNA를 거쳐 이동하는 전자기장인, 광자 발산을 위한 관 채널일 수 있기 때문에, 전신에 걸쳐 분포될 수 있는, 신비스러운 활력에너지인 '기'일 수 있다는 것이다. 이전의 가설들에 근거하여, 광 채널로서의 PVS의 기능이 PVS 안의 DNA와 밀접한 관계가 있다고 믿는다. DNA가 유전정보를 가지고 있고 그리고 이의 구조는 전자기장 같은 환경의 물리적 장으로부터 얻은 정보를 저장하는 능력이 있다는 타당한 가설을 세울 수 있다.

이 아이디어에 대한 지지는 물리학자들이 최근에 정보를 에너지로 바꾸는 가능성을 제안하였는데, 이들은 자신들의 발견을 나선형의 계단으로 표현하였다. DNA의 염기들은 두 나선형의 끈 사이에 수평적으로 놓여있기 때문에, DNA의 생물학적 분자의 가장 중요한 모델은 나선형 모델이다. 이는 광자의 참여를 통하여 정보를 에너지로 전환하고 그리고 이의 역의 전환도 가능할 수 있다. 이론물리학자 스티븐 호킹(Stephen Hawking)[88]은 "전자기는 생명 자체를 위한 기본이다"고 말한 적이 있다. 이 언급에, PVS는 신체의 모든 부분에 전자기파를 제공하는 데에 필요한 모든 특성을 가지고 있다고 추가될 수 있다.

김봉한 이후 최근까지의 연구 결론은 PVS가 살아 있는, 의식이 있는 생명체와 환경 사이의 소통을 허용한다고 생각할 수 있다. PVS는 신체 발생의 아주 초기 단계 동안에 혈관계와 신경계에 의해서 중복되어 있다. 이런 이유로 PVS는 혈관계의, 신경계의, 면역계의 그리고 호르몬계의 특징을 결합한다. 이의 모든 측면에서 PVS는 전 신체를 망라하고 그리고 모든 생물학적 생명의 과정을 조절하고 조화시키는 시스템으로 이해된다. PVS는 외적인 그리고 내적인 신호를 받아들인다. 외적인 신호들은 전자기파로서 환경으로부터 온다. 내적인 신호들은 대사과정의 결과들이고 그리고 생체전기, 생체광자 그리고 청각의 장으로

---

[88] 영국의 저명한 물리학자이자 케임브리지 대학교의 석좌교수. 우주론과 천체물리학 연구에 뛰어난 업적이 있으며 "시간의 역사", "위대한 설계" 등의 저서가 있다.

서 생긴다. 이들 장은 모두 신체에서의 생체과정에 관한 정보를
PVS에 가져온다.

PVS는 침 자리에 해당되고, 경락의 물리적 기질이 되며 그리
고 살아있는 생명체의 발달과 기능에 관여하고 있다. 원시적인
PVS는 주위에 형성되어 있는 혈관계와 신경계를 위한 기반 같
은 것이다. PVS는 신체 발생의 아주 초기 단계 동안에 혈관계와
신경계에 의해서 중복되어 있는데, 이는 PVS가 혈관계, 신경계,
그리고 호르몬계의 특징들을 결합하는 이유이다. 배아의 신체
시스템이 발달된 후에, 원시적인 PVS가 결과적으로 이 시스템
들과 연결된 채로 남아있다. 그러나 이것이 가장 오래된 형태학
적 기능 시스템이기 때문에 여전히 이들을 지배하고 조절한다.
지금까지는 잃어버린 신체 시스템이었던 PVS는 많은 생명의 미
스터리들을 설명할 수 있다. 경락시스템의 물리적 기질이, 고대
동양의학의 지식과 현대과학을 하나의 성공적인 단일체로 결합
되게 할 수 있는 잃어버린 지점이라고 생각한다. 경락시스템은
동물계, 식물계, 균류계 모두에서 존재하기 때문에, 생명체의 진
화에서 PVS의 역할을 연구하는 것은 흥미로운 주제가 될 것이
다. PVS를 기반으로, 우리는 다윈의 진화이론에 관한 새로운 관
점이 될 수 있다. 현재의 진화이론의 주요한 문제는 종들 간의
중간 형태의 결여이다. 우리는 원시의 신체 시스템으로서 환경
의 전자기파로부터 정보를 받고 저장하는 능력이 있는 PVS가,
전체 생명체에 걸쳐서 분포되어 있고, 이것이 생명체의 신체에
서의 극적인 그리고 돌발적인 변화를 허용했을 수 있다. 생명체

DNA의 이런 급격한 변화가 종들 사이의 중간 형태가 결여되어 있는 이유를 설명할 수도 있다.

02.
경락(Meridian) 시스템

경락(經絡)시스템은 중국과 동북아에서 고대에서부터 내려는 개념으로 "기(qi)"로 알려진 생명-에너지가 흐르는 경로이다. 이 시스템은 인도의 또는 요가의 프라나(prana) 시스템과 함께 에너지 신체로서 서로 유사한 측면이 많다. 동북아 시스템에서 말하는 '기'는 신체 내의 각 장기와 신경계 그리고 순환계와 연결되어 작용하는 시스템으로 해부학적으로는 밝혀지지는 않았지만 수천 년 동안 수많은 경로가 알려져 기록되어 있고 경락이 모이는 지점인 경혈에 금속 침을 사용하는 침술을 발달시켜 질병의 치료에 이용되어 왔을 뿐만 아니라, 이 경로를 자극하여 '기'를 증진시키는 여러 가지 무술을 개발하였다. 경혈을 자극하여 기를 보(補)하거나 사(瀉)하는 침술의 배경은 음양철학에 근본을 두고 있다. 이에 비해 요가의 프라나는 경락과 마찬가지로 인체의 모든 시스템에 관여를 하나 가장 중요한 것은 척수의 맨 아래에서 척수를 따라 올라가 뇌까지 이르는 차크라 시스템을 경로로 하여 중추신경계가 중요한 역할을 하며, 특히 인간의 다섯 신체 중의 하나로 생각하는 다섯 외피(Panchakosha) 시스템의 하나로 프라나마야 코사(pranamaya kosha)라고 불리는, 물리적 신체보다 미묘한 에너지 신체 또는 활력체의 체계를 세워 요가를 비롯한 심신의 단련뿐만 아니라 카르마, 윤회 등이 모두 여기에 연관을 이루면서 전개해 나간다. 프라나 시스템은 다음에 자세히 설명할 기회가 있고 여기서는 경락 시스템만 간단하게 설명한다. 동북아의 경락시스템과 요가의 프라나 시스템은 모두 물리적 신체보다 미묘하며 물리적 신체에 생명력 즉 활력을 제공하고 우리의 의식과 관련이 깊다. 즉 의식이 없는 상태에서는 발현이 되지 않는다. 그러므로 사람이 사망하여 활력을 잃은 후의 해부학적인 검사는 물론 마취하의 무의식적 상태에서도 그 실체를 물질적으로 밝혀내기가 힘들다.

한의학 고전인 '황제내경(黃帝內經)'에는 경락이 근육, 내장, 뼈 심지어 손톱과 머리카락까지 뻗어 있으며 이를 통해 '기'가 흘러 인체가 살아 움직인다고 기술되어 있다. 하지만 경락은 현대의학에서 해부학적 실체가 발견되지 않았다. 경락을 통한 한의학적 치료가 서양의학이 해결하지 못하는 일부 질병에 효과를 보이면서도 객관적이고 신뢰할 수 없는 학문으로 이야기되고 있는 것은 이 때문이다.

경락은 과학계에서는 지금까지 실재하는 구조는 아닌 것으로 알려져 있다. 과학자들은 이들의 존재에 대한 증거를 찾을 수 없다고 하였다. 그러나 앞에서도 이야기하였지만 과학계에서 증거를 찾을 수 없었다는 것은 물질적인 증거를 말한다. 여기에는 모든 현상은 기계와 같은 물리적인 신체에 의한 것이고 정신과 마음, 느낌도 부수적인 산물일 뿐이라는 전제가 깔려 있다. 그러나 물질 이전에 의식이 존재하고 물질적인 현상은 의식의 한 측면이 발현한 것일 뿐이라는 의식 내에서의 과학의 입장에서는 전혀 다를 수 있다. 그리고 의식과 관련된 물리적 신체 이상의 미묘한 신체에서는 의식이 없이는 존재할 수 없다. 의식이 없는 해부학적 구조에서는 발견할 수 없는 이유이다.

경락망(meridian network)은 전형적으로 경맥(經脈) 또는 경락채널(meridian channels) 그리고 낙맥(luomai, 絡脈) 또는 연관된 혈관들("측부혈관, collaterals")의 두 범주로 나누어진다. 신체에는 경혈점이 약 670지점 정도가 있는데 대부분은 주요 20채널(즉 12주요 그리고 8특수 경로)를 따라서 위치한다. "열두 주요 경락(십이정경)"이 있는데, 각 경락은 속이 빈 또는 고형의 장기와 상응하고, 그와 상호작용하면서 특정한 사지를 따라 뻗어간다. 또한 "여덟 특수 경로(기경팔맥)"가 있는데 이들 임맥과 독맥 중 둘은 그들 자신의 점들의 위치를 가지고 있고, 나머지는 다른 채널에 있는 지점과 연결된다.

12경맥(十二經脈, 12표준 채널)도 음과 양의 그룹으로 나누어진다. 팔의 음 경락들은 폐, 심장 그리고 심막이고, 양 경락들은 대장, 소장 그리고 삼초[三焦: 육부(六腑)의 하나. 목구멍에서부터 전음(前陰)·후음(後陰)까지의 부위는 상초(上焦)·중초(中焦)·하초

(下焦)로 나누는데, 상초는 목구멍에서 위(胃)의 분문(噴門)까지, 즉 횡격막 위의 가슴 부위에 해당하는데 여기에는 폐(肺)·심(心)·심포락(心包絡) 등 3개의 장기가 속해 있다. 중초는 위의 분문에서 위의 유문(幽門)까지, 즉 횡격막 아래에서 배꼽까지의 부위에 해당하는데 여기에는 비(脾)·위(胃) 2개의 장기가 속해 있다. 다리의 음 경락은 비장, 신장, 그리고 간장이다. 다리의 양 경락은 위, 방광 그리고 담낭이다.

기경팔맥은 기공, 태권(Taijiquan), 그리고 중국 연금술 연구에 있어서 중추적인 중요성을 가지고 있다. 이들 여덟의 예외적인 채널들은 에너지의 저장 용기 또는 저장소로 생각되고 오장육부 즉 내부기관과 직접적인 연관이 없다는 점에서 열두 표준 경락들과는 다르다.

과학자들은 경락시스템의 존재를 지지하는 증거를 발견할 수 없었다. 중국의학사가인 폴 유 언슐드(Paul U. Unschuld)는 "중국의학 이론의 어디에서도 (중략) 엄격한 물리적 의미에서 또는 보다 구어적인 의미에서조차도 (중략) '에너지'라는 개념의 증거는 없다."고 덧붙인다.

중국 전통의학의 일부 옹호자들은, 경락을 통하는 전류의 전기저항이 신체의 다른 부위보다 낮은 것이 관찰되는 것을 기반으로 경락의 기능이 전기적 도관이라고 믿고 있다. 이런 연구들에 대한 2008년의 리뷰는 연구들이 질이 낮고 주장을 지지할 수 없다고 평하였다.

프리모 맥관 시스템(Primo Vascular System)의 옹호자들은, 많은 포유동물에서 발견된, 아주 가느다란(30μm 이하) 도관인, 추정적인 프리모 맥관계가 경락계의 제안된 효과의 일부를 설명하는 요인이 될 수 있다고 제안하였으나, 다른 과학자들의 실험에서 재현이 되지 않아 아직 널리 받아들여지고 있지는 않다. 신경과학자 스티븐 노벨라(Steven Novella)에 따르면 "경락이 실제로 존재한다는 증거는 없다"고 말한다. 그러나 동양의 기와 경락시스템 그리고 요가의 프라나 시스템을 포함하는 미묘한 신체의 존재와 같이 그 기능과 발현에 의식의 존재가 필요한 미묘한 시스템에서 해부학적인 그리고 물질적인 증거에 의존하여 판단하는 것에는 문제가 있을 수 있다. 이 미묘한 시스템들은 정보와 지식의 측면이 아니라 생명과 의식 그리고 느낌과 통찰 그리고 지혜의 영역 하에서 추구되어야 할 것이다. 이에 대해서는 다른 곳에서 다시 논하기로 한다.

12경맥은 기본 경맥으로 다른 경맥들과 구분하기 위하여 12정경이라고 한다. 인체 경맥의 일종이며 체내의 기혈이 운행되는 주요 통로이다. 분포된 부위나 연계된 장부에 따라 음경·양경·수경·족경으로 나뉘며, 팔다리에는 각각 3개의 음경과 양경이 있는데 이것을 수족 3음 3양경이라고 한다. 즉 수삼음경, 수삼양경, 족삼음경, 족삼양경을 말한다. 음경은 5장과 연계되고, 양경은 6부와 연계된다. 표리를 가지는 경락들은 손끝과 발끝에서 연계된다.

양경은 눈 부위에서, 음경들은 가슴 속에서 서로 연계되며, 고리를 이루고 순환하는 경로는 수태음폐경(手太陰肺經)·수양명대장경(手陽明大腸經)·족양명위경(足陽明胃經)·족태음비경(足太陰脾經)·수소음심경(手少陰心經)·수태양소장경(手太陽小腸經)·족태양방광경(足太陽膀胱經)·족소음신경(足少陰腎經)·수궐음심포경(手厥陰心包經)·수소양삼초경(手少陽三焦經)·족소양담경(足少陽膽經)·족궐음간경(足厥陰肝經)이라 하고 일정한 순행 방향이 있다.

기경팔맥은 인체 경맥의 십이경맥과 함께 주요한 경락이다. 십이경맥과는 달리 오장육부 및 심포와 직접적인 관련이 없는 여덟 가지 종류의 경맥을 이루는데, 십이경맥의 기혈 순행을 돕는다. 또한 신체의 앞쪽에 위치하며 배 아래쪽에서 얼굴까지의 정중앙에 뻗어 있는 임맥과 신체의 뒷면 정중앙에 뻗어 위치하는 독맥은 기경팔맥 중 유일하게 자신의 경혈들을 연결 선상에서 가지고 있다. 그러나 나머지 기경육맥인 대맥, 충맥, 음교맥, 양교맥, 음유맥, 양유맥은 자기 자신만의 경혈은 없으며 12경맥 중에서 특정한 연결점(경혈)들이 모인 연결 선상의 임의의 경맥 또는 이의 흐름을 말한다.

침구극비전(鍼灸極秘傳)[89]에 따르면 "경(經)이 허하고 낙(絡)이 만(滿)한 경우에는 음에 뜸을 뜨고 양(곧 낙을 의미한다)을 찌르며, 경이 만하고 낙이 허한 경우에는 음을 찌르고 양에 뜸을 뜬다."고 기술되어 있다.

그 외에 침구극비전에는 전해 내려오는 기의 치료에 대한 경

---

[89] 임진왜란 때 일본으로 끌려간 조선 의사 김덕방(金德邦)의 침법을 전수받은 나가타 도쿠온(永田德本)의 제자가 1778년 김덕방의 침법을 정리하여 만든 서적.

험과 느낌을 모은 지식을 다음과 같이 기술하고 있다.

침구에는 금기사항이 있는데, 식후, 토한 후, 배불리 먹은 뒤, 굶주린 뒤, 그리고 먼 길을 갈 때, 큰 바람이 불 때와 큰 비가 내릴 때와 지진이 났을 때, 몹시 화가 났을 때와 큰 근심이 있을 때에는 침을 놓지 말아야 한다. 그리고 임부에게는 합곡·삼음교·석문에 침을 놓지 말아야 한다. 땀이 심하게 나는 사람과 온몸의 맥이 모두 심하게 뛰는 사람은 침을 놓지 말아야 한다고 쓰여 있다.

그리고 보사영수(補瀉迎隨)와 직란(直亂)에 대하여, 그 경(經)의 흐름이 위에서부터 시작하는가, 아니면 아래에서부터 올라가는가를 항상 잘 암기해 두어 영수법(迎隨法)을 그르치지 말아야 한다.

그리고 칠십팔난(七十八難)에서, "환자를 살펴보고 침을 놓으려고 할 때, 침놓을 혈을 왼손으로 조금 문질러서 기가 이르게 한 뒤 자침해야 한다"고 주의를 주고 있고, 침을 찌를 때, 그 환자의 날숨에 따라서 찌르고 침을 쥔 손을 약간 느슨하게 하면 마음속에 침 끝이 움직이는 듯이 느껴지는 기미가 있는데, 이때 한층 더 침을 눌러서 찔러 넣는다. 이것을 보법(補法)이라고 한다. 그리고 환자의 들숨에 따라 침을 뽑는다. 침을 찌를 때, 그 환자의 들숨에 따라서 찌르고 침을 쥔 손을 약간 느슨하게 해보면 침 끝이 움직이는 듯 하는 것이 느껴지는데, 이때 침을 떨면서 움직이고 날 숨에 따라서 뽑는다. 이것을 사법(瀉法)이라고 한다.

그리고 일반적으로 다음과 같은 주의해야 할 점을 적고 있다.

1) 침을 찌른 후에는 언제나 환자의 표정에 주의를 돌려야 한다. 훈침[90]은 대개 침을 찌른 후에 발생하는데 훈침이 발생하려 할 때에 환자의 얼굴색만 보아도 알 수 있다.

2) 침을 찌를 때 손에 오는 감각에 주의해야 한다. 침이 근육에 들어간 후에 근육 속에 있을 때의 감각과 조금이라도 다른 점이 있으면 곧 깊이 찌르는 것을 중지해야 한다.

3) 침을 맞은 다음에는 섭생에 주의해야 한다. '동의보감' 침구편에는 다음과 같이 나와 있다.

　　침을 맞은 다음에는 곧 술에 취하지 말아야 하며 피로하게 하지 말아야 하며 배가 몹시 부르지 않게 하고 배가 고프지 않게 하며 갈증이 나지 않도록 해야 한다.

---

[90]　침 자극이 너무 강하거나 환자가 너무 허약하거나 예민할 때 등의 이유로 나타나는 부작용으로 어지럽거나 오심, 발한, 심할 때는 기절 등의 증상이 있다.

03.
동양의 '기(Qi)', 음양오행

전통적인 동북아시아와 중국 문화권에서의 '기(qi, ki, ch'i)'는 어떤 살아 있는 개체의 부분을 구성하는 활력이라고 믿어지고 있다. 글자 그대로의 의미는 "증기(Vapor)" "공기(air)" 또는 "호흡(breath)"인, 단어 '기(氣)'는 종종 "활력 에너지" "활력" "물질에너지(material energy)" 또는 간단히 "에너지"로 번역된다. '기'는 중국 전통의학과 중국 무술에서 중심적인 기저의 원리이다. '기'를 함양하고 균형 잡는 수련을 기공(qigong)이라고 한다.

기를 수련하는 사람들은 이것을, 건강을 위해서는 막히지 않아야 되는 흐름으로서 생각한다. 기는 과학적으로는 증명되지 않은 개념이다. 그리고 과학에서 사용되는 에너지의 개념과 정확하게 같지는 않다.

일찍부터 일부 중국의 사상가들이 기에는 서로 다른 부분들이 있다고 믿기 시작했는데, 가장 조악하고 무거운 것은 고체를 형성했고, 더 가벼운 것들은 액체를 형성했으며 가장 미묘한(ethereal)한 것은 살아 있는 존재에 생기를 주는 "생명 호흡(life breath)"이라고 생각하였다. 원기(元氣)는 내재된 또는 타고난 '기'로 사람이 그의 생애에 발달시킬 수 있는 획득한 '기'와는 구분되는 것이다.

'기'를 가지고 있는 것은 생명체만이 아니다. 장자(Zhuangzi)는 바람은 지구의 '기'라고 일컬었다. 더구나 코스모스의 음(yin)과 양(yang)은 "가장 위대한 기"다. 그는 '기'를 심원한 효과를 분출하고 만드는 것으로 묘사하였다. 그는 또한 "인간은 '기'의 축적에 의해서 태어난다. 이것이 축적되면 생명이 있게 된다. 이것이 소멸되면 죽음이 있게 된다"고 하였다.

하늘(Heaven)-여기서는 모든 존재의 궁극적인 원천-은 형체가 없는 것으로 떨어진다. 즉 원래의 내재(proto-immanence)로 내려온다. 이것은 순간적이며, 펄럭이며, 관통하는 것으로 형체가 없다. 그리고 그래서 최고의 발광체(Supreme Luminary)라고 불린다. 비어있는 밝음은 우주를 만든다. 우주는 '기'를 만든다. '기'는 경계를 가진다. 분명한 '양'의 '기'는 에테르적이고 그래서 하늘을 형성한다. 무겁고 흐린 '기'는 엉기고 방해가 된다. 그래서 땅을 형성하였다. 분명한 양(yang)의 결합은 유동적이고 편안하다. 무겁고 탁한 '기'는 부자연스럽고 불편하다. 그래서 하늘이 먼저 생기고 곧 지구가 나중에 생겼다. 만연해 있는 하늘과 땅의 진수(essencs; xi-jing)는 '음'과 '양'이 된다. 농축된 것(zhuan)은 4계절이 된다. 분산된(dispersed) 4계절의 진수는 수많은 생명체가 된다.

축적된 뜨거운 양의 '기'는 물을 생산한다. 불의 '기'의 진수(Jing)는 태양이 된다. 축적된 음의 차가운 '기'는 물을 만든다. 물의 '기'의 진수는 달이 된다.

황제내경(Huangdi Neijing)(『The Yellow Emperor's Classic of Medicine』, 약 2세기)은, 기가 '이(理)'를 통해서 인간의 신체를 순환한다고 하는 경맥의 경로를 처음으로 확립한 것으로 알려져 있다. 전통 중국의학에서는 다양한 질환의 증상은 경맥을 통하는 것이 방해받고, 막히고, 그리고 불균형 된 '기' 운동 때문이거나 또는 오장육부의 '기'의 부족과 불균형 때문에 일어난 산물이라고 믿고 있다. 전통 중국의학은 종종 약용식물, 식이요법, 체력단련요법(기공, 태권 그리고 다른 무술들), 뜸, 추나(tui na) 또는 침술을 포함하는 다양한 기법을 사용하여 '기'의 순환을 바로잡음으로써 이들 불균형을 해소하려고 한다. 하늘의 또는 땅의 '기'의 함양은 심리학적 작용의 안정적 유지를 허용한다.

인간의 신체에서의 '기'의 명명은 이의 근원, 역할 그리고 장소에 따라 다르다. 근원으로는 소위 "원초적인 '기(자신의 부모로부터 태어날 때 가져온)' 그리고 자신의 생애 동안 얻은 기 사이에 차이가 있다. 또는 다시 동양의학은 우리가 숨 쉬는 공기로부터 얻는 기 그리고 음식과 음료수로부터 얻은 기 사이를 구분한다. 역할 면에서는 기는 방어적인 기와 영양을 제공하는 기"로 나누어진다. 방어적인 기의 역할은 침입으로부터 신체를 방어하는 것이고 반면에 영양을 제공하는 기의 역할은 신체를 건강하게 유지하는 것이다. 침입에 대항하여 방어하기 위해서, 중국의학은 차고 뜨겁고 따뜻하고 시원한 네 가지 유형의 기를 가지고 있다. 차가운 기 의학은 자연에서의 뜨거운 침입을 치료하는 데에 사용되고, 반면에 뜨거운 기는 자연에서의 차가운 침입을 치료하는 데에 사용된다. 장소 면에서는 기는 또한 그것이 있는 오장육부 기관 또는 경맥을 따라 이름 붙인다. 간의 기, 비장의 기 등이다. 마지막으로 세 가지 악한 기(바람, 차가움 그리고 습기)에 장기간 노출되면 악한 기가 신체 부분의 표면을 통하여 결국에는 오장육부 기관에 도달하게 된다.

기의 존재는 과학적으로 입증된 적이 없다. 1997년 미국 NIH에 의한 침술에 대한 일치된 진술은 기 같은 개념은 "현대의 생체의학 정보와 조화되기 힘들다"고 언급했다. 의식과 연관된 미묘한 신체 중의 하나를 구성하는 기를, '신체를 물질 위주로 보는' 현대과학의 개념으로는 확인하기가 힘들 것이다. 인간의 모든 현상에 의식을 개입시켰을 때 비로소 이해되는 개념이기 때문이다.

기 치료는 에너지를 치유한다고 하는 대체의학의 한 형태다. 기 치료의 시술자는 손바닥 치유(palm healing or hands-on healing)라고 부르는 기법을 사용하는데, 이를 통해서 정서적 그리고 신체적 치유를 증진시키기 위해서 "우주의 에너지"가 시술자의 팔을 통해 환자에게 전이된다고 한다. 이것은 그런 것이 존재한다는 실증적인 증거가 없음에도 불구하고 시술자들이 보편적인 생명력이라고 말하는 기에 근거한 것이다. 지금까지의 현대의 임상적 연구에서는 기 치료가 어떤 의학적 상태에 효과가 있다는 것을 보여주지는 못하고 있다.

침술은 기의 흐름의 균형을 잡기 위하여 경혈점에 바늘을 찌르거나 또는 신체의 표면구조(피부, 피하조직, 근육) 속에 적용하는 동양 전통의학의 한 부분이다. 2,500년 이상의 발달 후에 전통 동양의학은 이론과 적용이 아주 다양한 합리적 의술의 매우 풍부하고 정교한 시스템이 되었다. 이의 본질은 인간에서 조화를 이해하고 용이하게 하는 방법을 찾는 것이다.

이것은 아주 간단한 원리에 기초하고 있다. 조화 안에서 시스템은 건강, 행복 그리고 지속가능성의 경향이 있다. 부조화에 있는 시스템은 병, 질환, 고통 그리고 붕괴를 향한다. 동양의학에서, 시스템은 조화를 만들고 유지시키는 모든 것으로 구성되어 있다. 모든 것은 서로 연결되어 있고 상호의존적이다. 만일 시스템의 모든 부분이 서로 조화되어 있으면, 전체 시스템도 조화 안에 있다. 하나를 방해하면 이것은 장해를 만들고 이는 전 시스템을 통해 번져 나간다.

동양의학에 특유하고 근본적인 두 개념은 기(보통 활력에너지로 번역) 그리고 음과 양(모든 반대되는 요소들과 힘들의 조화)이다. 이 두 개념이 우리가 동양의학의 뿌리라고 할 수 있는 것을 형성한다. 이 뿌리로부터 나오는 것이 기 그리고 음과 양의 역동학에 관한 기본원리이고 이론이다. 이것이 동양의학의 줄기를 형성한다. 기는 에너지의 물질적 측면(당신의 사지, 컴퓨터, 그리고 육체와 혈액 밑에 있는 땅 같은)으로부터 가장 비물질적인 측면(빛, 운동, 열, 신경자극, 생각 그리고 감정)까지의 모든 에너지의 발현을 포용한다.

기는 끊임없이 한 측면에서 다른 측면으로 변환하는 지속적인 유동 상태다. 이것은 만들어지지도 않고 파괴되지도 않는다. 단지 이의 발현이 변할 뿐이다. 주어진 맥락에서 기의 다양한 측면 그리고 기의 발현들 사이의 관계를 말하기 위해서 동양철학은 음과 양의 개념을 이용한다.

음과 양은 반대되는 그러나 서로 연결된 힘을 묘사하는 동양의 철학 개념이다. 중국을 비롯한 동양의 우주론에서는, 우주가 물질 에너지 최초의 카오스에서 자신을 창조하고, 음과 양의 사이클로 되었다. 그리고 물체와 생명체들을 형성하였다. 일 년의 사이클(겨울과 여름), 풍경(북향은 그늘, 남향은 밝음), 남성과 여성의 특징과 사회정치적 역사(무질서와 질서)같은 것에서 보듯이, 모든 형태에 변화와 차이에서 보이는 대로 음은 수용적이고 양은 능동적인 원리로 본다.

태극(太極)은, 분화되지 않은 절대 그리고 무한한 가능성으로, 이로부터 음과 양의 이중적이 되기 전의 유일한 하나(oneness)인 "궁극적 지고(Supreme Ultimate)"의 상태를 표현하는 우주론적 용어다. 이것은 고대의 무극(無極)과 비교될 수 있다. 음과 양의 우주론에서, 이 우주가 이로부터 자신을 창조한 물질에너지는 또한 기라고도 불리며, 기의 구성은 많은 것들을 형성하는데 이 형태 중에는 인간도 포함되어 있다. 많은 자연의 이중성(밝음과 어두움, 불과 물, 팽창과 수축 같은)은 음과 양으로 상징되는 이중성의 물리적 발현으로서 생각되고, 이 이중성은 전통적인 동양의학의 전형적인 기본적 지침으로서뿐만 아니라 중국 과학과 철학의 많은 분지의 기원에 놓여있다. 그리고 역경(易經)에서 보이는 것처럼 팔괘장(八卦掌), 태권(跆拳), 그리고 기공(氣功) 같은 다른 형태들의 중국 무술과 훈련의 핵심적인 원리다.

이런 이중성의 개념은 많은 분야에서 발견될 수 있는데, 이원적 일원론(dualistic-monism) 또는 변증법적 일원론(dialectical monism)이라는 용어는 통합과 동시에 이중성을 가지는 결실이 있는 역설을 표현하려는 의도로 만들어진 것이다. 음과 양은, 그 안에서 전체는 부분의 합보다 위대한, 역동적인 시스템을 형성하기 위해 상호작용하는 보완적인 힘으로 생각할 수 있다. 이 철학에 의하면, 모든 것은 음과 양의 모든 측면을 가지고 있다(예를 들면 그림자는 빛 없이는 존재할 수 없듯이). 이 두 주요한 측면은 각각 관찰의 기준에 따라서 특정한 목적에서 보다 강하게 발현될 수 있다. 음양은 각 영역에서 반대되는 요소의 부분으로 되어 있는 두 상대 사이의 균형을 보여주고 있다. 도교의 형이상학에서 다른 이분적인 도덕적 판단과 함께 선과 악의 구분은 인식적인 것이지 실재가 아니다. 그래서 음과 양의 이중성은 나누어질 수 없는 전체다.

음과 양은 또한 인간의 신체에도 적용된다. 전통 동양의학에서 건강은 자신 안에서 음과 양의 특질 사이의 균형에 있다. 만일 음과 양이 균형이 맞지 않게 되면, 특질 중의 하나가 부족하거나 결핍된 것으로 여겨진다.

동양의학 시술자들은 음양 부조화에 의한 기의 이상을 어떻게 진단하는가? 환자 또는 상담자가 시술자에게 오면, 시술자는 처음에 전체 맥락에서 상황을 평가하는데 보통 환자가 경험하고 있는 것을 진술하고, 후속 질문을 묻고, 환자를 관찰하고, 다음에 촉진(경락, 맥박, 긴장, 필요하면 통증 부위) 등의 진단 과정에 들어간다.

04.
의식에 대한 과학적 접근

　과학은 우주 및 모든 현상에 관한 검증 가능한 설명 그리고 예측의 형태에서 지식을 만들고 조직하는 체계적인 노력이다. 16세기부터 시작했던 과학 혁명에 의해 변환된 과학적 방법은 인간과 자연 그리고 우주에 대한 지식의 발견과 축적에 커다란 역할을 하였고 그리고 19세기가 지나면서 많은 전문적인 과학의 양상이, 자연 철학에서 자연 과학으로 변하면서 구체화되기 시작했다.

　19세기에는 정밀한 도구의 사용과 함께, 생물학자, 물리학자, 과학자 같은 새로운 용어들이 등장하고, 연구에서의 세분화된 전문화에 의하여, 과학자들이 사회의 다른 영역보다 더 큰 문화적 권위를 얻었다. 19세기 중엽 1858년에 찰스 다윈(Charles

Darwin)[91]과 앨프리드 러셀 월리스(Alfred Russel Wallace)[92]가 독립적으로, 어떻게 식물과 동물들이 기원하고 진화했는지를 설명하는, 자연선택에 의한 진화이론을 제안하였다. 그들의 이론은 1859년 출간된 다윈의 저서『종의 기원(On the Origin of Species)』에서 상세하게 제시되었다. 이와 별개로 그레고어 멘델(Gregor Mendel)[93]은 1865년에「식물 교잡에 관한 실험(Experiments on Plant Hybridization)」이라는 논문을 발표하였는데, 이는 생물학적인 유전의 원리의 개요를 설명하였으며, 현재 유전학의 기초로서 이바지하였다.

19세기 초기에 존 돌턴(John Dalton)[94]은, 나누어질 수 없는 입자로 원자라고 불린, 데모크리투스(Democritus)[95]의 원래 아이디어에 기초한, 현대 원자이론을 제안하였다. 에너지 보존의 법칙, 운동량 보전의 법칙 그리고 질량 보존의 법칙은 자원의 손실이 거의 없는 고도로 안정된 우주를 암시하였다. 증기기관 그리고 산업혁명의 도래와 함께 에너지의 모든 형태에 대한 연구와 이해는 열역학 법칙의 개발로 이끌었고, 우주의 자유에너지가 지

---

91   영국의 생물학자로 진화론을 확립하였다. 비글호로 항해하며 관찰한 기록을 "비글호 항해기"로 출판하였고, 1859년에 "종(種)의 기원(起原)"을 통하여 진화 사상을 공개 발표하였다.

92   영국의 자연주의자, 탐험가, 지리학자, 인류학자이자 생물학자. 찰스 다윈과 독립적으로 자연선택을 통한 진화의 개념을 만들었다.

93   오스트리아-헝가리 제국의 아우구스티누스 수도회 소속 수도사제. 저명한 생물학자·원예학자. 그리고 유전학의 아버지. 멘델 유전 법칙을 발표하였다.

94   영국의 화학자 · 물리학자로서 왕립협회 회원, 최초의 원자설 제창자.

95   기원전 5-4 4세기의 고대 그리스 사상가. 원자론을 주창했으며 유물론의 형성에도 영향을 끼쳤다.

속적으로 감소하고, 폐쇄된 우주의 엔트로피는 시간이 지날수록 증가한다는 것이 알려졌다. 1897년에는 첫 번째 아원자 입자인 전자가 발견되었다.

최근 과학의 범주에 들어가는 학문 안에 근본적인 변화가 있었다. 진화에 대해서는, 다윈의 진화와 고전적 유전학을 조화시키면서, 20세기 초기에 통합이론이 되었다. 앨버트 아인슈타인(Albert Einstein)[96]의 상대성이론과 양자역학의 발달은 극단적인 길이와 시간 그리고 중력에서의 고전적 물리학을 기술하는 데에서 뉴턴(Newton)[97]의 고전적 역학을 보완하고 있다. 20세기 후반에서의 통신위성과 결합된 집적회로의 광범위한 사용은 정보기술에 혁명 그리고 스마트폰을 포함하는 세계적인 인터넷과 모바일 컴퓨터 사용의 증가를 가져왔다.

21세기에 이르러 인간 게놈 프로젝트가 2003년 인간 게놈의 유전자를 확인하고 지도를 그림으로써 완료되었다. 처음으로 성체세포가 줄기세포로 변환되고 그리고 신체 내에서 발견되는 어떤 세포 형태로도 전환되는 것을 허용하는, 유도된 다분화능의 인간 줄기세포가 2006년 만들어졌다. 2013년에는 힉스 보손(Higgs boson)[98]의 확인과 함께, 입자물리학의 표준 모델에 의

---

96 독일 태생의 이론물리학자. 광양자설, 브라운운동의 이론, 특수상대성이론을 연구하여 1905년 발표하였으며, 1916년 일반상대성이론을 발표하였다. 통일장이론을 발전시켰다.
97 영국의 물리학자, 수학자, 정치인. 만유인력의 법칙을 발견하였으며, "자연철학의 수학적 원리(프린키피아)"를 저술하고, 역학체계를 확립한 근대 과학의 시조.
98 표준 모형의 기본 입자 중 하나. 1964년 영국의 이론물리학자인 피터 힉스가 도입한 개

해 예측되었던 마지막 입자가 발견되었다. 2015년에 한 세기 전에 일반상대성이론에 의해서 예측되었던 중력파가 처음으로 관찰되었다. 2019년에 국제 협력에 의한 사건지평선망원경(Event Horizon[99] Telescope)이 블랙홀의 응축 원반의 첫 번째 직접 이미지를 나타내었다.

과학적 방법에서는, 설명을 위한 사고 실험 또는 가설이 최소한의 원리를 이용한 설명으로서 제시되고 그리고 관찰 또는 과학적 의문들과 연관된 다른 받아들여진 사실들과 일치하는 것을 기대한다. 가설이 만족스럽지 못할 때, 이 가설은 수정되거나 폐기된다. 가설을 검증하는 실험을 수행하는 동안에, 과학자들은 다른 것에 비해 특정한 하나의 결과를 선호하게 된다. 과학의 연구 중에 생기는 복제 위기(replication crisis)는, 사회과학과 생명과학에 영향을 주는, 진행 중인 방법론적인 위기다. 나중의 검증에서, 많은 과학연구의 결과가 재현되지 않는 것으로 입증되고, 유사 과학, 비주류 과학이라고 불린다.

그러나 이렇게 과학은 다분야에서 물질적이고 객관적인 증명의 능력을 지속적으로 발전되어 오면서 현재는 설명되지 않고 있는 난제들에 대해서도 미래에서의 해결을 약속해 주는 것 같은 기대를 주고 있다. 그러나 과학이 설명의 대상으로 하는 범위가 우주로 규모가 엄청나게 커지고 또 원자보다도 훨씬 작은 극

넘으로, 기본입자들의 관성 질량을 만든다. 이의 확인으로 힉스는 노벨상을 수상했다.

99 일반 상대성 이론에서, 그 내부에서 일어난 사건이 그 외부에 영향을 줄 수 없는 경계면이다. 가장 흔한 예는 블랙홀의 바깥 경계 즉, 블랙홀 주위의 사상의 지평선이다.

소의 물질로 양극화되면서, 극대의 범위(측정해야 할 범위가 빛의 속도에 의한 범위를 넘어가는)와, 극소(양자도약 같은)에서는 물질성의 약화로 물질적인 증거를 포착하기가 힘들어지고 있고, 더구나 중간 규모의 현상에서도 앞으로 나올 암흑물질, 암흑 에너지 그리고 암흑 기억 같은 현존하는 비물질적인 존재를 물질적으로 다루어야 하는 어려움에 봉착하게 된다. 과학이 지속적으로 발전해도 궁극적으로는 물질적으로 전혀 다룰 수 없는 한계가 있다는 것은 명백해 보인다.

앞에서 언급했던 김봉한의 학설과 이를 뒤이은 한국 과학자들을 위시한 여러 과학의 논문 내용이 초기에 많은 과학자를 놀라게 했다가 관심을 돌리거나 심지어는 비난과 비판을 받은 주요한 이유는 다른 과학자들이 같은 실험을 했을 때 연구 결과가 재현이 안 된다는 것이었다.

컴퓨터 단층촬영법(CT)의 개발은 1895년 뢴트겐이 X-선을 발견한 이래 의학적 영상 진단의 역사에 있어서 가장 획기적인 진전이라고 할 수 있다. 뢴트겐의 X-선을 이용한 사진은 그 이전까지는 의학적으로 증상으로 의심만 하고 확인할 수 없었던, 신체 각 부위의 골절, 흉부의 폐의 염증 등 변화를 볼 수 있어 질병의 발견과 치료에 비약적인 발전을 가져왔다. 그러나 X-선은 신체의 연조직들은 통과하여 영상을 만들 수 있지만 뼈 같은 치밀한 조직은 통과하지 못하기 때문에 두개골로 싸여있는 뇌의 변화는 확인할 수가 없어, 뇌출혈·뇌경색·뇌종양·뇌염 같은 뇌질환의 진단에는 도움이 되지 못했다. 1972년 두부 전용 CT가 개발되면서 이들 질환의 조기발견과 치료에 사용되기 시작했고, 1974년 에는 전신용 CT가 개발되어 신체 각 부위의 염증질환과 종양의 발견과 치료에 이용되었고, 개발자인 하운스필드(Hounsfield)[100] 와 코맥(Cormack)[101]은 1979년 노벨의학상을 수상하였다. 지금은 CT보다 해상도가 훨씬 높은 핵자기공명영상(MRI)이 개발되어 CT 보다도 아주 훨씬 조기에 작은 크기의 각종 질환을 발견하 고 치료에 이용하고 있다.

CT와 MRI가 개발되어 진료에 이용되면서 특히 주로 뇌의 내 부구조 이상과 관련된 신경과 질환의 조기 발견과 치료에는 괄 목할 만한 개선을 가져왔다. 그래서 지금은 뇌질환이 의심될 때 MRI 사진 촬영으로 쉽게 진단할 수 있다. 특히 뇌혈관이 막히 거나 파열되는 뇌경색과 뇌출혈, 그리고 뇌종양은 이 사진만으 로 확정적으로 진단할 수 있다. 근래에 평균수명이 연장되어 이 환율이 아주 높아진 알츠하이머 병, 파킨슨병 같은 퇴행성뇌질 환의 진단은 질병이 상당히 진행되기 전까지는 CT와 MRI가 큰 도움이 되지 않으나 또한 기능성 영상검사인 양전자방사단층촬 영법(amyloid-PET 또는 cit_PET)이 개발되어 빠르고 정확한 진단이 가능하게 되었다. 그래서 최근에는 신경과 의사가 이들 첨단 검 사법으로 이 질병들을 진단하고 치료에 활용한다.

---

100 영국의 전기공학자이다. 1979년에 X선 컴퓨터 단층촬영술을 개발한 공로로 앨런 코맥 과 함께 노벨 생리학·의학상을 수상.

101 남아프리카 연방 출신의 미국의 물리학자이다. 1979년에 X선 컴퓨터 단층촬영술의 이 론적 기초를 정립한 공로로 고드프리 하운스필드와 함께 노벨 생리학·의학상을 수상.

CT, MRI 그리고 PET 검사가 개발되기 전에는 신경과 의사들이 파킨슨 병 그리고 증상이 비슷한 추체외로계(extrapyramidal system)[102] 질환들을 진단하기 위해서는 환자에게 증상을 질문하는 문진, 말이나 행동, 보행을 눈으로 관찰하는 시진, 그리고 손이나 진단도구로 만지거나 접촉하는 촉진과 함께 머리부터 발끝까지 신경학적 검사를 통해 이들 질환을 진단하였다. 환자를 만나 신경학적 검사가 끝나는 데에 보통 30여 분 때로는 이보다 훨씬 긴 시간이 필요했다. 이 신경학적 검사에서도 가장 섬세한 기법이 필요한 것 중에, 팔과 다리를 구부린 상태에서 수동적으로 펴게 하면서 근긴장(muscle tone)과 경직(rigidity)의 특성과 정도를 알게 되는 검사가 있는데, 이때 초기의 저항의 정도와 검사 중의 저항의 변화, 저항과 긴장과 함께 느껴지는 진동의 정도와 특징에 따라서 그 환자의 질병이 파킨슨병인지, 여러 유형의 다른 추체외로계병 중의 하나인지를 대체로 감별할 수 있었다. 이를 감별하기 위해서는 신경과 의사의 신경해부학적인 지식, 신경계의 기능, 신경화학적 지식 등과 함께 오랜 동안의 경험을 필요로 한다. 경험해 보지 않은 사람은 신경과 교과서에 자세히 적혀있는 설명을 읽어보아도 전혀 이해되지 않을 것이다. 지금은 수련과정에서부터 CT와 MRI 그리고 PET 검사로 이 질병들을 간단하고 정확하게 진단하는 것을 배운 최근의 신경과 의사들

---

102 일반적인 수의적 운동계를 추체로계라고 하고, 전신근육의 긴장, 신체의 안정, 개개의 운동의 조화를 유지하는 등, 무의식적인 운동조절을 추체외로계라고 한다.

은 당연히 진단에 시간이 많이 걸리고 더 빠르고 정확도도 있는 객관적인 현대적인 검사방법을 두고 굳이 이런 경험을 꼭 할 필요가 적으므로, 이런 신경학적 검사 시에 의사가 느끼는 미묘한 느낌에 대한 경험이 부족할 수밖에 없어, 첨단기술에 의한 진단 기계가 도움을 주지 못하는 환경에서는 진단에 어려움을 겪을 수 있다. 그리고 이 질병들의 초기에 진단을 내릴 때, 그리고 첨단 장비가 없는 작은 병원이나 지방 의원에서는 의심되는 환자를 접했을 때 신경학적 검사에 의한 진단이 제대로 내려지지 못할 수 있다. 이 검사는 오랜 경험과 이런 감각들에 대한 느낌이 필요하기 때문이다. 그리고 이런 신경학적 검사에 의한 진단은 환자가 의식이 없는 무의식 상태나 마취 상태에서는 검사가 이루어질 수 없다.

김봉한 박사의 논문은 당시 냉전시대였기 때문에 학회 발표는 주로 공산 진영에 속하는 소련과 동유럽 국가들의 의학자들로 이루어진 학회에서 발표를 하였는데, 괄목할 만한 성과에도 불구하고 실험방법(?) 때문에 당시에 많은 비난을 받았던 것으로 알려져 있다. 1967년 갑산파 숙청사건과 함께 김봉한 박사가 사라진 이후에는 북한에서는 김봉한 박사에 대한 자료는 물론 국내 논문과 발표 자료도 모두 없어져 버렸고, 남아 있는 것은 외국에 있는 국제 학술지에 발표된 내용만을 찾아볼 수 있을 뿐이다. 기록되어 있는 전언 등으로 미루어 볼 때 김봉한 박사는 토끼나 돼지 등의 실험에서 발표한 것은 마취를 하지 않은 생체실험을 하였고 이런 실험의 비윤리적인 실험방식이 학회 발표장에서의 질문에 의해 밝혀져 비난을 받았을 가능성이 높다. 그리고 전쟁의 부상병 치료 도중 발견한 경락으로 생각되는 허여스름한 거미줄 같은 조직들은 아마도 전시 마취제 등의 부족으로 의식이 있는 상태에서 수술적 치료를 한 경우에서 발견되었을 것으로 생각된다. 당시 발표된 김봉한 박사의 연구논문에는 이런 사실이 기술되어 있지 않다. 다른 기관의 연구자들이 같은 실험을 했을 때 재현이 되지 않은 것은 이런 이유일 것으로 추측된다.

우리 인간의 물리적 신체에 대해 살펴보면, 우리 신체는 약 99%가 수소, 산소 그리고 탄소원자로 이루어져 있다. 질소, 칼슘, 인, 황, 나트륨, 포타슘과 염소 같은 다른 약 38개의 원소들이 있으나 이들은 합해서 신체의 1% 정도밖에 안 된다. 보통 70 kg의 체중인 사람은 약 7×10^{27}개의 원자를 가지고 있다. 인간을 구성하는 원자들은 지속적으로 바뀐다는 것이 이미 1953년도에 생리학적 연구에 의해서 알려졌다. 인체 내의 원자는 5~7년마다 거의 완전히 바뀌는데 대부분인 98% 정도는 매년 다른 원자로 대체된다. 바뀌는 비율은 장기마다 속도가 다르다. 우리 몸의 72% 정도인 물은 16일이면 완전히 바뀐다. 피부의 원자는 4주, 간의 원자는 6주마다 바뀌고 뼈의 칼슘과 인은 10개월 정도면 완전히 교환된다. 이는 약 3주 전의 내 물리적 신체 구성요소의 70% 이상이 지금과는 완전히 달랐다는 것을 의미한다. 물리적 신체가 자신이라고 생각했던 사람들은 테세우스의 역설(paradox of Theseus)을 만나게 되는 셈이다.

기원후 1세기에 역사가 플루타르크(Plutarch)[103]는 유명한 철학적 역설을 소개하였다. '테세우스의 역설', 혹은 '테세우스의 배'라고도 한다. 테세우스는 그리스의 신화 속 인물이다. 그는 크레타 섬의 괴물 미노타우로스를 죽인 후 배를 타고 아테네로 귀환했다. 아테네인들은 테세우스가 타고 온 배를 오랫동안 소중히 보관하고 있었는데, 배의 판자 같은 부위들이 상하면 새로운 판자로 바꾸어 넣는 작업을 계속했다. 나중에는 테세우스가 타고 왔던 배의 판자는 하나도 남지 않고 모두 갈아 넣은 판자만이 남게 되었다. 이렇게 되었을 때 이 배를 테세우스의 배라고 할 수 있을까? 하는 게 이 역설이다. 그리고 창고에 남아있던 썩은 나무들만으로 배를 따로 만들었다면 어느 것이 테세우스의 배인가?

이 역설은 우리의 인체에도 적용된다. 5~7년마다 바뀌는 나의 물리적 신체는 나의 몸인가? 얼마 전까지 다른 사람, 다른 동물, 다른 식물, 다른 무기물에 속해 있던 원자들로 내 몸이 새로 구성되어 있는 것이다. 우리 몸에서 교체되지 않는 세포는 신경계를 이루는 신경 세포(뉴런), 내이(內耳)를 둘러싸고 있는 미로골낭(迷路骨囊), 치아의 법랑질, 눈의 수정체뿐이다. 이 중에서도 특히 신경세포는 분비하는 신경전달물질을 제외하고는 세포내 구조의 원자가 다른 것으로 거의 대체되지 않는다.

---

103 고대 로마의 그리스인 철학자·저술가로 델포이의 최고신관을 지냈으며 "영웅전", "윤리론집" 등 많은 저술이 있다.

요가의 전통에서는 신체를 물리적 신체인 아나나마야 코사(Annamaya kosha), 에너지 신체인 프라나마야 코사(Pranamaya kosha), 정신적 신체인 마노마야 코사(Manomaya kosha), 지혜의 신체인 비즈나나마야 코사(Vijñānamaya kosha), 그리고 지복의 신체인 아난다마야 코사(Anandamaya kosha)의 다섯 가지로 나눈다. 이 다섯 가지 신체 중 아나마야 코사는 우리의 물리적 신체로 물질로 이루어진 것이다. 그리고 두 번째와 세 번째인 프라나마야 코사, 마노마야 코사는 미묘한 물질로 이루어졌으며 물리적 신체에 의존하여 물리적 신체가 없으면 존재할 수 없으나 보다 미묘하여 의식이 없이는 우리가 인식하거나 경험할 수 없다. 그리고 그 성향이 윤회에 의해서 이전된다. 네 번째와 다섯 번째 신체인 비즈나나마야 코사, 그리고 지복의 신체인 아난다마야 코사는 물리적 신체에 의존하지 않는 훨씬 미묘한 신체이다. 비즈나나마야 코사는 통찰과 직관의 미묘한 신체이고 윤회의 형성에 관여한다. 아난다마야 코사는 인과체로서 아트만 자체는 아니나 초월적이고 보편적인 의식으로의 합일이다. 우리가 죽는다는 것은 지구의 구성요소로 이루어져 있는 아나마야코사가 더 이상의 시스템을 갖추지 못하고 다시 지구로 돌아가는 것이고, 나머지 신체들은 윤회의 여정에 오른다고 한다.

동북아시아의 기는 요가처럼 세분화 되어 있지는 않으나 요가 전통의 프라나마야 코사 즉 에너지 신체에 해당한다고 할 수 있다.

의식(Consciousness)

일반적으로 의식은 내적인 그리고 외적인 존재에 대한 지각과 인식이다. 그러나 아직은 이에 대한 공통된 정의가 없다. 일부에서는, 의식을 마음 때로는 마음의 한 측면과 동의어라고 한다. 과거에는, 의식은 사람의 내적인 삶(inner life), 내성(introspection)의 세계, 사적인 사고의 세계, 상상과 의지의 세계라고 하였다. 오늘날에는 종종 어떤 종류의 인지, 경험, 느낌 또는 지각 등을 포함한다. 지속적으로 변화하는 또는 변하지 않는 인식, 인식에 대한 인식, 또는 자기인식일 수도 있다. 그러나 이를 사용하는 분야나 상황에 따라서 다른 의미를 내포하는 경우가 많다. 의학에서 환자가 의식을 잃었다는 것은 깨어 있는 상태가 아니라는 것을 의미하고, 무엇을 의식적으로 했다고 하는 것은 알고서 또는 일부러 했다는 것, 사회 운동가들이 의식이 있는 사람이라고 말하는 것은 사회현상에 대한 뚜렷한 견해를 가지고 있다는 것을 의미한다. 그리고 많은 종교에서의 의식은 개인의 차원을 넘은 보편적인 또는 우주적인 비물질적 존재를 말하기도 한다. 또한 기준에 따라, 만일 환경에 대한 인식이 의식의 기준이라면, 원생동물들도 의식이 있을 것이다. 인식에 대한 인식이 필요하다면, 그러면 유인원과 인간의 영아들이 의식이 있는지 의심스러울 수 있다.

정신적 과정(의식 같은)과 신체적 과정(뇌 작용 같은)은 상호연관이 있을 것으로 생각되나 이들 사이 연결의 구체적인 성격과 기전은 아직 알려지지 않았다. 이 문제에 대한 토론을 처음으로 한 영향력 있는 철학자는 르네 데카르트(René Descartes)[104]인데, 그가 내놓은 답은 데카르트의 이원론으로 알려져 있다. 데카르트는, 의식은 그가 res cogitans(사고의 영역)라고 부른 비물질적 영역에 있고, 이와는 달리 물질적인 것의 영역은 res extensa(신장의 영역, The realm of extension)이라고 제안하였다. 데카르트의 의식의 영역과 물질의 영역 사이의 엄격한 구분을 유지하는 이원론적 해법인데 그러나 어떻게 이 두 영역이 서로 관련이 있는지에 대해서는 의견이 일치하지 않는다. 그리고 이외에 존재의 영역은 정말로는 오직 한 영역만 있고 이의 의식과 물질은 모두 한 측면일 뿐이라는 일원론이 있다. 이들 범주의 각각은 또 다시 수많은 변형을 포함하고 있다. 이원론의 두 가지 주요 유형은 실체이원론(substance dualism, 마음은 물리적 법칙에 의해 지배되지 않는 실체의 다른 유형으로 형성되었다고 주장하는) 그리고 속성이원론(property dualism, 물리법칙은 보편적으로 유효하나 마음을 설명하는 데에는 사용될 수 없다고 주장하는)이다. 일원론의 세 가지 주요 유형은, 물리주의(physicalism, 마음은 특별한 방식으로 조직된 물질로 구성되어 있다고 주장하는), 관념론(idealism, 오직 생각 또는 경험만이 정말로 존재하고 물질은 단지 환각일 뿐이라고 주장하는), 그리고 중립적일원론(neutral monism, 마음과 물질은 이 둘과는 동일하지 않은 구별되는 본질(distinct

---

104 프랑스의 철학자, 수학자, 과학자, 근대 철학의 아버지, 해석기하학의 창시자. "방법서설"에서 '나는 생각한다, 고로 존재한다'로 '자율적이고 합리적인 주체'의 근본 원리를 확립하였다.

essence)의 양 측면들이라고 주장하는)이다.

단순한 기계적인 원리가 전 우주를 지배하고 있다는 관점의 뉴턴 과학이 시작된 이래, 일부 철학자들은 의식이 순수하게 물리적인 용어로서 설명될 수 있다는 아이디어에 이끌렸다. 최근의 가장 영향력 있는 물리적 이론은 심리학과 신경과학에 기초하고 있다. 제럴드 에델만(Gerald Edelman)[105]과 안토니오 다마시오(Antonio Damasio)[106] 같은 신경과학자들 그리고 다니엘 데넷(Daniel Dennett) 같은 철학자들은 의식을 뇌 안에서 일어나는 신경에서 일어나는 사건의 측면에서 설명하는 방법을 찾고 있다. 크리스토프 코흐(Christof Koch)[107] 같은 다른 많은 신경과학자는 모든 것을 아우르는 전반적인 이론의 틀을 만들려는 시도 없이 의식의 신경적인 기반을 탐구하고 있다. 동시에 인공지능 분야에서 연구하는 컴퓨터과학자들은 의식을 모의실험 또는 체현할 수 있는 디지털 컴퓨터 프로그램을 만드는 것을 추구하고 있다.

적지 않은 이론물리학자들은, 고전물리학은 본질적으로 의식의 전체론적인 측면을 설명할 수가 없고 양자이론이 부족한 재료를 제공해 줄 수도 있다고 주장했다. 그러나 현재로서는 많은 과학자와 철학자가 양자현상의 중요한 역할에 대한 주장을 믿을 수 없는 것으로 생각하고 있다.

---

105 미국의 생물학자, 신경과학자. 항체의 화학적 구조를 발견한 공로로 1972년 영국의 생화학자 로드니 포터와 노벨생리의학상을 공동 수상하였다.
106 남부 캘리포니아 대학의 신경과학, 심리학 교수. 감정과 의식의 메커니즘에 관한 연구를 하였다.
107 캘리포니아공대 교수. 의식의 연구와 포유류의 뇌세포 수준의 연구를 하였다.

의식의 난제(대략적으로 말해서, 어떻게 물리적 기반에서 정신적 경험이 나올 수 있느냐의 문제)에 대한 일반적인 질문을 떠나서, 보다 전문적인 문제는 우리가, 이어지는 사건들은 그 이전의 사건들에 원인이 있다는 관습적인 관점을 가지고, 우리의 결정을 통제하는 주관적인 개념을 어떻게 일치시키는가이다. 자유의지의 주제는 이 난문제에 대한 철학적, 과학적 시험이다.

많은 철학자는 내면에서 주관적으로 완전히 알려져 있는 유일한 것인 경험이 의식의 진수(essence)라고 여긴다. 그러나 만일 의식이 주관적 경험이고 그리고 외부에서 볼 수 없는 것이라면 왜 거의 대다수의 사람이 다른 사람은 의식이 있고 무생물이나 식물들은 그렇지 않다고 믿고 있는가? 이것을 다른 마음들의 문제라고 부른다. 이것은 특히 철학적 좀비를 믿는 사람들, 즉 신체적으로는 인간과 구분할 수 없이 모든 면에서 인간과 같이 행동하나 의식은 없는 실체가 존재하는 것이 원칙적으로 가능하다고 믿는 사람들에게는 예민한 문제다. 일반적으로는, 다른 사람들이 우리와 같아 보이고 우리 같이 행동하기 때문에 그들도 의식이 있다고 생각하는 것이다. 우리가 하는 경험 등을 포함하여 다른 것들도 우리와 같을 것이라고 판단한다는 것이다.

의식에 관한 현대의학 그리고 심리학의 연구는 심리학적 실험 그리고 외상, 질병 또는 약물에 의해 발생하는 의식의 변화에 대한 증례연구에 기반을 두고 있다. 넓게 보아서 과학적 접근은 두 가지 핵심 개념에 기초하고 있다. 첫 번째는 의식의 내용을 인간 주체에 의해서 보고된 경험과 동일시하는 것이고, 두 번째는 행동에 장애가 생긴 환자들을 다루는 신경과학자들과 의학 전문가들에 의해서 발전된 의식의 개념을 이용하는 것이다. 어떤 경우라도 궁극적인 목적은 다른 동물에서와 마찬가지로 인간에서 의식을 객관적으로 평가할 수 있는 객관적인 기법을 발달시키는 것이고, 그리고 기저에 있는 신경의 그리고 심리학적인 기전을 이해하는 것이다.

의식에 대한 실험 연구는 특히 어렵다. 보편적으로 받아들여지고 있는 정의가 없기 때문이다. 특히 의식에 관한 대부분의 실험에서, 대상은 인간이다. 그리고 기준은 언어적 보고다. 다시 말하면, 실험 대상인들은 그들의 경험을 묘사하라는 질문을 받는다. 그리고 그들의 기술이 의식의 내용의 관찰로서 다루어진다. 언어적 보고는 의식의 가장 믿을만한 지표로서 생각되고 있기는 하나 많은 문제를 일으킨다. 예를 들면, 만일 언어로 된 보고가 다른 과학에서의 관찰과 비슷한 관찰로서 다루어진다면, 그들이 잘못을 범할 가능성은 어떻게 다루어야 하느냐는 문제가 있다. 그리고 더 어려운 것은 그런 잘못이 어떻게 검출될 수 있느냐이다. 언어적 보고에 대한 또 다른 문제는 언어를 가지고 있는 인간에 관한 연구 분야로 제한되고 있다는 것이다. 이 접근은 다른 종들, 언어 이전의 어린이들, 또는 뇌손상에 의해 언어장애가 있는 사람들에서의 의식 연구에서는 사용될 수 없다. 세 번째 문제로서, 튜링테스트(Turing test)[108]의 타당성에 반박하는 철학자

---

108 앨런 튜링에 의해 1950년 개발된, 인간과 동등하거나 구별할 수 없는 지능적인 행동을

들은 적어도 원칙적으로는 언어적 보고가 의식으로부터 완전히 분리되어 있다고 느낄 수 있다. 철학적 좀비는 진정한 인식이 없으면서도 인식을 상세한 언어로 보고할 수 있다. 언어적 보고가 의식을 설명하기 위한 최적기준(gold standard)으로 시행되고 있음에도 불구하고, 이것이 유일한 기준일 수는 없다는 것이다. 의학에서는, 의식은 언어적 행동, 각성, 뇌 활성 그리고 의도적 운동의 조합으로 평가된다. 이들 중 마지막 세 가지는 언어적 행동이 없을 때 의식의 지표로서 사용될 수 있다. 각성과 의도적 운동의 신경학적 기반에 관한 과학문헌은 아주 광범위하다. 그러나 수많은 연구는 의식이 명료한 실험 대상인이 인식이 완전히 없는 상태를 보고함에도 불구하고 다양한 방식에서 의도적으로 행동이 유도될 수 있다는 것을 보여주기 때문에, 이들의 의식의 지표로서의 신빙성은 논란이 되고 있다. 자유의지에 관한 신경과학 연구들은 또한 그들이 의도적으로 행동할 때 보고하는 사람들의 경험이 때로는 그들의 실제 행동과 또는 그들의 뇌에서 기록된 전기적 활동의 패턴과 일치하지 않는 것을 보여주어 어려움을 겪는다.

의식에 대한 과학 문헌의 주요 부분은 실험대상인들에 의해서 보고된 경험과 그들의 뇌에서 동시에 일어난 활동 사이의 관계를 점검하는 연구들, 즉 의식에 대한 신경의 상관관계에 대한 연구들로 구성되어 있다. 기대하는 것은 의식적인 인식과 강하게

보여주는 기계의 능력에 대한 테스트.

예측이 되는 뇌의 특정한 부분에서의 활성 또는 전체 뇌의 활성의 특정한 패턴이다. 이 연구들에서 뇌파검사(EEG)[109], fMRI 같은 여러 뇌의 영상기법이 뇌활성의 물리적 측정으로서 이용되고 있다.

많은 연구가 뇌의 일차 감각영역에서의 활성은 의식을 만들기에 충분치 않다는 것을 보여주었다. 실험대상인이 일차 시각피질(VI 층) 같은 영역이 자극에 대한 분명한 전기적인 반응을 보일 때에도 인식이 없다고 보고하는 것이 가능하다. 보다 고도의 뇌영역 특히 실행기능이 있는 것으로 알려진 집합적으로 보다 높은 인지기능의 범주에 관여하는 전전두피질은 보다 가능성이 있는 것으로 보인다. 신경의 반응의 조절은 형상적 경험과 상호연관이 있을 수 있다.

의식의 모델

의식에 관한 광범위한 실증적인 이론들이 제안되어 왔다. 의식에 대한 한 이론은, 전자가 전기장을 따라 특정한 방식으로 움직이는 것 같이, 의식에게 우주의 법칙을 따르는 기전이 있기 때문이고 그 방법을 과학적으로 이해할 수 있다고 주장한다. 그

---

109 뇌내 신경 활동에 의해 발생하는 전기적 신호를 기록하는 검사. 주로 뇌전증 및 대뇌의 활성도 검사에 이용.

리고 반대되는 입장은 물질을 넘어서는 비물질적인 의식이 존재하고 물질은 그것의 한 측면이라고 주장한다.

제럴드 에델만과 줄리오 토노니(Giulio Tononi)[110]는 1990년대 말~2000년대 초반 역동적 핵심부 가설을 구축하였다. 이들의 이론의 핵심은 의식은 생명 현상이 아닌, 하나의 정보처리 기능으로서 정의된다. 토노니는 의식의 특성으로, 1) 내재: 의식은 존재한다. 경험은 실재한다, 2) 구조: 의식은 구조가 있다, 3) 정보: 의식은 고유한 내용이 있다, 4) 통합: 의식은 통합되어 있다, 5) 배타: 의식은 내용과 시공간적 측면에서 일정한 한계를 지닌다. 하나의 의식이 경험할 수 있는 현상학적 특성은 변하지 않는다는 다섯 가지 가정 하에 통합정보이론을 세웠다.

통합정보이론(Integrated information theory(IIT))은, 진행되고 있는 정보가 일단 복잡성의 어떤 수준에 도달하면. 의식이 생긴다고 추정한다. 통합정보이론은 의식의 본성과 근원에 대한 설명을 제공하는데, 2004년에 줄리오 토노니에 의해서 처음으로 제안되었다. 이 이론은 의식은 어떤 종류의 정보와 같고, 이의 인식은 기능적 통합이 아니라 물리적 통합을 필요로 하고, 이것은 파이 측정(phi metric)[111]에 따라서 수학적으로 측정될 수 있다고 주장한다.

---

110 미국 매디슨대학교 수면 및 의식 연구소 교수. "자연선택론과 뇌" "의식은 언제 탄생하는가?" "파이(Phi)" 등의 저서가 있다.
111 Phi는 원래 의식의 측정을 위해 신경과학자가 개발하였으나, 많은 그룹에서 중요한 속성뿐만 아니라 구분되는 정보와 통합을 하나의 수학적 단위로 포착하는 기능이 있다.

이 이론은 두 가지 다른 일련의 확신 사이에서 균형을 시도한다. 경험은 즉각적이고, 직접적이고 그리고 통합적인 것이라는 데카르트의 직관을 유지하려고 노력한다. 이 이론의 옹호자들과 이의 방법론에 따르면, 이 이론은 의식의 존재를 부정하는 제거주의 유물론자(eliminativist)를 배제할 뿐만 아니라 경험을 특정한 방식의 시스템이 작용하는 것으로 설명하는 기능주의에서의 의식에 대한 설명도 배제한다. 한편으로는 정보통합이론은, 의식적이 되기 위해서는 진실인 물리적 시스템을 이해하기 위한 시작점으로서의 뇌에 대한 신경과학적 기술을 받아들인다. (대부분의 통합정보이론의 주된 옹호자들은 신경과학자들이다) 통합정보이론의 방법론은 의식의 근본적으로 주관적인 본질을 묘사하고 그리고 이것을 인식하는 시스템을 위해 필요한 물리적 속성을 상정하는 것을 포함한다. 간단히 말해서 통합정보이론에 따르면, 의식은 다른 것에 대해 물리적 인과효과의 힘을 가지는 시스템 안에 요소들의 그룹을 필요로 한다. 바꾸어 말하면, 이것은 신경이건 컴퓨터이건 간에 피드백 회로를 구성하는 재진입구조만이 의식을 인식한다는 것을 의미한다. 이런 그루핑(grouping)은 외부의 관찰자에게만이 아니라 그들 자신을 차별화하는 이것이 통합된 정보를 구성한다. 인과적 힘을 가지는 시스템 내의 다양한 그루핑 중에서, 하나가 최대한의 기능을 할 것이다. 통합정보에서의 이 국소적인 최대는 의식과 동일한 것이다.

통합정보이론은 이 예측들이 의식에 대한 뇌의 물리적 관찰과 일치하고, 그리고 뇌가 필요한 속성을 나타내지 않는 곳에서는 의식을 생성하지 않는다고 주장한다. 이들의 명백한 예측적인 성공에 힘입어, 통합정보이론은 이런 주장을 인간을 넘어 동물과 인공의식에도 일반화시킨다. 통합정보이론은 의식의 주관적인 경험을 객관적으로 측정할 수 있는 시스템의 역동학과 동일시하기 때문에, 한 시스템의 의식의 정도는 원리적으로 측정가능하다. 통합정보이론은 파이 측정(phi metric)이 의식을 정량화한다고 제안한다.

조화객관환원(Orchestrated objective reduction(Orch OR))은 의식이 신경원 안의 양자 수준에서 기원한다고 추정한다. 기전은 미세소관이라고 불리는 세포내 구조에 의해서 조화되는 객관환원이라고 불리는 양자과정이라고 주장한다. 그러나 이 기전의 상세한 증명은 현재의 양자이론의 한계 너머에 있다.

조화객관환원이론은 1990년대에 노벨물리학상을 받은 로저 펜로즈(Roger Penrose)[112]와 마취과의학자이자 심리학자인 스튜어트 해머로프(Stuart Hameroff)[113]에 의해서 시작되었다. 의식이 신경원들 사이의 연결의 산물이라는 이전의 관점보다는, 신경원 내의 양자 수준에서 기원한다는 이론이다. 이 기전은 미세소관이라고 불리는 세포내 구조에 의해서 조화되는 객관환원이라고 불리는 양자과정이라고 주장되고 있다. 이 가설은 분자생물학,

---

112 영국의 수학자, 수리물리학자, 과학철학자이다. 영국 옥스포드대학교 수학과 명예교수. 블랙홀 연구에 대한 공로로 2020년 노벨물리학상 수상.
113 미국 애리조나 대학교의 마취학 교수. 뇌에 있는 신경세포의 미세소관의 튜불린이 의식의 양자처리를 위한 양자 얽힘이 되기에 적합한 장소라고 제안했다.

신경과학, 약리학, 철학, 양자정보이론, 양자 중력으로부터의 접근을 조합한 것이다.

주류의 이론들은 의식이 대뇌의 신경원들에 의해 수행된 계산의 복잡성으로 인해 생긴다고 주장하는 한편, Orch OR은, 의식은 세포의 미세소관에서 집합적으로 형성된 큐빗(qubits)에 의해서 수행된 계산할 수 없는, 신경원들에서 상당히 증폭된 과정인, 양자처리에 기반을 둔다고 가정한다. 큐빗은 미소세관의 격자에 걸쳐있는 나선형의 경로에서 중첩된 공명고리(resonance rings)를 형성하는 진동쌍극자(oscillating dipoles)를 기반으로 한다. 진동은 런던의 힘(London forces)[114]으로부터의 전하분리에 의한 전기적이거나 또는 전자스핀 그리고 또한 아마도 기가헤르츠, 메가헤르츠 그리고 킬로헤르츠 주파수 범위로 나타나는 핵스핀(좀 더 오랫동안 분리되어 있을 수 있는)에 의한 자기적인 것이다. 조화(Orchestration)는 그에 의해서 미세소관-관련단백질(microtubule-associated proteins (MAPs)) 같은 결합단백질이 이들의 중첩된 상태의 시공간 분리를 변경하여 큐빗 상태의 환원에 영향을 주거나 또는 조화시키는, 가설적인 과정을 말한다. 후자는 양자역학의 해석을 위해, 우주의 미세 스케일 구조에서 이들 상태의 시공간 곡선의 차이와 관련된, 양자-상태의 붕괴를 통제하는 객관적 역치의 존재를 추정하는, 펜로즈의 객관적-붕괴 이론[115]에 기반을

---

114 원자들 사이 또는 분자들 사이에 그 물리적 성질에 의해 작용하는 힘, 이것들의 입자의 에너지 상태가 최저인 때는 인력으로 작용한다.
115 양자역학의 측정 문제에 대한 응답으로 양자 측정이 항상 왜 그리고 어떻게 제공되는

둔다.

조화객관환원은 수학자들, 철학자, 그리고 과학자들에 의해서 초기부터 비판을 받았다. 비판은 주로 세 가지 주제에 집중되었다: 괴델(Gödel)의 정리에 대한 펜로즈의 해석, 양자 사건에 대한 계산 불가능성과 연결된 펜로즈의 귀추법(abductive reasoning), 그리고 이론에 의해서 필요한 양자현상을 주재하기 위한 뇌의 부적당성인데, 이것은 결잃음(decoherence)[116]을 피하기에는 너무 "따뜻하고, 습기 있고 그리고 소음이 많기(warm, wet and noisy)" 때문이다.

의식에 대한 의학적 접근은 과학적으로 지향되어 있다. 이는 질병, 뇌손상, 독극물 또는 약물 등의 결과로 장해를 받은 뇌 기능이 손상된 사람을 치료할 필요에서 유래한 것이다. 의학적 접근은 거의 대부분 사람이 가지고 있는 의식의 양적인 면에 초점을 둔다. 의학에서는 의식은 최저 수준에는 혼수상태와 뇌사에서부터, 최고 수준에는 완전한 각성 그리고 의도적인 반응까지를 범주로 하는 수준(level)으로서 평가된다. 생명윤리학자들은 캐런 앤 퀸란(Karen Ann Quinlan)[117] 같은 의학적 증례에서의 윤리적 의미에 관심이 있을 수 있다. 반면에 신경과학자들은 뇌가 어

지에 대하여, 미시적 시스템과 거시적 시스템에 대한 통합된 설명을 제공한다.

[116] 한 양자계가, 그 자체만으로 간섭(interference) 현상을 일으킬 수 있는 결맞음(coherence)을, 외부와의 상호작용에 의해서 잃어버리는 것을 결잃음이라고 한다.

[117] 1975년 식물인간상태로 판정 받은 후, 퀸란의 부모는 의사에게 인공호흡기 제거를 요청을 거부당하였으나, 뉴저지주 대법원은 "치료를 거부할 권리가 생명유지보다 우선될 수 있다"는 결정을 내린다.

떻게 작용하는지에 대한 정보를 얻기 위해서 의식이 손상된 환
자를 연구한다.

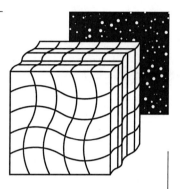

비물리적 신체
(미묘한 신체)

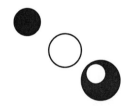

01.
물리적 신체와 비물리적(미묘한) 신체

　인간의 신체는 머리, 목, 몸통, 사지로 이루어져 있고, 기능별로는 순환계, 면역계, 호흡계, 소화계, 배설계, 근골격계, 신경계로 이루어져 있다. 인체는 2/3 이상이 수분이고 18%의 탄소, 4%의 질소, 2%의 칼슘과 인, 1%의 칼륨, 0.5%의 나트륨, 0.4%의 염소로 구성되어 있다. 그리고 우리 몸을 구성하는 모든 원자는 1년 안에 98% 가까이 새로운 외부의 원자로 대체된다. 5년~7년 주기로 물질적으로 새로운 구성 즉 전혀 다른 신체가 되는 것이다. 인체 내에서 이런 구성요소들은 일정한 비율 이내에 있을 때만 건강한 상태를 유지하고 이를 벗어나면 신체기능에 이상이 나타나 질병이 된다. 신체의 항상성을 유지하기 위하여 인간은 이들 구성요소가 되는 성분을 동물, 식물 또는 무기물로부터 섭취해야만 한다.

　신체의 각 장기의 운동에 대해 수의적인 것은 주로 대뇌에 의해서 조절이 되고 불수의 적인 것은 자율신경계에 의해서 조절된다. 특히 면역계는 신경계에 의한 조절기능 외에 독자적인 조절체계를 가지고 있다.

현대의학의 분야는 신체를 장기별, 기능별로, 그리고 나아가 효용별로 세분화하여 전문화 되어 있어 의학에서의 26개가 넘는 전문분야 중에서도 일반 사람들이 생각하기에 특수 분야이고 비교적 범위가 작을 것 같은 안과에서 우리나라에서의 세부 전문분야만 해도, 크게 나누어도 전안부(각막/결막/공막/수정체), 녹내장, 소아사시/신경안과, 망막, 안성형의 다섯 분야가 되고 우리나라에 있는 안과 학회만 해도, 외안부학회, 백내장굴절수술학회, 콘텐트렌즈학회, 건성안학회, 각막질환연구회, 녹내장학회, 소아사시학회, 인경안과학회, 망막학회, 포도막학회, 전기생리학회, 안성형학회 등으로 열 개 분야가 넘는 전문학회가 있다. 눈의 이상으로 나타나는 증상은 앞이 잘 안 보이거나, 통증이 있거나, 분비물 같은 염증이 있는 것인데 이런 증상이 있는 환자는 이중에 어느 안과의사에게 진료를 받으러 가야 할지조차 모를 정도다. 녹내장을 전문으로 하는 안과의사는 내원 환자가 망막 이상으로 판정이 되면 그 분야 안과 의사에게 협진의뢰를 요청해야할 수 있다.

그러면 현대의학은 왜 이렇게 세분화되어 있어, 큰 종합병원에 가면 내과에는 100여 명의 내과 전문의가 각각 다른 전공분야를 표방하면서 환자를 진료해야만 하게 되었는가? 우선은 생물학과 생화학 그리고 유전학 등의 발달로 질환들의 기저에 있는 원인들이 상세히 밝혀지고 이 원인에 대한 대처 방법이 상세 분야별로 함께 발달하였기 때문이다. 과거에는 증상으로 직접 나타나지 않아서 나중에 증상이 나타나야만 치료의 대상이 되었던, 만성염증성질환, 고지혈증, 면역질환 그리고 혈액질환 등이 증상 없이도 검사만으로도 조기에 진단하게 되었고, 평균 수명이 늘어나면서 유지해야 하는 정상범위의 혈압이 낮아지고 있으며, 질병으로 생각하지 않았던 과체중, 저체중, 수면장애, 노화, 불안증, 스트레스 등이 치료의 대상이 되었다. 현재 85%에 이르는 우리나라 65세 노인이 한 가지 이상의 만성질환을 앓고 있어 약물을 장기적으로 복용 중이며 다섯 가지 이상의 약물 복용도 노인 인구의 70%가 넘는다. 이러한 물질적인 증거에 기반을 둔 현대의학의 치료는 과거와는 비할 수 없을 정도로 좋은 치료 효과를 내는 것으로 입증되어 있다. 특히 세균이나 바이러스 같은 외부 미생물의 침입, 골절, 심뇌혈관의 경색, 출혈 같은 신체나 장기의 물리적인 손상에 대한 치료에는 비약적인 발전을 이루었다. 이에 따라서 2020년 기준, 선진국의 범주에 드는 국가의 평균수명은 80세를 훌쩍 넘고 있다. 그러나 아직 평균수명이 60세가 안 되는 나라도 적지 않다. 이들 평균수명이 낮은 나라는 아직도 영아 사망이나 모자보건의 미비가 원인인 경우가 많다.

근래 발달한 과학을 기반으로 한 현대의학은 물리적 신체의 병에 대한 병리적인 기전을 밝히고 상응하는 치료 방법을 개발한다. 문제는 인간의 신체를 물질로 이루어진 기계적인 구조로만 이해하는 것은 우리의 근본적인 생명 문제, 존재의 문제를 풀어나가는 데에뿐만 아니라 우리 신체의 만성적인, 질환이나 심신관계의 질환 그리고 물리적인 신체에 나타나는, 개인을 넘어 인과가 존재하는 질환들에는 기전을 밝히거나 치료하는 데에 한계가 있다는 것이다.

우리의 신체가 조대한 물리적 신체뿐만 아니라 미묘한 다른 신체들로도 이루어졌다는 것은 고대의 문헌에도 언급되어 있고 지금까지 전해져 내려와 실생활에 사용되는 것으로는 동북아와 중국의, 기의 통로인 경락을 이용한 침술의 전통이 있고, 이보다 더 구체적으로 남아 있는 것으로는 신체 시스템의 조대한 신체와 미묘한 신체의 구분 그리고 차크라 시스템의 수련을 통한 신체의 건강과 해탈을 목적으로 하는 요가의 전통이 있다.

물리적 차원에 있는 우리의 가장 조대한 표현인 우리의 물리적 신체로부터 더 밖으로 중심에서 밖으로 방사되는 다른 많은 층을 가로질러 여러 유형의 신체를 가지고 있다. 우리의 물리적 신체 이상에 의해서 뿐만 아니라 이런 여러 유형의 미묘한 신체의 불균형은 우리의 내적인 중심에서부터 시작하여 표면에 있는 물리적 신체에 커다란 문제가 될 수 있다.

요가전통에서는 신체를 다섯 가지로 구분한다. 이를 다섯 외피(Panchakosha)라고 하며 타이티리야 우파니샤드(Taittiriya Upanishad)에 기록되어 있다. 베단타 철학에 의하면 아트만(atman) 또는 자신(self)을 둘러싸고 있는 다섯 외피를 말한다. 이들을 조대한 것부터 정교한 것의 순으로 나열하면 다음과 같다.

아나마야 코사(Annamaya kosha), '음식(Anna)' 외피

프라나마야 코사(Pranamaya kosha), '에너지(Prana)' 외피

마노마야 코사(Manomaya kosha), '마음(Manas)' 외피

비즈나나마야 코사(Vijñānamaya kosha), '식별' 또는 '식(識, Vigynana)' 외피

아난다마야 코사(아난다마야 코사), '지복(Ananda)' 외피

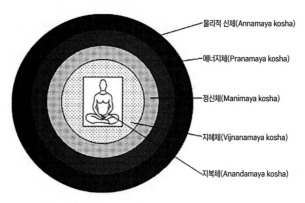

물리적 신체(Annamaya kosha)
에너지체(Pranamaya kosha)
정신체(Manimaya kosha)
지혜체(Vijnanamaya kosha)
지복체(Anandamaya kosha)

사람의 다섯 신체(Pancha kosha)

[그림 8] 우리가 일반적으로 자신으로 생각하는 조대한 물리적 신체가 있고, 보다 미묘한 순서대로 에너지(활력)체, 정신체, 지혜체 그리고 지복체가 있다. 에너지체와 정신체는 미묘하나 물리적 신체에 의존하고 있고 지혜체와 지복체는 그렇지 않다. 사람이 죽으면 물리적 신체는 소멸되고, 에너지체와 정신체는 윤회에 의해서 전이된다.

여기서 코사(kosha)는 외피라는 의미다. 위의 각각에 대해 간단히 설명하면,

아나마야 코사는 이것은 우리 존재의 가장 치밀한 층으로, 물

리적 신체 자체의 외피고, 다섯 외피 중에서 가장 조대하며, 이 것은 음식에 의해서 영양을 받기 때문에 붙여진 이름이다. 5년 ~7년 주기로 구성하는 원자들이 바뀐다. 타이티리야 우파니샤드에는 "인간은 그들이 먹는 음식으로부터 만들어진 물질적 신체로 구성되어 있다. 이 신체에 집중하는 사람은 지구 자체에서 영양이 주어진다."고 적혀 있다. 이 외피를 이루고 있는 것은 모두 지구에서 온 것이고 죽으면 지구로 되돌려 준다. 이 층을 통해 살고 있는 사람은 자신을 피부, 육신, 지방, 골격, 그리고 얼굴 등의 물체와 동일시한다. 사람의 식별은 유일한 실재인 물리적 신체로 구분하는데 이 물리적 신체는 음식의 본성으로 형성되어 있다. 탄생과 죽음은 아나마야 코사의 속성이다. 아나(Anna)는 물질을 의미하고, 아남(annam)은 글자 그대로는 음식을 의미한다. 타이티리야 우파니샤드는, 물질에서 태어난 그리고 물질이 지탱하고 그리고 일시적이며 지각의 대상인 조대한 신체는 그 기원이 부모가 먹은 음식인, 아나마야 코사인 것이다. 이 것은 눈에 보이고, 의존적이고 순수하지 않고, 이전에는 존재하지 않았고 그리고 일단 파괴되면 존재하지 않기 때문이다. 이것은 매 순간 발생되고 파괴된다. 우리는 이미 자신의 물리적 신체와는 친숙해져 있다. 이는 우리 신체 중 가장 덜 미묘하며 우리의 전체적인 건강의 가장 기본적인 특질에 해당한다. 우리의 물리적 신체가 건강하고 밝을 때만이 우리는 보다 미묘한 수준에서의 상처를 헤쳐 나가고 작용을 시작할 수 있다. 그래서 우리가 모두 찾고 있는 우리 존재의 중심에서의 순수한 지복, 행복으로

가는 경로를 깨끗하게 할 수 있다. 그래서 이 조대한 신체의 균형과 건강은 생명체에서 아주 중요하다.

두 번째인 프라나마야 코사에서, 프라나마야(Pranamaya)는 활력의 원리이고, 아나마야 코사보다 미묘하며, 신체와 마음에 활력을 주고 유지하게 하는 힘인, 프라나(prana)로 구성되어 있다는 의미이다. 타이티리야 우파니샤드에는 "물리적 신체 안에는 생명 에너지로 만들어진 또 다른 신체가 있다. 이는 물리적 신체를 채우고 이의 모양을 갖게 한다. 이 활력(vital force)을 신성한 것으로서 다루는 사람은 뛰어난 건강과 장수를 경험한다. 이 에너지가 신체적 생명의 원천이기 때문이다."고 적혀 있다. 이는 전체 생명체에 만연해 있는데 이의 하나의 물리적 발현이 호흡이다. 생명체에 이 활력의 원리가 존재하는 한 생명은 지속된다. 다섯 기관들의 행동과 함께 이것은 활력의 외피를 형성한다. 이것은 바유(vayu) 또는 공기의 변형으로 신체에 들어가고 나온다. 프라나마야 코사는 아나마야 코사를 완전히 둘러싸 채우고 있는 활력의 공기다. 다섯 기관의 작용과 함께 결합하여 프라나는 프라나마야 코사를 구성하고, 아나마야 코사는 그 결과가 된다. 즉 프라나가 아나마야 코사에 들어감으로써 아나마야 코사는 생명을 얻고 그리고 모든 종류의 작용을 수행한다. 프라나는 존재의 생명이고 그리고 보편적인 생명이다. 이 두 번째 신체는 호흡에서부터 소화, 당신의 혈액 순환까지 당신의 생물학적 과정을 지배하는 생명에너지다. 이는 전통 동양의학에서는 기(Qi)라고 불리며 요가에서는 프라나라고 불린다. 고대 이집트에서는 이를

카(ka)라고 불렀다. 침술과 동종요법은 우리의 물리적 신체에 직접적인 영향을 미치지 않는다. 이들은 물리적 신체를 활성화하고 유지시키는 활력에 작용한다. 서양의 전통적인 의사는 19세기까지는 활력을 향상시키는 것의 중요성을 인식하고 있었다. 그러나 설파제와 항생제의 발달로, 그들의 관심은 인간의 생물학적 기저의 에너지 상태로부터 전적으로 물리적 신체에만 중점을 두는 것으로 바뀌었다. 그러나 활력의 기능이 멈추면 당신의 물리적 신체는 작동할 수 없다. 당신의 심장과 폐는 작동하기를 멈추고, 세포들은 해체되기 시작한다. 서양 문화에서는 우리를 물리적 신체와 동일시한다. 그러나 이것을 지지하고 지시하는 프라나가 없이는 물리적 신체는 몇 분도 살아남을 수 없는 것이다. 우리는 프라나마야 코사를 직접적으로 경험한다. 당신은 정말로 잠을 푹 잔 후에 아주 기운이 나고 순수한 에너지로 찬 느낌을 느껴보았는가? 아니면 며칠간의 휴식 후에 당신의 에너지 시스템이 회복된 느낌을 가지는가? 이것은 당신의 프라나가 당신의 시스템에 충만해있기 때문이다. 반대로 당신은 충분히 섭취하고 위에 화학적 에너지가 차 있는데도, 아침에 아직 침대에서 나오기 힘들고, 전신이 둔하고, 무거운 무기력을 느껴보았는가? 우리는 아플 때도 마찬가지로 이런 경험을 한다. 이때에는 우리의 프라나는 질병과 싸우는 우리 자신의 면역 시스템에 의해 무겁게 유지되고 있고 정규적인 활동을 위해 남은 것이 별로 없게 된다.

마노마야 코사에서 마노마야는 마나스(manas) 또는 마음을 의미한다. 다섯 감각기관과 함께 마음은 마노마야 코사를 구성한다. 마노마야 코사 또는 마음의 외피는 아나마야 코사와 프라나마야 코사보다 더 미묘하며, 훨씬 엄밀하게 개인적인 특성과 가깝다. 타이티리야 우파니샤드에는 "활력 안에는 아직 또 다른 신체가 있다, 이것은 생각 에너지로 만들어졌다. 이는 보다 치밀한 두 신체를 채우고 있고 그리고 같은 모양을 가지고 있다. 이 정신적 신체(mental body)를 이해하고 조절하는 사람은 더 이상 두려움으로 괴롭힘을 당하지 않는다"고 되어 있다. 이것은 다양성의 원인이 되고, 나(I) 그리고 자신의 근원이다. 아디 샹카라(Adi Shankara)[118]는 이를 바람에 의해서 왔다가 다시 바람에 의해서 가버리는 구름에 비유한다. 유사하게 인간의 속박은 마음에 의해서 생기고 해방 역시 마음에 의해서 생긴다. 마노마야 코사는 아나마야 코사와 프라나마야 코사를 신체로서 가지고 있는 "자신"이고, 이들을 "나의 것"으로 인식한다. 우리 물리적 신체의 98%는 매년 바뀌고 5~7년 주기로 거의 완전히 바뀌지만 마노마야 코사가 있는 한 여전히 "나(I)"다. 이 코사는 프라나마야 코사에 스며들어 있다. 프라나마야 코사와 마노마야 코사는 완전한 물리적 신체인 아나마야 코사보다는 미묘하나 아직은 물리적 신체에 상당히 의존하는 물질성을 가지고 있다. 이 정신적 신체는 우리의 감각적 그리고 운동적 활동 그리고 우리가 "자동적으로" 기

---

118 8세기 인도의 철학자. "브라흐마 수트라 주해(註解)"를 비롯한 많은 책을 저술하였고, 불이일원론(不二一元論)을 주장하였다.

능할 때의 매일의 인식을 책임지는 기구다. 이것은 우리의 다섯 감각으로부터 입력을 처리하고 그리고 반사적으로 반응한다. 우리가 생을 통하여 우리의 환경에 대해 반응하면서 능동적으로 그것에 행동을 형성하기보다는 수동적으로 움직일 때, 우리의 인식은 여기에 초점이 맞춰져 있다. 많은 사람과 그리고 동물은 기본적으로 이 수준에서 작동한다.

현대의 서양에서는 우리의 기본적 정신 상태는 뇌 기능의 바탕 위에 있다고 상정하고 있다. 그러나 요가에 따르면 전체 신경계(뇌를 포함하여)는, 물리적 신체를 통하여 더 높은 에너지 상태의 지시를 표현하는, 마노마야코사의 활동을 중개하는 것에 지나지 않는다.

당신은 혼수상태에 빠진 환자를 볼 때 정신체가 무엇인지 명확하게 이해하게 된다. 환자의 두 번째 외피가 아직 작동하여 심장은 박동하고 있고 그들의 폐도 팽창하고 수축한다. 그러나 이 환자는 정신체의 활동이 정지되었기 때문에 외부세계에 대한 인식이 없고 행동을 취할 능력이 없다. 프라나마야 코사는 우리의 첫 호흡부터 마지막 호흡까지 작동한다. 그러나 마노마야 코사는 깊은 수면 상태 동안에 퇴행하면서 매일 일시적으로 정지된다.

마노마야 코사의 건강은 명상 수련을 통해서 놀랄 만큼 향상된다. 이것은 더 내적인 이 신체를 안정시키고 균형 잡히게 한다. 그리고 정신적 복잡성과 강박적인 사고에서 묶인 "매듭들"을 푸는 데에 도움을 준다. 장기간을 명상으로 보낸 요기들은 종종 아주 적은 수면만을 필요로 하는데, 이들은 막 엔진 조정을 한 차 같이 그들의 정신적 신체가 최선으로 기능하기 때문이다.

정신적 신체는 우리가 그것에 제공하는 감각적 인상을 바탕으로 지탱한다. 만일 우리가 우리의 세 번째 외피에 폭력적인 TV 쇼의 연속적인 흐름과 전투적인 비디오 게임을 공급하면, 점점 더 공격적인 형태의 자극을 갈망하기 시작하고, 더 동요하게 되고 그리고 다른 사람들에게 더 예민하게 된다. 만일 우리가 그 것을 너무 많은 일 또는 너무 많은 놀음으로 채우면 우리에게 근심스러운 또는 고갈된 느낌을 남기면서, 우리는 정신적 "정체"를 경험할 수 있다. 조화로운 환경, 흥미 있는 전문적인 것에 대한 도전, 그리고 재미있고 지적인 관계는 마음에 이상적인 식이를 제공한다. 명상으로 이끄는 매일의 프라티아하라(pratyahara, 감각적 이탈) 또는 예술 같은 무엇인가에 몰입하는 시간을 가지는 것은 탁월하고 내적인 조율을 제공한다.

"마노(Mano)"는 우리의 의식에 전달되기 전에 감각의 경험을 통합하는 지각하는 마음을 말한다. 이 신체는 감각의 밀고 당기기 그리고 사실이 아닐 수도 있고 영원하지도 않을 수 있는 격변하는 생각을 경험한다. 여기는 우리가 모든 일시적인 감정과 기복을 경험하는 곳이고, 자신에 대한 거짓 동일시와 외적 인격(persona)의 고향이다. 이것은 마음의 놀이의 무대인 셈이다. 이 것은 우리 모두가 많은 경험을 가지고 있는 존재의 수준이다. 이 것은 감각적 정보들이 마노마야 코사에 의해서 함께 얽혀 있고 그리고 실제적인 활동적 경험으로 우리에게 제공된, 우리의 의식, 인지적 경험의 주요한 부분이다. 그리고 프라나마야 코사와 마노마야 코사의 기억은 개인의 카르마와 윤회를 형성하는 주요 요소다.

비즈나나마야(또는 비그나나마야) 코사는 식별하고, 결정하고 의지를 발동하는 능력인, 비즈나나(vijñāna) 또는 지적능력으로 구성되어 있다는 것을 의미한다. 타이티리야 우파니샤드에는 "아직 더 깊은 지능으로 구성된 또 다른 신체가 있다. 이것은 앞의 세 조밀한 신체들에 스며들어 있고 그리고 같은 모양으로 추정된다. 여기서 이들을 인식하는 사람들은 건강치 못한 생각과 행위로부터 자유롭다. 그리고 자신들의 목적을 성취하는 데에 자기-통제를 발달시킨다"고 적혀 있다. 이것은 프라크리티(Prakrti)[119]의 변형으로 인간의 윤회 원인을 형성한다. 프라크리티는, 자신(Self), 정신(Spirit) 그리고 영원하고, 파괴되지 않고, 형태가 없는 그리고 모든 것에 스며들어 있는 우주적 원리(Universal Principle)의 추상적 본질을 발하는 푸루샤(Purusha)[120]에 대비되는, "무엇이든지의 원래의 또는 자연의 형태 또는 상태, 원래의 또는 1차적인 실질(the original or natural form or condition of anything, original or primary substance)"이다. 즉 푸루샤는 순수한 의식의 원리이고, 반면에 프라크리티는 물질의 원리다. 프라크리티(물질)와

---

119 어떤 것의 원래 또는 자연적인 형태나 상태, 원래 또는 일차적인 물질로 순수한 인식과 형이상학적 의식을 의미하는 푸루샤와 대조 된다.

120 상키야 철학에서 푸루샤는 "비활동적이고 변하지 않으며 영원하고 순수한 것"인 다수의 움직이지 않는 우주 원리인 순수한 의식이다. 프라크리티와 연합한 푸루샤는 생명을 낳는다.

하나로 된 푸루샤는 생명을 낳는다. 이것은 종종 지능(intellect)으로 번역되나, 양심과 의지를 포함하면서 보다 높은 마음의 모든 기능들을 아우르는 것으로서, 진정한 의미는 훨씬 더 넓다. 비즈나나마야 코사가 덜 발달된 사람들을 살펴봄으로써, 세 번째 외피 또는 정신적 신체와 네 번째 외피 또는 지능적 신체 사이의 구분을 이해하는 것이 더 쉬울 것이다.

그런 유형의 하나는 자신의 삶을 통제하고 있지 않은 것 같은, 상황에 대하여 행동하기 전에 결정하고 대응(respond)하기보다는 반응하는 사람들이다. 이런 종류의 사람들은 마음을 결심하고, 스스로 생각하고 또는 창조적이 되는 데에 어려움을 느낀다. 이런 사람들은 의지의 힘이 거의 없고 지속적으로 과거의 습관에 의존하는 자신의 빈약한 판단의 희생자가 된다. 네 번째 외피가 부족한 또 다른 예는 강한 개인적 윤리가 없는 사람들이다. 이런 사람은 종교적인 봉사를 하고 도덕적 가치에 대해 경건하게 말하더라도, 다른 사람들을 희생하여 자신에게 이익이 되는 기회가 생기면 그대로 행동하는 데에 주저하지 않는다. 옳음과 틀림을 구별하는 그의 능력은 빈약하고, 양심은 그에게는 위대한 살아 있는 경험이라기보다는 단지 진부하고 피상적인 것이다.

"비그야나(Vigyana)"는 산스크리트어로 정상을 넘어서는, 오감으로 알거나 감지할 수 없는, 지식 또는 지혜의 의미다. 비그야나마야(Vigyanamaya)는 의문의 여지가 없는 안정된 진리다. 이것은 이해력과 지능화를 위한 우리의 정신 토대다. 이것은 분별의 능력이고 그리고 영혼의 지식 확장을 위한 풍부하고 끝없는 지적인 저장소다. 이것은 그저 무엇을 아는 우리의 부분인 우리의 직관이다. 이 수준에서는 우리는 자신이 행동하는 그리고 사용하는 지식에 관해서 확신이 있고 자신이 있다. 어떤 사람들은 깊은 정적 또는 깊은 꿈을 꾸는 시기 동안에 이 신체를 드러낼 수도 있다. 아이작 뉴턴(Isaac Newton)은 사과나무 아래에서 명상하는 동안에 자신의 무의식으로부터 중력을 밝혀냈다. 중력이론은 그에게는 전혀 외부적인 것이 아니었다. 이것은 그저 비즈나나마야 코사인 그의 지혜의 신체에서 휴면기에 숨겨져 있었던 것이다. 비슷하게 아우구스트 케쿨레(August Kekule)[121]는 자신의 꼬리를 물고 있는 뱀인 우로보로스(ouroboros)를 꿈 꾼 후에 벤젠분자의 고리-모양 구조를 밝혀냈다.

활성화된 네 번째 외피는 동물로부터 인간을 구분하는 것이 된다. 오직 인간만이 자기 삶의 방향을 정하고, 본능의 자극으로부터 자유롭고, 그리고 도덕적 선택을 하는 능력을 가지고 있다. 현자들은 건강한 비즈나나마야 코사의 개발을 아주 중요하게 생각하여 이의 수련을 요가 시스템의 처음 시작에 놓았다. 이들은 야마(yamas)와 니야마(niyamas)인데 모든 요가 제자들이 지켜야 하는 책무로서, 해로운 일, 거짓말, 도둑질을 하지 말고, 자신이 실제로 필요한 것보다 욕망 또는 욕구를 가지지 말고, 대신에 만족하고, 순수하고, 수양을 하고, 공부하고, 헌신적이 되어야 한다.

---

121 독일의 유기화학자로 고대 문화에서 우로보로스라 알려진, 자기 자신의 꼬리를 물고 있는 뱀의 꿈을 통해 벤젠의 정확한 분자구조를 알아냈다고 한다.

즈나나 요가(Jnana yoga)는 또한 이 코사와 함께 작동하는 것이다. 이것은 정신적인 진리를 공부하고, 이들을 깊이 명상하기를 조언 받는, 그리고 마지막으로 이들과 당신의 인격이 아주 핵심으로 통합하도록 조언 받는, 지능의 경로다. 이 경로에서는 당신의 정신적인 이해가 당신이 자신의 지능에 영양을 주는 "음식"이 된다.

달이 가고 해가 지나면서 그리고 당신의 명상이 깊어지면서, 내적인 인도로 연결하는 능력도 향상된다. 당신은 자신의 삶에서 사건들을, 고통스러운 것까지도 고요하고 객관적인 태도로 경험하기 시작한다. 당신의 비즈나나마야 코사가 더 강하게 성장하고 보다 더 균형 잡히면서, 당신의 정신적 경로의 생활 스타일을 숙고로 이끌고, 그리고 명상은 명료한 판단, 더 위대한 직관적 통찰, 그리고 향상된 의지의 힘으로 이끈다.

아난다마야 코사는 지복체(Bliss body)라고도 하며 아난다(ananda) 또는 지복으로 구성되어 있다는 의미이다. 이것은 우리가 표현할 수 없고 경험한 사람이 느낄 수만 있기 때문에 지복체라고 한다. 다섯 코사 중에서 가장 미묘한 것이다. 타이티리야 우파니샤드에는 "그 안에 숨어있는 것은 순수한 기쁨으로 구성된 가장 미묘한 신체다. 이것은 다른 신체들에 만연해 있고 같은 모양을 가진다. 이는 행복, 기쁨 그리고 지복으로서 경험된다"고 되어 있다. 우파니샤드에서 이 외피는 인과체(casual body)로 알려져 있다. 깊은 수면 중에, 마음과 감각이 기능을 중지했을 때, 이것은 아직 유한한 세계와 자신 사이에 서있다. 아난다마야 즉 최상의 지복으로 구성된 것은 무엇보다도 가장 깊은 곳에 있는 것으로 여겨진다. 지복의 외피는 정상적으로는 깊은 수면 동안에 완벽한 역할을 한다. 반면에 꿈속에서 그리고 깨어 있을 때는 이것은 오직 부분적으로만 발현할 뿐이다. 지복의 외피(아난다마야 코사)는 진리, 미, 절대적 지복인 아트만(Atman)의 반영이다. 이 외피는 마지막 층이고 아트만에 가장 가까운 층이다. 이것은 무명(無明: avidya)의 변환이고 그리고 절대적인 지복으로 찬 아트만의 반영으로서 나타난다. 이것은 꿈 없는 깊은 수면에서 완전히 발현된다. 그러나 이것은 우파디스(upadhis("limitations"))[122]와 연결되어 있고 그리고 선한 행위의 결과로서 프라크리티의 변형이기 때문에, 아트만 자체는 아니다.

지복은 기저에 있는 안정된 감정, 오직 감정과 움직임 자체, 코스모스의 움직임이다. 이것은 영혼의 고향이다. 아난다마야 코사에서 당신은 순수한 존재의 지복을 경험할 수 있다. 이것은 우리의 가장 깊은 층이고 가장 미묘하다. 어떤 때는, 이 수준에서는 전혀 우리 자신이 접촉되지 않는 것이 보통이다. 어떤 때는, 우리가 생각, 성향 또는 충동이 우리에게 닿을 수 없는 곳에서 완벽한 평화와 평온을 잠깐 보았을 수 있다. 아마도 우리는 이런 경험을 휴일 동안에 또는 수영한 후에 해변에서, 또는 요가 수련에서 느꼈을 수도 있다. 명상을 수행하는 사람들은 조용한 명상

---

122   Upa+dha의 산스크리트어. "자신의 속성을 근처의 무언가에 놓는 것" 베단타에서는 수정이 파란 옷에서 파랗게 보이는 것처럼, 속성이 근처의 다른 것에 전이되는 "조건화(conditioning)"로 쓰인다.

상태 동안에 이런 감각에 좀 더 친숙할 것이다.

치유와 질병의 차이

우리는 언제나 두 가지 상태 중의 하나에 있다. 즉 치유 중에 있거나 질병 상태(dis-ease) 중에 있다. 다시 말하면 우리는 우리의 내적인 자신을 향해 들어가고 있거나, 그것으로부터 멀어져 가고 있다.

요가 문헌에서는 위의 다섯 외피를 세 그룹으로 분류한다. 물리적 신체는 "조대한 신체"인 스툴라 샤리라(sthula sharira)라고 부른다. 에너지 신체, 정신적 신체와 지능적 신체는 "미묘한" 또는 "영적세계의 신체(astral body)"인 숙슈마 샤리라(sukshma sharira)라고 부른다. 지복의 외피는 "인과체(causal body)"인 카라나 샤리라(karana sharira)라고 부른다. 이들은 다른 많은 정신적 전통에서도 인지되고 있다. 1세기경 델파이 사원을 관장했던 그리스 사제 플루타르크(Plutarch)는 이들을 각각 소마(soma), 프시케(psyche), 그리고 누스(nous)라고 불렀다.

조대한 신체 즉 물리적 신체는 죽을 때 해체되어 원래 왔던 지구로 되돌아가 다른 물질이나 생물체가 되는 데에 사용된다. 미묘한 신체는 당신의 다음 생에서 새로운 인격을 개발하게 허용하면서, 다시 태어날 때 해체된다. 다시 말하면 윤회의 매체(수단)가 된다. 인과체는 여행 가방처럼 카르마를 운반하면서 반복해서 윤회한다. 이는 보다 높은 자신이 생사의 사이클에서 자유롭게 될 때인, 해방의 순간에 영원히 해체된다.

대부분의 인간에서, 다섯 번째 외피는 전체적으로 덜 발달되어 있다. 이것은 가장 미묘한 신체인 아난다마야 코사인데, 이는 아난다(ananda)(정신적 지복)로서 경험된다. 일반적으로는 오직 성자들, 현자들 그리고 진정한 신비가들만이 아난다(ananda)가 그들의 매일의 삶의 경험의 부분으로 만드는 데 필요한 내적인 작업을 한다. 그리고 대부분의 사람들은 이런 수준의 의식이 자신들 안에 있다는 것조차도 인식하지 못한다.

아난다마야 코사는 우리의 일상 인식과 우리의 보다 높은 자신 사이에 걸쳐있는 마지막이고 가장 얇은 베일이기 때문에 요가에서 매우 중요한 것이다.

근사체험(近死體驗, Near-death experience)[123]을 해보았던 많은 사람이 모든 포괄적인 지혜와 무조건적인 사랑으로 발산하는 찬란한 하얀 빛을 경험했다고 보고하고 있다. 이것이 아난다마야 코사의 경험일 수 있다. 성인들 그리고 신비가들은 자신의 마음을 정화하여 죽는 잠깐의 순간만이 아니라 일생을 통하여 경험할 수 있다고 한다.

우리는 세 가지 수행을 통해서 우리의 지복의 외피를 깨울 수 있다. 첫 번째는 이타적인 봉사인 세바(seva)이다. 이것은 우리의

---

[123] 임종에 가까웠을 때 혹은 일시적으로 뇌와 심장기능이 정지하여 생물학적으로 사망한 상태에서 사후세계를 경험하는 현상.

심장에 다른 존재들과 함께 우리의 내적인 통합을 열어준다. 두 번째는 신에게 헌신하는 박티(bhakti) 요가[124]다. 이것은 우리의 심장에 모든 것에 만연해 있는 신성한 존재와의 통합을 열어준다. 세 번째는 강렬한 집중 명상인, 사마디(samadhi)[125]다. 이는 우리의 심장에 우리 자신의 신성한 존재를 열어준다. 이 다섯 외피들은 이론적인 구조물이 아니다. 이들은 당신 존재의 실제 부분들이고 당신은 이들을 일상에서 그리고 명상의 상태에서 경험할 수 있다.

무생물이 아닌 생명체에서는 정적인 상태라는 것은 없다. 언제나 생명체는 발생 중이거나 소멸 중 또는 재생(치유) 중이거나 퇴행(질병) 중에 있다. 다시 말하면 두 가지 상태 중에 하나에 있다. 엄격하게 말하면 무생물 즉 모든 물체에도 정적인 상태라는 것은 존재하지 않는다. 항상 변하고 있다. 정적인 상태는 극히 짧은 순간을 대상으로 할 때 우리의 착각이다.

우리가 앓는 질병 중에서 물리적 신체 즉 아나마야코사 자체가 원인이 되는 질병들은 물리적인 원인을 치료함으로써 치유가 된다. 예를 들면 넘어져 골절되었으면 정형외과적인 수술로 치료하고, 심장이나 뇌혈관이 막히는 심근경색이나 뇌경색에는 스텐트 시술을 하거나 혈전용해제를 주사 또는 경구 투여하여 치

---

124 헌신과 귀의를 통해 신과 인간이 하나가 되는 경지에 이르는 최상의 사랑관계를 이루려는 요가.
125 우리 말로는 삼매(三昧), 마음이 산란되지 않고 고요하게 머물러 있는 상태, 마음이 하나의 대상에 집중된 상태, 심신이 고요하기 때문에 적정(寂靜), 선정(禪定)이라 한다.

료하고, 세균이 침입하여 폐렴 같은 염증 질환이 생기면 항생제를 투여하여 치료하는 것이 가장 효과적이다. 또 신장 같은 한 기관이 기능을 완전히 잃는 부전 증상에 빠지면 장기기증을 통해 이식수술을 할 수도 있다. 현대의학의 비약적인 발달로 물리적 신체 수준의 질병에 대한 치료는 괄목할 만한 성과를 나타내고 있고 인간의 평균수명을 현저하게 증가시켰으며 현재도 새로운 치료기법들이 지속하여 개발되고 있다.

그러나 아나마야코사에서 원인을 발견할 수 없는 수많은 만성적인 질병의 씨앗은 우리 신체의 미묘한 영역에 심어져 있어서 이들이 나중에 밖으로 싹트는 것이다. 이 모든 씨앗에 의한 결과들은 결국에는 아나마야코사(물리적 신체)에서 수많은 신체적 증상으로 발현한다. 신체적 불균형은 우리 존재의 보다 미묘한 영역에서 장기간의 불균형의 신호인 것이다. 예를 들면 파킨슨병(신체적 수준에서의)은 뇌화학과 중추신경계의 퇴행이다. 그러나 이것은 문제의 근원이 아니고 결과다. 여기에는 파킨슨병 같은 신경계의 퇴행성 질환의 발현 이전에 퇴행에 기여하는 기전이 반드시 존재한다. 일반적으로 사람들은 60세 이후에 파킨슨병을 경험한다. 우리 신경계의 전기화학 시스템에 압력을 가하는 높은 수준의 불안과 스트레스는 신경계를 광범위하게 퇴행시킬 수 있다. 요가철학과 인도의 아유르베다(Ayurveda)[126]에서는

---

126 인도 힌두교의 대체 의학 체계. 인도, 네팔과 스리랑카에 매우 일반적이며, 삶의 지혜 내지는 생명과학이라는 뜻이다.

이 만성질환의 많은 부분이 스트레스와 불안이 원인이고, 그 스트레스와 불안의 원인은 애착에 의한다고 이해한다. 사람, 사물, 명예, 금전, 믿음 등에 대한 애착이 원인이 되고, 이 애착의 대상을 잃는 것에 대한 두려움이나 실제로 애착의 대상을 잃는 것으로부터 온다. 이 두려움은 편집증상, 스트레스 그리고 불안을 낳고, 이들이 축적되면서 물리적 신체를 비틀어 나타나는 것이 레비소체(Lewy body)[127]라는 신경병리학적 변화와 신경세포의 사멸 그리고 도파민이라는 신경전달물질의 결핍에 의한 사지가 뻣뻣하고 행동이 느려지며 손이 떨리는 증상이 될 수 있는 것이다.

아나마야코사 즉 물리적 신체 이전의 미묘한 신체에서 시작한 질병의 치유 과정은 질병이 생기는 과정과는 정반대의 기전이다. 질병은 자신의 바깥으로의 발산이 무언가에 의해서 막힌 결과이므로, 치유는 그늘에서, 질병이 생긴 곳에서, 이 장애물을 제거하고 그리고 자신의 바깥으로 나가는 방사의 길을 깨끗이 하는 것이다. 치유는 자신의 빛이 흐르도록 장애물을 제거하고 우리 신체를 정화하는 것이다. 두려움을 극복하고, 애착을 멀리하고, 누군가를 용서하고, 우리의 행위를 사과하는 것은 감정적인 그리고 정신적인 신체로부터 부정적인 씨앗을 제거하는 것이다. 일단 제거되면, 순수한 자신으로부터 더 많은 빛이 외부 세계로 비출 수 있다. 때로는 우리 존재의 깊은 곳으로부터 밀려 나온 씨

---

[127] 파킨슨병의 흑질·청반핵에 많이 나타나는 신경세포체내 봉입체인 병리학적 소견이다. 파킨슨병 이외의 질환, 예를 들면 알츠하이머병, 노인성치매나 정상노인 뇌에도 나타나는 수가 있다.

앗으로부터, 마지막 장애가 신체적 수준에서 남아 있을 수 있다. 이 경우에도 신체적 증상을 치료하는 것은 아나마야 코사 수준에서 그 특별한 불순물을 제거하고 초월하기 위해 필요한 마지막 치료이다. 즉 현대의학에서 주된 치료법인 물리적 신체에 대한 치료다.

언제나, 영원히, 모든 방향으로 발산하고 확장하는 순수한 빛의 근원을 마음으로 그려라. 이것이 진정한 자신이다. 여러 신체의 층들로 덮여 있는, 질병은 진정한 자신의 빛이 더 이상 빛나지 않는, 이 층들이 순수하지 않고 빛을 발하지 못하는 것이다. 질병은 자신의 광채의 차단에 의해 생긴 그림자에서 일어난다. 치유는 이 불순물들을 제거하고 각 층들이 투명해져서 순수한 자신이 완벽하게 광채를 발할 때까지 깨끗하게 하는 과정이다.

요가에서는 기억을 원소적 기억(Elemental memory), 원자적 기억(Atomic Memory), 진화적 기억(Evolutionary Memory), 그리고 유전적 기억의 네 가지 집단적 기억과 카르마의, 감각의, 표현할 수 있는(의식적), 표현할 수 없는(무의식적), 기억의 여덟 차원 사이를 구분한다. 앞의 집단적 기억은 개인의 의지에 의한 기억이 아니다.

원소적 기억(Elemental memory)은, 흙, 불, 공기, 물 그리고 에테르의, 당신의 시스템의 구성요소(building block)로 창조의 아주 초기부터의 기억을 지니고 있다. 원자적 기억은 당신의 신체를 구성하고 나아가 당신의 시스템을 주조하는 원자의 변동하는 패턴이다. 진화적 기억(Evolutionary Memory)은 당신의 생물학적인 시스템을 주재한다. 이 진화의 암호의 일부는 당신의 DNA에 깊게 각인되어 유전자에 존재한다. 이 네 가지 집단적 기억은 개인이 의지와는 관계가 없으나 역시 상당한 영향을 미치고 있다. 그리고 나머지 개인적인 기억들은 우리의 의지로 해소할 수도, 더 이상은 생기지 않게도 할 수 있다.

02.
미묘한 신체의 시스템

　요가는 건강과 행복을, 단지 달성되어 있고 유지되고 있는 "상태"로서가 아니라 인간의 본성의 역동적인 연속으로 이해하고 있다. 가장 낮은 진동 속도를 가지고 있는, 이 연속의 가장 낮은 지점은 죽음이고 반면에 가장 높은 진동을 가지고 있는 가장 높은 지점은 불멸성이다. 이 두 극단 사이에 정상적인 건강과 질병이 놓여있다. 많은 사람들이 자신의 건강 상태를 방해 없이 기능할 수 있는 '상태'로서 정의한다. 그러나 실제로는 건강은 신성을 향한 우리의 진화 과정의 부분이다. 가장 낮은 진동 속도를 가진, 역동적인 건강의 연속성에서 가장 낮은 지점은, 생명의 가장 낮은 형태 그리고 무기물질과 같다고 볼 수 있다. 반면에 가장 높은 속도의 진동을 가진 가장 높은 지점은 신성과 같다고 할 수 있다.

진화의 여정은 수백 년 전에 수피의 성자 루미(Rumi)[128]에 의해서 아름답게 기술되었다. 루미는 무아경에서 선언하였다. "나는 무기물로 죽어서 식물이 되었다. 나는 식물로 죽어서 동물이 되었다. 나는 동물로 죽어서 인간이 되었다. 나는 인간으로 죽어서 천사가 되었다. 나는 천사로 죽어서 신이 되었다. 내가 죽어서 더 나빠진 적이 있는가?"

건강에 대한 요가적 관점

세계보건기구(World Health Organization(WHO))는 건강을 완벽한 신체적, 정신적 그리고 사회적 행복의 상태이며, 단지 질병 또는 쇠약이 없는 것이 아니라고 정의한다. WHO는 또한 최근에 4차원의 정신적인 행복을 제안했으나 이것을 종교와 혼동하지 않고 정의하는 데에는 미치지 못했다. 그러나 WHO 정의가 "행복"이 건강하다고 느끼는 것뿐만 아니라 건강해지는 것의 활력적 측면에 중요성을 주었다는 것은 고무적인 일이다. 환자 자신은 '건강하다(well)'고 느끼지 않는데 의사가 환자에게 모든 그들의 조사에서는 '정상'이라고 말하는 것은 소용없는 일이다.

WHO 정의의 허점 중의 하나는 건강이 '한 번만(once and for

---

128 이란의 시인으로 페르시아 문학의 신비파를 대표. "정신적인 마트나비"는 수피즘의 교의·역사·전통을 노래한 것으로 '신비주의의 바이블'로 불린다.

all' 성취하면 되는 어떤 것을 의미하는 '상태(state)'라는 용어를 사용한 것이다. 이것은 명확하게 그렇지 않다. 우리는 전 생애 동안 자신의 건강에 대해 노력을 지속할 필요가 있다. 건강은 어떤 성취된 '상태'로서 이해되는 것이 아니라, 날마다 또는 시시각각마다 다양한 역동적인 과정으로서 이해되어야만 한다. 건강은 실제로 처음에 얻는 것보다는 건강한 상태를 유지하는 것이 더 어렵다.

요가는 무엇보다도 개인을 마지막 자유, 해방 또는 해탈을 얻도록 촉진하는 것을 의미하는 목사 샤스트라(moksha shastra[129])를 중요시한다. 삶의 요가 방식의 중요한 부산물로서 얻어지는 것의 하나는 신체적 건강과 행복의 성취. 이것은 신체, 감정 그리고 인식과 의식을 가진 마음의 바른 사용에 의해서 얻어진다. 이것은, 유전적 소질과 그들이 태어난 환경으로서 발현하는 개개인의 사비자 카르마(sabija karma)[130]에도 불구하고 얻어질 수 있는 건강한 역동적인 상태로서 이해되어야 한다. 요가는 또한 수련된 자신의 노력이기는 하지만 이것이 달성된 후에 건강의 역동적인 상태를 유지하고 지속하는 데에 도움을 준다.

요가는 사람을 단지 물리적 신체가 아니고 다중의 보편적 본성으로 이루어진 것이라고 여긴다. 다섯 외피(pancha kosha)(우리

---

129 "샤스트라"는 일반적으로 특정 지식 분야에 관한 논문이나 텍스트를 가리킨다.
130 sanchitta karma라고도 하며, 이는 과거에 끝난 축적된 작업들과 행위들로 변할 수 없고 오직 결실을 맺기만 기다리는 카르마이다.

존재의 5중의 측면)의 개념 그리고 트리샤리라(trisharira)[131](우리 신체의 본질의 3중 측면)는, 우리가 건강과 존재의 모든 수준에서의 역동적인 상호작용으로부터 오는 결과가 있는 우리의 다차원적인 진정한 본질을 이해하는 데에 도움을 준다.

건강과 질병에 대한 요가의 개념은 우리가 신체적 이상의 원인이 마음과 그 너머의 씨앗에서 생긴다는 것을 이해할 수 있게 해준다. 사물의 요가적 도식에서는 아디(Adhi, 혼란스러운 마음)이 원인이고 브야디(vyadhi, 신체적 질병)은 발현된 효과일 뿐이다. 개인의 역사에 주의를 기울임으로써 사람은 거의 항상 정신-신체 질환의 기원을 정신적 그리고 감정적 압박의 패턴으로 돌아가 추적할 수 있다.

질병에 대한 요가의 관점으로부터 정신-신체, 스트레스에 관련된 질병이 네 가지 구분되는 단계를 통하여 진전되어 나타나는 것을 볼 수 있다. 이는 다음과 같이 이해될 수 있다.

♦ 심리적 단계(Psychic Phase): 이 단계는 과민성, 수면장애 그리고 다른 작은 증상 같은 스트레스의 가벼운 그러나 지속적인 심리적 그리고 행동적 증상이 특징적이다. 이 단계는 비즈나나마야 그리고 마노마야 코사와 관련이 있을 수 있다. 치료로서의 명상과 요가, '기(qi)'의 수련이 이 단계에서 아주

---

131   우리 신체를 sthula sharira(물리적 신체), sukshuma sharira(미묘한 신체), karana sharira(인과체)의 셋으로 나누는 것.

효과가 있다.

◆ 정신신체 단계(Psychosomatic Phase): 스트레스가 지속되면, 일시적인 고혈압과 진전(tremors) 같은 전반적인 생리학적 증상이 나타나면서 이에 따라서 위의 작은 증상들도 증가한다. 이 단계는 마노마야 그리고 프라나마야 코사와 관련이 있다. 아직은 치료로서의 명상, 기 수련, 침술, 요가와 함께 필요시 마사지와 현대의학적 검사가 필요하다.

◆ 신체적 단계(Somatic Phase): 이 단계에는 기관들, 특히 목표 또는 관여된 기관들의 기능 장애가 특징적이다. 사람들은 이 단계에서 질병에 걸린 상태를 확인하기 시작한다. 이 단계는 프라나마야 그리고 아나마야 코사와 연관이 될 수 있다. 이 단계에서는 명상, 기 수련, 침술과 요가는 치료 효과가 적다. 그리고 치료의 다른 방법들과 결합하여 사용될 필요가 있다. 이때는 현대적 의학치료가 주가 될 수 있다.

◆ 기관 단계(Organic Phase): 이 단계는 위궤양 또는 만성 고혈압 같은 병리학적 변화와 함께 이들의 결과적인 합병증이 발현이 되면서, 다양한 질병의 상태가 완전히 나타나는 것이 특징이다. 이 단계에서 치료로서의 명상과 요가, 기 수련은 완화적인 그리고 삶의 질을 개선시키는 효과가 있을 수는 있다. 이는 또한 마지막 그리고 삶의 말기 상황에서도 긍정적인 정서적인 그리고 심리적인 효과를 줄 수 있다. 그러나 대부분의 경우 현대의학의 대증적인 치료가 필수적이다.

그러나 종종 질병의 초기 단계는 간과되고 그 사람의 삶의 습관 그리고 패턴과 연관성을 고려하지 못한 채, 마지막 단계가 질병의 과정과 실체로서 받아들여지고 있다. 이것은 현대의학이 오직 신체적 측면만 보고, 건강과 질병에서의 판차 코사 그리고 트리샤리라의 효과를 무시하기 때문이다. 그리고 환자의 측면에서는 이때는 이미 질병이라는 결과로서 물리적 신체에 이상 증상이 나타난 후이기 때문에 현대의학의 대중요법이 주로 효과가 있을 수밖에 없다. 그러나 많은 경우 근본적인 치유에는 제한이 있다.

요가 바시스타(Yoga Vashista)[132]는 정신-신체 이상이 생기는 기전을 상세하게 기술하고 있다. 정신적 혼돈은 프라나(생명력)의 동요로 이끌고 그리고 프라나가 나디(nadis)를 따라 제멋대로 흐르는 것은 에너지 고갈 그리고 또는 활력 에너지의 채널이 방해를 받게 되는 결과가 된다. 이들은 대사 이상, 과도한 식욕 그리고 전체 소화계의 부적절한 기능과 함께 물리적 신체의 장애로 이끈다. 소화기관을 통한 자연스러운 음식의 이동이 멈추면서 수많은 신체적 질병을 생기게 한다. 이 문서는 수천 년 전의 것이고 반면에 현대의학에서의 정신-신체 이상의 개념은 최근에서야 알게 되었고 받아들여졌다. 고대인들은 위대한 내적 통찰력을 가지고 있었고 그리고 그들의 꿈과 이해를 그들이 인류에게 남

---

132 베다와 요가의 철학을 보여주는 중세의 문헌. 현자 바시스타와 라마야나(Ramayana) 왕세자와의 대화형식으로 되어 있다.

긴 위대한 메시지로 깨닫는 것은 우리에게 달려있다.

퐁디셰리(Pondicherry)[133]에 있는 아난다 아시람(Ananda Ashram[134])의 창시자인 요가마하리시 스와미 기타난다 기리(Yogamaharishi Dr Swami Gitananda Giri)는 건강과 질병에 대한 관계에 대하여 광범위하게 쓰고 있다. 그는, "요가는, 정신-신체 이상의 광범위한 확산을, 현대의 물질 만능의 선전과 그리고 종교, 과학 그리고 철학에 의해서 모든 방면에서 용납된 신체의 남용 때문에 커지게 된 욕망에 의한 스트레스와 긴장의 자연스러운 결과로서 본다. 여기에 더하여 현대 사회와 당신의 합성된 "정크 푸드" 식이는 인간 자신의 무지와 악행에 의한 소멸까지도 (중략) 끝없이 해로운 결과의 가능성을 가지고 있다."고 말한다.

프라나(Prana)

프라나(prāṇa; 숨, '생명력' 또는 '활력의 원리'의 산스크리트어)는 생명이 없는 객체를 포함하는 모든 수준의 실재에 스며들어있다. 프라나는 전형적으로 특히 인간의 신체에 활력을 제공하는 신체의 구성 부분들로 나누어진다.

프라나는 나디(Nadi, channel)에서 흐른다. 브라다라나카 우파니

133　첸나이에서 남쪽으로 100km에 있는 인도 타밀나두의 직할지이자 중심도시.
134　힌두교도들이 거주하며 수행하는 곳.

샤드(Brhadaranyaka Upanishad)는 심장으로부터 나오는 72,000나디에 대해 말하고 있고, 반면에 카타 우파니샤드(Katha Upanishad)는 101채널이 심장으로부터 방사된다고 한다. 비나시크하탄트라(Vinashikhatantra)는 가장 일반적인 모델인 세 나디를 설명하는데, 가장 중요한 셋은, 왼쪽의 이다(Ida), 오른쪽의 핑갈라(Pingala), 그리고 미묘한 신체를 통하여 프라나를 흐르게 하는, 기본 차크라(chakra)[135]와 왕관 차크라를 연결하는 중심에 있는 슈숨나(Suchumna)이다.

대체로 외부와의 상호작용으로 인해 마음이 흥분될 때, 물리적 신체 또한 그 뒤를 이어 따르는데, 이들 흥분 상태는 나디에서 프라나 흐름의 극심한 변동의 원인이 된다.

나디(Nāḍī ('tube, pipe'))는, 전통적인 인도 의학과 정신적 이론에서 물리적 신체, 미묘한 신체 그리고 인과적 신체에서 프라나 같은 에너지들이 흐르는, 채널들(channels)을 말하는 용어이다. 동양의학의 경락과 비슷한 개념이다. 철학적 체계 안에서 나디는 특별히 프라나가 강력한 지점들인 차크라(Chakra)에 연결되어 있다고 한다. 모든 나디는, 심장과 칸다(kanda, 척수의 기저부)의 두 센터 중의 하나에서 기원한다고 한다. 칸다는 배꼽 바로 아래에 있는 골반 부위에 있는 계란 모양의 구체를 말한다. 세 가지 주요 나디들은 척수의 밑에서부터 나와 머리로 간다. 그리고 척수

---

135 산스크리트어로 바퀴(wheel)를 의미, 미묘체 내에 있는 에너지 점 또는 절을 말하고, 나디(nadi)라고 부르는 에너지 통로들이 만나는 지점이다. 우리 몸에는 일곱 개의 중요한 차크라들이 있다.

왼쪽은 이다, 오른 쪽에는 핑갈라, 중앙은 슈숨나로서 중앙에서 일곱 차크라를 통하여 척수를 따라 달린다. 요가 수행에 의해서 채널들이 뚫리면 쿤달리니(kundalini)의 에너지가 풀리며 척수의 바닥으로부터 슈숨나로 올라간다. 궁극적인 목적은 해방을 가져오기 위하여 이 나디들을 뚫어주는 것이다.

"나디는 발바닥부터 머리의 크라운까지 관통한다. 이들 안에 생명의 숨인 프라나가 있고 그리고 그 생명에 아트만(Ātman)이 머무르고, 생물의 세계 그리고 무생물의 세계의 창조주인 사크티(Shakti)[136]의 거주지다."

나디는 생명의 힘의 에너지인 프라나를 운반한다. 물리적 신체에서 나디는 공기, 물, 영양분, 혈액 그리고 주위의 다른 체액들을 나르는 채널이고 그리고 동맥, 정맥, 모세혈관, 세기관지, 신경, 림프관 등과 비슷하다. 미묘체와 인과체에서는 나디는 소위 우주의, 활력의, 코스모스의, 생식의, 정신의, 지능 등의 에너지들(집합적으로 프라나로 기술되는)을 위한 채널이고 그리고 감각들, 의식 그리고 정신적 아우라(spiritual aura)를 위해 중요하다.

왼쪽 채널인 이다는 달의 에너지와 연관이 있다. 이다란 단어는 산스크리트어로 "편안(comfort)"이라는 의미다. 이다는 달 같은 성질 그리고 시원하게 하는 효과와 함께 여성의 에너지를 가지고 있다. 이는 왼쪽 고환에서 왼쪽 콧구멍으로 흐른다.

---

[136] 신성한 힘 권능이라는 문맥에서 힌두교에서 우주 전체를 관통하여 흐르고 있다고 여기는 우주의 활동적인 힘 또는 에너지를 지칭, 철학적 측면에서는 여성의 창조력을 뜻하는 개념,

요가 수행은, 쿤달리니가 일어나는 것을 허용하여 목사(moksha), 해방에 이르기 위하여, 프라나를 중앙의 수슘나 채널로 들어가도록 도와준다. 샤트카르마(shatkarmas)[137]는 나디를 정화시킨다. 반면에 무드라(mudra)[138]는 프라나를 가둔다. 그리고 다른 수행들은 프라나가 이다와 핑갈라 경로들로부터 나오게 한다.

오른쪽 채널인 핑갈라는 태양에너지와 연관이 있다. 핑갈라라는 단어는 산스크리트어로 "오렌지" 또는 "황갈색"을 의미한다. 핑갈라는 태양 같은 성질 그리고 남성적인 에너지를 가지고 있다. 이의 온도는 뜨겁고 오른쪽 고환으로부터 오른쪽 콧구멍으로 흐른다.

요가의 목적은 목사(Moksha), 해방 그리고 사마디(samadhi), 파탄잘리 요가수트라(Patanjalaya yogasastra[139])에 기술된 대로 "요가"의 의미인 통합의 상태에서의 불멸이다. 이것은 활력의 공기, 프라나가 이다와 핑갈라 채널에서 머물게 허용하는, 나디에서의 폐색에 의해서 막혀있다. 그러므로 채널들을 뚫어주는 것이 요가의 중요한 기능이다. 기본적인 정화 또는 사트카르마(satkarmas), 요가의 묵언(seals) 그리고 무드라(mudras), 시각화, 호흡조절 또는 프라나야마, 그리고 만트라의 반복을 포함하는 요가의 모든 수행은 협력하여 프라나가 이다와 핑갈라로부터 중앙의 수슘나 채

---

137 고대 요가 수행자들이 몸을 내부적으로 정화하기 위한 6가지 준비 수행법,
138 인도 무용에서, 무용적 손동작을 일컫는다. 산스크리트어로 '봉인', '동작', '표식'의 의미가 있다.
139 기원전 2세기경 인도의 파탄잘리(Patanjali)가 지은 요가파의 근본 경전. 요가를 통해 삼매와 해탈, 독존에 이르는 수행법을 담았다.

널로 움직이게 한다. 특히 무드라는 다양한 구멍을 폐쇄시켜 프라나를 가두어 수슘나로 향하게 한다. 이것은 쿤달리니를 수슘나 채널로 올라가게 하여 해방으로 이끈다.

전통 동양의학에 기반을 둔 경락시스템에는 프라나와 비슷한 '기'라고 불리는 에너지 개념이 있다. '기'는 나디와 비슷한 기전을 가지는 경락을 통하여 전신을 연결하며 전통적으로 전해 내려오는 구체적인 경락 시스템의 지도와 명칭이 있고 각각의 경락과 경혈의 기능이 달라 사람의 에너지의 흐름에 따라서, 그리고 질병을 가진 환자의 증상에 따라서 침술을 사용하여 기를 보하거나 사한다. 그러나 요가의 프라나 시스템은 이 에너지 신체의 전문가에 의한 시술로서 활력이 증진되는 것이 아니라 각 개인의 요가 수행에 의한다. 동양의 '기'도 전문가에 의한 침술 외에도 다양한 무술들이 있어 개인의 수행에 의해 기가 함양될 수 있다.

차크라(Chakra)

차크라는 비전적 아이디어의 부분이고 그리고 인도 전통에서 나온 생리적인 그리고 정신적인 센터에 대한 개념들이다. 이 시스템은, 하나는 "물리적 신체(스툴라 샤리라)" 그리고 다른 하나는 "미묘한 신체(숙슈마 샤리라)"라고 불리는 "심리학적인, 감정적인, 마음의, 비물리적인" 신체라는 두 평행한 차원에서 동시에 존재한다고 생각한다. 이 미묘한 신체는 에너지이고, 반면에 물리적 신체는 조대한 덩어리 즉 신체이다. 정신(psyche) 또는 마음의 차원은 신체의 차원과 상응하고 상호작용한다. 미묘한 신체는 차크라라고 불리는 정신적 에너지의 결절에 의해서 연결된 나디(에너지 채널)로 구성된다. 미묘한 신체 전체에 걸쳐서 88,000 정도의 차크라를 말하는 광범위한 연구로 성장하였다. 주요 차크라의 수는 여러 전통마다 다양하다. 그러나 일반적으로는 넷에서 일곱이다. 닝마파 밀교(Nyingmapa Vajrayana Buddhist)[140]의 가르침은 여덟 차크라를 언급하고 그리고 이들 각각에 완벽한 요가 시스템이 있다.

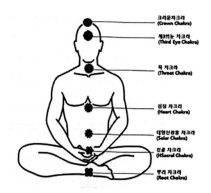

[그림 9] 인체의 일곱 차크라

차크라는 산스크리트어로 '바퀴' 또는 '회전'이라는 의미로 정신적인 힘과 물질적 신체의 기능이 합쳐져 상호작용을 하는 에너지의 중심점이다. 각 차크라를 연결하는 통로인 나디를 통하여 프라나라는 에너지가 움직인다.

---

140 티베트 불교의 한 종파이다. 파드마삼바바의 가르침을 따르며 요가 수련을 중시한다. 밀교 전통을 가장 잘 간직하고 있다.

힌두교와 불교에서 언급된 중요한 차크라는, 밑에서부터 머리까지 척수를 따라, 수직의 채널들로 연결되어 세로로 배열되어 있다. 탄트라의 전통은 다양한 호흡 훈련 또는 스승의 도움을 통하여 이들을 깨우고 활력을 증진시키는 데에 숙달하기 위해 노력한다.

힌두교와 불교에서의 차크라 시스템에 대한 믿음은 침술에서의 중국의 경락 시스템과는 차이가 있다. 중국시스템과는 달리 차크라는, 그 안에서 위치는 있으나 명확한 신경 결절 또는 정확한 물리적 연결이 없는, 미묘한 신체와 연관이 더 많다. 탄트라 시스템은 이것을 지속적으로 존재하는, 정신적 그리고 감정적 에너지와 고도로 연관을 가지고 있고 그리고 그 수단으로 생각하고 있다. 이것은 요가 의식의 유형, 방사하는 내적인 에너지(프라나의 흐름)와 마음-신체 연결에서의 명상적인 상태에서 인식할 수 있다.

이 아이디어들은 힌두교와 불교 전통에서만 특유한 것은 아니다. 비슷한 개념들이 동양과 서양의 다른 문화들에서도 나온다. 그리고 이들은 미묘한 신체, 정신적인 신체, 비전적 해부, 천상의(sidereal) 신체 그리고 에테르 체(etheric body) 등과 같이 다양하게 불리고 있다. 요가와 비전의 전통에 대한 연구로 알려져 있는 종교학 교수인 제프리 사무엘(Geoffrey Samuel)[141]과 제이 존스턴

---

141   영국 카디프대학의 종교학 교수. 티베트의 민속지학적 연구와 다른 요가, 탄트라, 미묘한 신체 같은 인도 종교에 대한 연구를 하였다.

(Jay Johnston)[142]에 따르면,

"소위 '미묘한 신체'에 관련 아이디어들과 수행들은 세계의 많은 지역들에서 존재해왔다. … (중략) 사실상 우리에게 알려져 있는 인간의 모든 문화는, 수면과 꿈같은 경험을 설명하기 위해서, 물리적 신체와는 구분되는 것으로서 어떤 종류의 마음, 정신 또는 영혼이라는 개념을 가지고 있다 (중략) 특히 인도와 탄트라 전통 그리고 비슷한 중국의 수행들에서 발견되는 미묘한 신체 수행의 중요한 부분은, 그것을 통해 일종의 실질이 흐르는 채널들 그리고 이 채널들이 합쳐서 교차점을 이루는 것으로 구성된, 신체의 내적인 '미묘한 생리학(또는 신체-마음 복합체)'의 아이디어가 관여한다. 인도 전통에서는 이 채널들이 나디로 그리고 교차점은 차크라로 알려져 있다." 동북아에서는 경락과 경혈이 여기에 해당된다.

그러면 미묘한 신체의 센터들로 알려진 이 차크라들은 우리의 일상생활에서 어떻게 알 수 있고 어떤 기능들을 하는가? 우리는 감정을 경험할 때 정신적인 생각뿐만 아니라 이에 동반되는 느낌을 가지고 있다. 우리는 무엇을 느끼는가? 우리는 감정에 동반되는 활력에너지의 움직임을 느낀다. 우리는 신체의 어디에서 우리의 감정의 요소를 느끼는가? 지적인 사람이라면 그는 이마 차크라(그림 9의 제3의 눈 차크라)가 있는 머리에서 활력에너지를 느낄 것이다. 우리가 지적이 될 때 활력에너지가 가는 곳이다.

---

142   호주 시드니 대학의 종교학 교수. 미묘한 신체, 종교와 물질문화에 대한 연구를 하였다.

두드러지게 지적인 상황이 아니라면 자신의 에너지를 신체의 다른 곳에서 인지할 것이다. 이곳 중 가장 친밀한 것은 물론 당신이 낭만적인 에너지를 느끼는 곳인 심장 차크라이다. 눈을 감고 처음 사랑에 빠진 것을 알았을 때를 생각하면, 심장 차크라에서 에너지가 솟구치는 것을 느낄 것이다(떨리는, 저리는, 따뜻한 느낌으로). 이것이 사람들이 낭만적인 소설을 읽고 그리고 감상적인 "마음을 따뜻하게 하는" 영화를 보는 이유이다. 이들은(대부분은 여성) 자신의 심장 차크라에 에너지가 솟구쳐 올라오는 것을 좋아한다(이것은 이 경우에 따뜻함으로 느껴진다).

여성과는 대조적으로 남성은 대부분 TV에서, 말할 것도 없이 부정적 감정의 뇌 회로가 관여하는, 성적인 것과 폭력적인 것을 많이 보는 경향이 있다. 이 때 활력에너지는 보다 낮은 차크라로 흘러간다.

우리가 자신에 대해 좋게 느낄 때, 우리는 우리의 배꼽 차크라에서 에너지의 증가를 느낀다. 우리가 불안할 때는 이 차크라에서 에너지가 빠져나가는 것을 느낀다. 에너지가 뿌리 차크라로 들어갈 때 우리는 안정되었다고 느낀다. 그러나 에너지가 여기서 빠져나갈 때, 우리는 공포를 느낀다. 우리가 성적인 것을 느낄 때 에너지는 성 차크라로 간다.

우리가 연설에 대해 신경이 예민할 때, 우리의 목이 마르는 것 같다. 이것은 활력에너지가 목 차크라에서 빠져나오기 때문이다. 한편 당신이 소통이 잘 되면 당신은 목 차크라를 느낀다. 당신은 분위기를 즐기고, 우리 모두 그렇다.

어떤 지적인 것에 몰두하면, 우리의 눈썹이 집중하고 그리고 당신은, 이마 차크라가 있는 위치인, 눈썹의 중간 지점에 열감을 느낄 수 있다. 이 바로 뒤에는 우리의 지적인 생각이 처리되는 전두엽이다. 요약하면 차크라는, 우리가 느낌을 경험할 때 활력에너지가 모여 있는 것을 느끼는, 우리의 물리적 신체에서의 위치다.

그림 9에서의 차크라의 위치들을 보면 각 차크라가 우리 신체의 하나 또는 그 이상의 중요한 기관 근처에 놓여있는 것을 알 것이다. 이것은 수천 년 전부터 알려져 있었다. 그리고 이것은 차크라의 과학적 이해를 향한 단서가 된다. 활력적 신체 전형적인 장들은 기관의 기능들을 조절하는 소프트웨어의 후생적 프로그램을 제공한다. 이런 식으로 기관들은 신체의 유지 또는 재생 같은 활력적 신체의 기능을 수행한다.

차크라들은, 의식이 소프트웨어 프로그램이 작동하는 과정에서 활력적인 것과 신체적인 것을 동시에 현실화하는, 기관들의 기능이 일어나는, 연관된 전형적인 장이 움직이는 그리고 당신이 활력에너지의 형태에서 그 움직임을 느끼는, 당신의 물리적 신체에 있는 장소들이다.

활력적 기능과 이에 대응하는 신체 기관 그리고 연관된 느낌을 차크라 별로 기술하면 다음과 같다.

뿌리 차크라의 활력체 기능은, 이화작용이라고 불리는 신체 유지의 중요한 요소인 배설이다. 이 기능을 나타내는 기관은 신장, 방광, 대장, 직장, 항문 그리고 아주 중요한 것으로 부신

(adrenal gland)이 있다. 이 차크라에서의 느낌은 에너지가 들어올 때는 고착과 생존을 위한 공격의 (이기적인) 느낌이고 에너지가 빠져나갈 때는 두려움이다. 진화를 통해서, 이 차크라의 통제는, 공포(도피) 또는 용기 그리고 공격성(싸움) 반응을 주는 대뇌의 편도(amygdala)로 넘어가 있다.

천골 차크라(성 차크라(The Sex chakra)) 활력체의 기능은 번식이다. 생식기관은 자궁, 난소, 전립선 그리고 고환 등이고 그리고 이들과 연관된 신체적 소프트웨어는 생식기능의 신체적 표현이다. 이의 느낌들은 에너지가 들어올 때는 성생활과 성관계이고 에너지가 나갈 때는 (채워지지 않은) 성욕의 느낌이다. 대뇌의 진화 후에는 이것의 통제는 역시 편도에서 한다.

배꼽 차크라 활력체의 기능은 유지(이화작용)이고 그리고 기관의 표현은 소장, 담낭, 그리고 췌장이다. 이 차크라에서의 에너지의 급증은 긍지의 느낌이다. 에너지가 빠져나가면 느낌은 분노, 가치 없음, 분개 등이 된다. 이들 부정적 감정 역시 뇌의 편도에서 조절된다.

심장 차크라 활력체의 기능은 자기-구별(나와 내가 아닌 것과의 구별)이다. 주 된 기관은, 나와 내가 아닌 것을 구별하는 일을 하는 흉선과 면역 시스템이다. 여기서 에너지가 들어올 때 우리는 낭만을 느낀다. 에너지가 빠져나가면 상실, 슬픔, 상처 그리고 또한 시기심을 느낀다. 우리가 이끌리는 상대방을 만날 때 왜 심장 차크라에서 낭만을 느끼는가? 이제 "나"가 그 상대방을 포함하도록 확장되었기 때문이다. 이 차크라에 있는 흉선은 면역 시스템의 부분이다. 그리고 이 기관의 기능은 나와 내가 아닌 것을 구분하는 것이다. 이 구별을 하지 않아 구분이 없어지면 "당신은 나의 것"이 되어 낭만적인 사랑이 된다. 낭만적인 사랑은 아직도 나-지향적인 것이다. 상대방이 나의 것이기 때문에 나에게 중요한 것이다. 이 느낌들은, 수천 년 동안 진화를 통해서 조건화된, 활력에너지의 조건화된 움직임이다. 자기-구분이 누구한테나 확장될 때, 모든 사람이 "나의 가족"일 때, 심장 차크라는 누구에게나 열리게 되고 그리고 우리는, 신비가들이 아가페 또는 연민이라고 말하는, 보편적인, 무조건적인 사랑을 느낀다. 차크라가 열리는 것은, 애벌레가 나비가 되는 것 같이, 연관된 기관의 새로운 보다 높은 생물학적 기능의 활성에 신호를 준다. 이때 DNA는 변하지 않는다. 그러나 새로운 유전자가 새로운 단백질을 만들기 위해 활성화된다.

목 차크라의 활력적 기능은 자기표현이다. 기관의 표현은 폐, 목구멍 그리고 언어기관, 청각기관들 그리고 갑상선이다. 연관된 느낌들은, 에너지가 들어올 때는 자유의 기쁨(표현의)이고, 에너지가 나갈 때는 욕구불만이다(당신은, 진정한 자유는 선택의 자유이지만, 우리 문화에서 표현의 자유는 중요하게 인식되고 있다).

제3의 눈 차크라(이마 차크라(The Brow chakra))의 초기의 활력적 기능은, 이마 바로 뒤에 있는 전전두엽 기관의, 합리적인 사고이다. 연관된 느낌들은 이해의 명료성(에너지가 들어올 때)과 혼란(에너지가 감소할 때)이다. 이 차크라가 더 열리면, 당신에게 이끌리는 원형(archetype)과 연관된 직관적인 에너지가 이동하는 차크라가 된다. 이것이 이 차크라가 제3의 눈 또는 직관의 눈으로 불리는 이유이다. 원형의 탐구에 연관된 느낌은 만족(에너지를 얻을 때) 그리고 절망(에너지가 고갈되었을 때)이다.

크라운(왕관) 차크라의 활력적 기능은 신체에 대한 지식이고 이를 위한 신체적 기관은 대뇌의 두정엽(parietal lobe)이다.

중요한 의미가 있는 것은 각 차크라에 연관된 내분비선이 있다는 사실이다. 내분비선은 보다 낮은 차크라를 통해서 뇌와 소통한다. 이런 식으로 자율신경계뿐만 아니라 이 "정신-신경-면역 시스템" 연결을 통하여, 뇌가 낮은 차크라를 통해서 활력에너지를 통제한다.

인도에서는, 산스크리트어로 프라나(prana)라고 부르는, 활력에너지의 움직임을 연구하는 데에 두 가지 고대의 접근방법이 있다. 아유르베다(Ayurveda) 접근방법의 강조는 치유다. 반면에 차크라와 나디(nadis, 동양의학의 경략의 개념)의 아유르베다 아이디어와 함께 얽히게 되는, 탄트라(tantra)의 강조는 정신적인 깨어남이다.

쿤달리니(Kundalini)

힌두철학에서, 쿤달리니('coiled snake')는 신성한 여성적인 에너지(또는 샥티)의 형태로 척수의 밑바닥에 있는 뿌리 차크라인 물라다라(Muladhara) 차크라[143](뿌리 차크라)에 놓여있다고 믿어지고 있다. 이는 이것이 신성한 여성성 또는 여신의 형체 없는 측면과 연관된 힘이라고 믿는, 사이바 탄트라(Śhaiva Tantra)[144]의 중요한 개념이다. 신체 내에 있는 이 에너지는, 탄트라의 수행에 의해서 배양되고 깨어나면, 정신적인 해방으로 이끈다고 믿어지고 있다. 쿤달리니는, 샥티즘(Shaktism)에서 지고의 존재인 그리고 여신 바이라비(Bhairavi) 그리고 쿠지카(Kubjika)와 함께, 파르바티(Parvati) 또는 아디 파라샥티(Adi Parashakti)와 연관되어 있다. 이와 함께 연관된 수행을 따라, 이 용어는 9세기에 하타 요가에 채택되었다. 그 이후에 현대의 영성과 뉴에이지 사상과 마찬가지로 힌두 철학의 다른 형태에도 채택되었다.

쿤달리니의 깨어남은 다양한 방법으로 일어난다. 요가의 많은 시스템은 명상, 프라나야마 호흡, 아사나의 수행과 만트라의 노래 등을 통하여 쿤달리니의 깨움에 집중한다. 쿤달리니 요가는 샥티즘 그리고 힌두철학의 탄트라 학파의 영향을 받았다. 쿤달리니 경험은 자주 척수를 따라 올라가는 전류의 뚜렷한 느낌으

---

143 척추의 기저에 있는 차크라로, 이다, 핑갈라, 슉수마의 세 나디가 상향 운동을 시작하는 곳이다.

144 시바(Shiva)와 그 아내 프라바티(Pravati)의 대화 형식으로 기록되어 있는 탄트라 문헌.

로 보고되고 있다.

디바인 라이프 소사이어티(Divine Life Society)의 스와미 시바난다 사라스와티(Swami Sivananda Saraswati)[145]는 그의 저서『쿤달리니 요가(Kundalini Yoga)』에서, "열망하는 자의 정신적인 눈앞에 오감을 초월하는 시야가 나타난다. 믿을 수 없는 경이로움과 매력 있는 새로운 세계가 요기 자신 앞에 펼쳐진다. 차원을 지나면서 그들의 존재와 장엄함을 수행자에게 드러내고, 쿤달리니가 차크라를 계속 통과할 때 이들을 그들의 모든 영광에서 꽃피게 하면서, 요기는 점점 더 높은 단계의 신성한 지식, 힘 그리고 지복을 얻는다"고 말했다.

요가의 구루는 쿤달리니가 샥티팟(shaktipat: 구루 또는 스승에 의한 정신적인 전달) 또는는 요가 또는 명상 같은 정신적 수행에 의해서 깨워질 수 있다고 말한다.

쿤달리니를 깨우는 접근에는 크게 능동적 그리고 수동적의 두 가지 접근이 있다. 능동적 접근은 체계적인 신체적 훈련 그리고 집중, 시각화, 프라나야마(호흡기법) 등의 기법 그리고 통달한 스승의 지도하에서의 명상 등이다. 이 기법들은 요가의 주요 분파들, 크리야(kriya)요가[146] 그리고 쿤달리니 기법을 강조하는 쿤달리니 요가 같은 특정한 형태의 요가로부터 온다. 수동적 접근은

---

145 요가 구루이며 힌두의 정신적 스승. 타밀나두 태생이며 "Divine Life Society(DLS)" (1936), "Yoga-Vedanta Forest Academy(1948)"을 창립하였다.

146 Mahavatar Babaji를 시조로 Paramhansa Yogananda가 발달시킨 하는 척추에 있는 깊은 정신적 에너지에 직접 작용하는 효율적인 기법으로 포괄적인 정신적 경로로 진행한다.

능동적으로 쿤달리니를 깨우려고 노력하는 대신에, 여기서는 모든 깨움으로 가는 모든 방해를 그대로 두는 항복의 경로이다. 수동적 접근의 주된 부분은 개인의 쿤달리니가 스승을 비롯한 이미 경험을 가지고 있는 다른 사람에 의해서 깨어나는 샥티팟이다. 샥티팟은 오직 일시적으로만 쿤달리니를 깨우나 제자에게 기본으로서 사용하는 경험을 제공할 수 있다.

쿤달리니의 개념을 서양 세계에 가져오는 데에 도움을 준 12세기의 요기이자 신비가인 고피 크리슈나(Gopi Krishna)는 다음과 같이 말했다.

"고대의 저술가들이 말했던 것처럼, 활력의 힘 또는 프라나는 전체 우주인 대우주와 인간의 신체인 소우주 모두에 퍼져있다…. 원자는 이들 둘에 모두 포함되어 있다. 프라나는 지구의 생명의 현상 그리고 우주에 있는 다른 행성들에서의 생명의 원인이 되는 생명-에너지이다. 이의 보편적인 측면에서 프라나는 비물질이다. 그러나 인간의 신체에서, 프라나는 미세한 생화학물질을 만드는데, 이것이 전 생명체에서 작용하고 그리고 신경계와 뇌에서의 활동의 주체가 되는 것이다. 뇌는 오직 프라나 때문에 살아있는 것이다. 깨달은 사람의 특징에서 가장 중요한 심리학적 변화는 그 사람이 덜 자아적이고, 폭력과 공격성 또는 거짓의 경향이 없어져 자비롭고 초연한 것이 될 것이다. 깨어 있는 생명 에너지는 도덕의 어머니이다. 모든 도덕성은 이 깨어 있는 에너지에서 나오기 때문이다. 아주 초기에서부터 인간에서 도덕의 개념을 만들은 진화의 에너지가 있어왔다."

쿤달리니는 보다 높은 신체의 잠재적인 힘이다. 깨어나면 이
는 여섯 차크라들 또는 기능적 센터를 관통하고 그리고 이들을
활성화시킨다. 쿤달리니의 깨어남은 대상이 누구든지 대가(스
승)의 도움 없이는 경로에서 아주 멀리까지 데려갈 수는 없다.
그리고 아직 분별이 없고 미성숙한 그런 깨어남은 힘의 오용과
함께 자기-기만의 위험으로 차 있게 된다. 쿤달리니는 인간이 의
식적으로 더 낮은 차원을 건너서 결국에는 자신이 그의 일부인
그리고 또한 때로는 쿤달리니로 묘사되기도 하는, 우주의 힘에
합쳐진다. 중요한 점은 깨어난 쿤달리니는 오직 특정한 정도까
지만 도움이 될 뿐이다. 그 후에는 더 이상의 진전을 보장할 수
없다. 완벽한 대가의 은총 없이는 할 수 없는 것이다.

쉬브 알 자와르(Shiv R. Jhawar)[147]는 자신의 책『고귀한 세
상 만들기(Building a Noble World)』에서, 1974년 9월 16일 시카
고의 레이크 포인트 타워(Lake Point Tower)에서 열린 묵타난다
(Muktananda)[148]의 대중 프로그램에서 자신의 샥티팟 경험을 다음
과 같이 묘사하고 있다.

---

147 인도 출신 미국 작가, 기업가. 개인의 변환을 증진시키기 위해 비영리기구인 "Noble
World Foundation"를 창립하였다.
148 인도 출신으로 15세에 출가하여 히말라야로 들어가 수도승이 되었다. 스승인 바가반
니티아난다로부터 전수받고 깨달음에 도달한 후 "당신은 어디로 가고 있는가?" 등의 많
은 저서가 있다.

"바바(Baba, 스와미 묵티난다)는 막 개회사와 함께 연설을 시작하였다. '오늘의 주제는 명상이다. 문제의 핵심은, 우리가 무엇을 명상하는 것인가?'이다. 연설을 계속하면서 바바는 옴 나마 시바야(Om Namah Shivaya)[149]을 반복할 때 쿤달리니가 춤추기 시작한다. 이것을 들으면서, 나는 마음으로 만트라를 반복했다. 나는 나의 호흡이 점점 무거워지는 것에 주목했다. 갑자기 나는 내 안에서 힘이 올라오는 커다란 충격을 느꼈다. 이 올라오는 쿤달리니 힘의 강도는 아주 엄청나서 내 몸이 약간 들리고 통로에 털썩 주저앉았다. 내 안경이 날아갔다. 내가 눈을 감고 거기에 앉아있을 때, 나는 찬란한 하얀 빛이 지속적으로 내 안에서 분출되는 것을 볼 수 있었다. 그 찬란함에서 이 빛들은 태양보다도 밝았으나 열은 전혀 없었다. 나는 "내"가 언제나 있었고, 그리고 영원히 있을 것이라는 것을 깨닫는 '내가 있는(I am)' 무념무상의 상태를 경험하고 있었다. 바로 그때 외적으로는 바바가 강단에서, '나는 아무것도 안 했다. 에너지가 누군가를 사로잡았다'라고 소리쳤다. 바바는 내 안에서 쿤달리니의 극적인 깨어남이 청중 중의 일부 사람들을 두렵게 했다는 것을 알아챘다. 그래서 그는 '놀라지 말라. 때로는 쿤달리니는 그 사람의 유형에 따라 이런 식으로 깨어나기도 한다'고 말했다."

쿤달리니의 깨어남은 그 사람이 준비가 되어있을 때도 또는 준비가 되어있지 않을 때도 일어날 수 있다. 힌두 전통에 따르면

---

149 만트라의 하나로 "나쁜 일을 시바신이 파괴해주기를"이라는 뜻이다.

이 정신적 에너지를 통합시킬 수 있게 하기 위해서는 사전에 신체와 신경계의 주의 깊은 정화와 강화의 기간이 필요하다. 요가와 탄트라는 쿤달리니가 구루(스승)에 의해 깨어날 수 있으나 신체와 정신이, 프라나야마 또는 호흡 조절, 신체적 훈련, 시각화 그리고 찬팅(chanting) 같은 요가의 금욕상태에 의해서 준비되어 있어야만 한다. 제자들은 열린 마음의 태도에서 경로를 따르기를 조언 받는다.

전통적으로 많은 사람은 규칙적인 명상, 만트라 찬팅, 정신적 공부 그리고 쿤달리니 요가 같은 신체의 아사나(asanas)[150] 수행과 함께 그들의 휴면상태에 있는 쿤달리니를 깨우기 위하여 인도에 있는 아시람(ashram)을 방문했다.

데이비드 이스트먼(David Eastman)[151]은 요가 학술지에서 쿤달리니는 또한 명백한 이유 없이 저절로 또는 사고, 근사체험, 분만, 정서적 외상, 극단적인 정신적 스트레스 등등에 의해 촉발되어서 깨어날 수도 있다고 말한다. 일부 출처들은 자연적인 깨어남을 "신의 은총"의 결과라고 하기도 하고 또는 과거의 생에서의 정신적 수행의 결과라고도 한다. 준비되어있지 않거나 또는 훌륭한 스승의 도움 없이 자연적으로 깨어나는 것은 "쿤달리니 위기(Kundalini crisis)", "정신적인 긴급(spiritual emergency)" 또는 "쿤달

---

150 요가의 체위, 또는 요가 자세다. 인도어의 원뜻은 "앉다"라는 뜻이다. 요가 수트라의 8단계 중 3단계 수행법이다. 서양에서 말하는 자세 위주의 요가는 사실은 아사나다.
151 미국 오하이오 웨슬리안대학 종교학 교수. 요가에서의 쿤달리니 깨움 연구 논문들을 발표하였다.

리니 증후군(Kundalini syndrome)"으로서 부르는 경험이 될 수 있다. 증상들은 쿤달리니 깨어남과 비슷하다고 하는데, 불쾌하고 압도적인 또는 통제 불가능한 것으로서의 경험이다. 불쾌한 부작용들은 수행자가 경건하지 않거나 또는 좁은 이기적인 태도로 쿤달리니에 접근할 때 일어난다고 한다. 쿤달리니는 우리 자신을 왜소하게 만드는 고도의 창조적인 지능으로 묘사되어 왔다. 그러므로 쿤달리니의 깨어남은 포기가 필요하다. 이것은 자아에 의해서 조작될 수 있는 에너지가 아니다.

요기들에 의하면, 척수의 중앙을 따라 달리는 나디인 수슘나(Sushumnâ)라는 빈 관 가장 아래 끝에 요기들이 "쿤달리니의 연꽃"이라고 불리는 것이 있다. 그들은 이것을 삼각형의 형태로 묘사되고, 그 안에는 요기들의 상징적인 언어로 쿤달리니라고 불리는 감겨진 힘이 있다. 이 쿤달리니가 깨어나면, 이는 이 속이 빈 관을 통해 뚫고 나가려고 한다. 그리고 이것이 마음이 한 단계 한 단계 올라가면서, 말하자면, 겹겹이 있는 마음이 열리게 되고 그리고 다른 버전의 그리고 놀랄 만한 힘이 요기에게 온다. 이것이 뇌에 이르면 요기는 완전히 마음과 신체로부터 분리되고 영혼은 자유를 얻는다.

파라마한사 요가난다(Paramahansa Yogananda)[152]는 또한 다음과 같이 말한다.

---

152 인도의 수도사, 요기, 구루, 인도의 자기실현 펠로우쉽(SRF)/요고다 삿상가 협회(YSS)를 통해 명상과 크리야 요가의 가르침을 대중에게 전파했다.

"요기는 지능, 마음 그리고 생명의 힘의 불빛을, 미골 신경총에 있는 쿤달리니의 나선형의 경로인, 비밀의 별의 통로를 통하여 안으로 바꾼다. 그리고 천골, 요골 그리고 상부 배측 경추 그리고 연수 신경총[153](medullary plexuses), 그리고 양 눈썹 사이에 있는 지점인 정신적인 눈을 통하여 마지막으로 뇌에 있는 최상의 센터(Sahasrara)(크라운 차크라)에서 영혼의 존재를 드러내도록 위를 향해 경로를 바꾼다."

쿤달리니에 대한 인식은 스위스의 정신과 의사이자 정신분석가인 칼 융 박사의 관심에 의해서 강화되었다. 1932년 취리히(Zurich)의 심리 클럽에서 있었던 쿤달리니 요가에 대한 칼 융의 세미나는 동양의 사고에 대한 그리고 내적인 경험의 상징적인 변환에 대한 심리학적 이해의 이정표로서 널리 받아 들여졌다. 쿤달리니 요가는 융에게 보다 높은 의식의 발달 단계를 위한 모델을 보여주었다. 그리고 그는 이의 상징들을, 대체 종교 그리고 심리학적 탐구에의 새로운 세대의 관심을 향한 민감성을 가지고, 개별화(individuation)의 과정에 관한 것으로 해석하였다.

융의 저서 『쿤달리니 요가의 심리학(The Psychology of Kundalini Yoga)』에 대한 소개에서, 소누 삼다사니(Sonu Shamdasani)[154]는 "심

---

153 신경근 또는 말초신경이 복잡하게 문합해서 형성하는 신경섬유의 집합.
154 영국 런던대학의 정신과 심리학 교수. 칼 융에 대한 연구와 "Red Book" 등의 저서가 있다.

층심리학의 출현은 역사적으로 요가 문헌들의 번역 그리고 광범위한 보급과 병행한다. 치료적 수행의 변환적인 잠재력에 근거한 내적인 경험의 시도를 발달시키려는 심층심리학은 서양적 사고의 좁은 한계로부터 해방을 찾는다. '이론'과 '수행' 모두에서의 비슷한 설정이, 서양 사고에서의 속박과는 독립적으로 발달했던 요가 문헌들에 체현되어 있다. 심리요법 기관들에 의해서 채택된 초기의 구조들이 요가의 그것과 근사한 사회적 조직들을 가져왔다. 이렇게 하여 비교심리학의 새로운 형태의 기회가 열렸다.

칼 융에 의하면 "쿤달리니 개념은 우리에게 무의식에 대한 우리의 경험을 묘사하는 유일한 것일 수 있다." 융은 쿤달리니 시스템을 상징적으로 의식과 무의식 과정 사이의 역동적 움직임을 이해하는 한 방법으로서 사용하였다.

삼다사니에 따르면 융은 쿤달리니 요가의 상징성은 환자들이 때때로 보이는, 실제로 쿤달리니의 깨어남으로부터의 결과인 이상한 증후군들을 말한다고 주장했다. 그는 그런 상징성에 대한 지식은, 그렇지 않으면 질병 과정의 의미 없는 부산물로서 보여질 수 있는 것을 의미 있는 상징적인 과정으로서 이해되도록 할 수 있다고 주장했다. 그리고 종종 증상들의 특수한 신체적 위치를 설명했다.

동양의 정신적 수행의 대중화는 서양에서의 심리학적 문제들과 연관이 있다. 정신의학 문헌은, "1960년대에 동양의 정신적 수행의 유입 그리고 명상이 대중적이 된 이래, 많은 사람들이 강도 높은 정신적 수행을 하는 동안에 또는 자연적으로 다양한 심리적 어려움을 경험하고 있다"고 지적한다. 강도 높은 정신적 수행에 연관된 심리적 어려움중에서, 우리는 "쿤달리니 깨어남", "요가의 전통에서 기술한 복합적인 신체-심리 정신적 변환적인 과정"들을 발견한다. 초개인 심리학, 그리고 근사체험 연구자들은 쿤달리니의 개념과 연관된 때로는 쿤달리니 증후군이라고 불리는, 감각, 운동, 정신적 그리고 정서적 증상들의 복합적인 패턴들을 기술하고 있다.

쿤달리니 깨어남에 연관된 정신적 위기 사이의 판별은 이런 정신적 문화에 친숙하지 않은 정신과의사들에 의해 급성 정신적 병세로 보여 질 수도 있다. 특정한 요가 수행에서 나타나는 P300파[155]의 진폭의 증가라는 생물학적 변화는 급성 정신증에 의한 것처럼 보일 수 있는 것이다. 현대의학에서는 요가 기법에 의한 생물학적 변화가 그런 반응을 보이는 것에 대해 일종의 경고로서 생각될 수도 있다. 일부 현대의 실험연구는 쿤달리니 수행의 기전과 빌헬름 라이히와 그 동료들의 아이디어 사이의 연결을 찾고 있다.

프라나를 축적하고 확장하는 그리고 작용하게 하는 다양한 기법을 프라나야마라고 한다. 프라나야마는 요가에서의 다음과 같은 여덟 과정 중의 네 번째 과정에 해당된다.

---

155 외부에서 자극이 주어지고 뇌에서 300ms만에 발생되는 유발전위로 여러 가지 심리적인 증상과 뇌의 기능 그리고 거짓말 탐지 수법 등으로 이용되고 있다.

즉 1) 야마(Yamas): 비폭력, 진실, 훔치지 않기, 자제, 무욕의 다섯 가지를 준수하는 것 2) 니야마(Niyamas): 청결, 만족, 정신적 금욕, 경전의 공부, 신에 대한 복종의 다섯 가지 정신적 그리고 자기훈련의 준수 3) 아사나(Asana): 신체 자세, 원래는 명상만을 위한 것이었는데, 최근에는 모든 요가 수행이 포함하여 적용한다. 일반적으로 서구인들에 의해서 요가라고 일컬어지는 것 4) 프라나마야(Pranamaya): 호흡 훈련에 의한 활력((vital life force)의 증진, 5) 프라티야하라(Pratyahara): 외부로부터의 감각의 제거 6) 드하라나(Dharana): 정신 집중과 마음에의 집중 7) 드야나(Dhyana): 명상과 한 점에의 집중 8) 사마디(Samadhi): 해방 또는 신성과의 합일이라는 여덟 과정 중의 하나로서 특수하고 종종 복잡한 호흡조절 기법의 수행이다. 프라나의 역동학과 법칙은 프라나에 정통하기 위해 체계적인 프라나야마 수행을 통해 이해된다.

프라나의 더 큰 움직임을 허용하여 나디들을 정화하기 위해 많은 프라나야마 기법이 고안되었다. 사마디를 위해서 호흡을 멈추거나 또는 수행자의 미묘한 신체 또는 물리적 신체에서 특별한 부위에 대한 인식을 가져오기 위해서 다른 기법들이 이용될 수도 있다. 프라나야마의 신체적인 목적은 질병으로부터의 회복 또는 건강의 유지일 수 있고, 반면에 정신적인 목적은 정신적 장애를 제거하고 마음을 명상에 집중하기 위한 것이다.

영혼(Soul)

　많은 종교적 그리고 철학적 전통에서는 영혼이 "인간존재의 비물질적 측면 또는 본질"이라고 생각한다. 유대교에서 그리고 일부 기독교 교단에서는 오직 인간만이 불멸의 영혼을 가지고 있다고 생각한다. 예를 들면 아리스토텔레스(Aristoteles)[156]의 『영혼에 대하여(On the Soul)』에서 직접적으로 빌려온 토마스 아퀴나스(Thomas Aquinas)[157]는 모든 생명체에 "영혼(anima)"이 있다고 하였으나 오직 인간의 영혼만이 불멸이라고 주장하였다. 다른 종교들(가장 현저한 것은 힌두교와 자이나교)은 가장 작은 박테리아부터 가장 큰 포유동물까지 살아 있는 모든 것은 영혼 자체(Atman, Jiva)들이고 그리고 이 세계에서 자신들의 물리적 대표(신체)을 가지고 있다고 한다. 실제의 자신은 영혼이다. 반면에 신체는 그 생명의 카르마를 경험하는 기전일 뿐이다. 일부는 비생물학적 실체(강과 산 같은)도 영혼을 가지고 있다고 가르친다. 이 믿음을 물활론(self-conscious identity)이라고 한다.

　기독교 종말신학에 따르면 사람이 죽으면 영혼은 신에 의해서 심판받고 부활을 기다리면서 천국 또는 지옥으로 가는 것이 결정된다. 기독교의 가장 오래된 교단 중의 하나인 가톨릭교회와

---

[156] 기원전 4세기그리스의 철학자, 박식가. 플라톤의 제자이며, 알렉산드로스 대왕의 스승이다. 물리학, 형이상학, 생물학, 논리학, 수사, 정치, 윤리학, 도덕 과학 등 다양한 주제로 책을 저술하였다.

[157] 13세기 서방교회의 신학자이자 스콜라 철학자. 자연신학의 선구자이며 서방교회에서 철학적 전통으로 자리 잡고 있는 토마스 학파의 아버지.

동방정교회는 많은 개신교 교파와 마찬가지로 이 관점을 고수하고 있고, 일부 개신교 기독교인들은 영혼을 "생명"으로서 이해한다. 그리고 죽은 사람은 부활 후까지 의식적인 존재가 아니라고 믿는다(기독교 조건론(Christian conditionalism)). 일부 개신교 기독교인들은 옳지 않은 영혼과 신체들은 영원히 고통을 당하기보다는 지옥에서 파괴될 것이라고 믿는다(영혼절멸설(annihilationism)).

"영혼의 기원"은 기독교에서 복잡한 문제를 제공하고 있다. 제안된 주요 이론은 영혼창조설, 영혼출생설 그리고 선재론(pre-existence)들을 포함하고 있다. 영혼창조설에 따르면, 수태한 때 또는 얼마 후에 신이 각 개인의 영혼을 직접 만든다. 영혼출생설에 따르면 영혼은 자연발생적으로 부모로부터 온다. 선재론에 따르면 영혼은 수태 이전부터 존재하고 있었다. 인간의 배아가 수태 시부터 영혼을 가지고 있는지 또는 수태와 출생 사이에 태아가 영혼, 의식 그리고/또는 인간성을 취득하는 어떤 시점이 있는지에 대해 다른 의견들이 있어왔다. 이 질문에 대한 입장은 낙태 등의 도덕성의 판단에서 중요한 역할을 할 수 있다.

서양 기독교 초기의 가장 영향력 있는 사상가 중의 한 명인, 아우구스티누스(Augustine)[158]는 영혼을 "신체를 지배하도록 적응된, 이성을 타고난 특수한 실질(substance)"이라고 기술하였다. 일부 기독교인들은 인간이 신체(soma), 영혼(psyche), 그리고 정신

---

[158] 초대 그리스도교 교회가 낳은 위대한 철학자이자 사상가. 고대문화 최후의 위인이었고, 중세의 새로운 문화를 탄생하게 한 선구자. "고백록"을 저술하였다.

(pneuma)으로 구성되어 있다고 특징짓는 삼분론적 관점을 옹호한다. 그러나 현대 성서학자들은 영혼과 정신은 성경에서 구분되지 않고 사용되고 있다고 하여 각 인간은 신체와 영혼으로 구성되어 있다는 관점인 이분법을 주장하기도 한다.

가톨릭교회의 현재 교리문답은 영혼이라는 용어에 대해 다음과 같이 말한다.

"사람에서 가장 위대한 가치가 있으며 특히 그 자체가 신의 이미지인 가장 내적인 측면을 말하며, '영혼'은 인간에서의 정신적인 원리를 의미한다. 살아 있는 그리고 죽은 모든 영혼은 그가 지구로 돌아올 때 예수 그리스도의 심판을 받을 것이다." 가톨릭교회는 각 개별 영혼의 존재는 전적으로 신에 의존하는 것이라고 가르친다.

개신교는 일반적으로 영혼의 존재와 불멸성을 믿는다. 그러나 사후세계의 측면이 의미하는 것에서 두 큰 진영으로 나뉜다. 존 캘빈(John Calvin)[159]을 따르는 일부는 죽음 이후에도 영혼은 의식으로서 지속된다고 믿는다. 마틴 루터(Martin Luther)[160]를 따르는 다른 사람들은 영혼은 신체와 함께 죽고 그리고 죽은 자들이 부활할 때까지 무의식(수면)으로 있다고 믿는다.

힌두교에서 아트만(Ātman)은 내적인 자신 또는 영혼을 의미하

---

[159] 종교 개혁을 이끈 프랑스 출신의 개혁주의 신학자. 하나님의 절대주권을 강조하고 구원은 전적으로 하나님에 의해 주어지는 은혜를 강조하였다.

[160] 로마 가톨릭교회의 부패에 반기를 든 독일의 종교개혁자. 가톨릭교회의 교리와 폐쇄성에 의문을 제기하고 성경을 통한 하나님과의 직접적인 접촉과 하나님의 구원을 설파하였다.

는 산스크리트 단어이다. 힌두철학에서 특히 힌두의 베단타학파에서 아트만은 현상과의 동일성을 넘는 개인의 진실한 자신, 개인의 진수인 첫 번째 원리이다. 해방(moksha)를 얻기 위해서는, 인간은 자기-이해(atma jnana)를 얻어야만 한다. 이것은 아드바이타 베단타(Advaita Vedanta)에 의하면 사람의 진정한 자신(Ātman)은 초월적인 자신인 브라만(Brahman)과 동일하다는 것을 깨닫는 것이다. 힌두교의 여섯 정통학파는 모두 아트만(Atman)이 있다는 것을 믿는다.

힌두교와 자이나교에서, 지바(Jiva)는 살아 있는 존재 또는 생명력으로 가득 찬 실체이다. 지바의 개념은 힌두교에서의 아트만과 비슷하다. 힌두 전통에는 이 두 개념 사이를 구별하는데, 지바는 개별적인 자신이고 반면에 아트만은 살아 있는 모든 존재 그리고 형이상학적 브라만으로서 모든 다른 것에 있는, 보편적인 변하지 않는 자신으로 생각한다. 후자는 때로는 지바-아트만(jiva-atman: 살아 있는 신체에 있는 영혼)으로 말해지기도 한다.

이슬람의 성서인 코란(Quran)[161]은 영혼에 대해 말할 때, 히브리어의 네페쉬(nefesh) 그리고 루아흐(ruach)와 어원이 같은 루흐(rūḥ: 정신, 의식, 영(pneuma) 또는 영혼으로 번역)와 나프스(nafs) (자신, 자아, 프시케(psyche) 또는 영혼으로 번역)의 두 단어를 사용한다. 이두 용어는, 루흐(rūḥ)는 신성의 정신 또는 생명의 숨결을 나타내

---

161 아라비아 어로 씌어진 이슬람교 경전이다. 20년에 걸쳐 알라(유일신)가 천사 가브리엘을 통해 무하마드(마호메트)에게 하늘에 있는 '경전의 모체'로부터 들려주었다는 계시를 기록한 것이다.

는 데에 더 자주 사용하고 반면에 나프스(nafs)는 그 사람의 기질 또는 특성을 가리키기는 하지만, 바꿔서 쓰기도 한다. 이슬람 철학에서 불멸의 rūḥ는, 생애를 사는 데에 필요한 일시적인 욕망과 지각으로 구성되고 불멸이 아닌 나프스를 태운다.

유대교에서는 영혼은 창세기에서 언급했던 것처럼 주(Lord)이신 신이 땅의 흙으로 인간을 만들었고, 그의 코에 생명의 숨을 불어넣었다. 그리고 인간은 살아있는 존재가 되었다.

헬레나 블라바츠키(Helena Blavatsky)[162]의 신지학에서는, 영혼은 소위 초자연 또는 심령 현상들(초감각적 지각, 유체이탈경험 등) 뿐만 아니라, 우리의 심리학적 활동(생각, 감정, 기억, 욕망, 의지 등등)의 운동장이다. 그러나 영혼은 가장 높은 것은 아니고 인간 존재의 중간 차원이다. 영혼보다 높은 것은 정신인데, 이것은 진정한 자신이라고 생각되고, 우리가 좋은 것으로 생각하는 행복, 지혜, 사랑, 연민, 조화, 평화 등 모든 것의 원천이다. 정신이 영원하고 부패하지 않는 반면 영혼은 그렇지 않다. 영혼은 물질적 신체와 정신적 자신 사이의 연결로서 행동한다. 그러므로 이 둘의 일부 특성을 공유한다. 영혼은 선과 악의 "전쟁터"가 되어, 정신적 영역을 향하거나 물질적 영역을 향하여 이끌린다. 영혼이 정신적인 영역을 향해 이끌리고 그리고 자신과 합칠 때만이 영원하고 신성하게 된다.

---

[162] 우크라이나 출신 제정 러시아의 신비 사상가, 철학자, 신지학 협회의 창시자. 현재의 오컬트 문화를 정립하였으며, "비밀교의", "베일 벗은 이시스" 등의 저서가 있다.

과학적 심리학은 영혼의 존재의 가능성은 인정하면서도 이의 존재를 진정하게 받아들이지는 않고 연구의 대상으로 삼는다. 줄리엔 무솔리노(Julien Musolino)[163]에 따르면 거의 대부분의 과학 자들은 마음은, 우주의 다른 객체들과 같은 물리법칙에서 작용하는 복합적인 기계 같은 것이라고 생각한다. 무솔리노에 의하면 현재 영혼의 존재를 지지하는 과학적 증거는 없다.

그러나 영혼의 탐색은 인체의 특히 심혈관 그리고 신경학의 분야에서 해부학과 생리학의 이해를 깊게 하는 수단이 되어왔다. 영혼에 대해 주된 두 가지 모순되는 개념은 하나는 이것이 정신적이고 불멸이라는 것이고, 다른 하나는 물질적이고 불멸이 아니라는 것이다. 이 둘은 모두 영혼을 특별한 기관에 위치하거나 전 신체에 만연해 있는 것으로 묘사했다.

다학제 분야로서의 신경과학, 그리고 특히 이의 분지인 인지 신경과학은 물질주의의 존재론적 가정하에서 작동한다. 다시 말하면, 물리학에 의해서 연구되는 근본적인 현상만이 존재한다고 상정한다. 그래서 신경과학은, 인간의 생각과 행동은 뇌 안에서 일어나는 물리적 과정에 의해서 생기는 것이라는 체계 안에서 정신적인 현상을 이해하려고 한다. 그리고 이는 마음을 뇌의 활성으로 설명하려고 하는 환원주의를 통해 작동한다.

뇌의 측면에서 마음을 연구하기 위해서는 기능적 신경영상의

---

163 프랑스 태생의 미국 러트거 대학교 심리학, 인지과학 교수. 마음의 과학, 기억, 컴퓨터 인지실험 등의 연구가 있다.

여러 방법이 마음을 구성하는 다양한 인지 과정의 신경해부학적 상관관계를 연구하기 위해서 이용된다. 뇌 영상으로부터의 증거는 마음의 모든 과정은 뇌기능과 물리적 상관관계를 가지고 있다는 것을 가리킨다. 그러나 주의할 점은 이런 상관관계 연구가 신경의 활성이 이들 인지 과정의 발생에서 인과적 역할을 한다는 것을 밝히는 것은 아니라는 것이다. 그리고 이들은 신경의 활성이 그런 과정이 일어나는 데에 필수적이거나 충분한지를 결정할 수도 없다. 인과성 그리고 필요하고 충분한 상태의 확인은 그런 활성에 대한 분명한 실험적 조작을 필요로 한다. 만일 뇌 활성의 조작이 의식을 변화시키면, 그러면 뇌 활성의 인과적 역할이 추측될 수 있다. 조작실험의 가장 흔한 두 가지 유형은 기능의 상실 그리고 기능의 획득 실험이다. 기능 상실 실험은 신경계의 일부를 감소시키거나 제거하여 그 부위가 특정한 과정이 일어나는 데에 필요한지를 결정하는 것이고, 기능 획득(충분이라고도 불리는) 실험은 신경계의 기능의 한 측면이 정상에 비해 증가되는 것이다. 뇌 활성의 조작은 직접적인 전기적 뇌 자극, 경두개 자기자극을 사용한 자기적 뇌 자극, 정신약물 조작, 광유전자 조작, 그리고 뇌손상과 병변의 증상 연구에 의해서 수행될 수 있다. 추가적으로 신경과학자들은 또한 뇌의 발달과 함께 마음이 어떻게 발달하는 지를 연구하고 있다. 그러나 이들이 인과적 효과를 가지고 있다는 증거는 아직은 확인되지 않았다.

03.
불안과 질병

인도의 요가학파에서는 기억을 원소적, 원자적, 진화적, 유전적, 카르마, 감각적, 표현할 수 있는(의식적), 표현할 수 없는(무의식적) 기억의 여덟 가지로 구분한다. 이 여덟 기억은 우주 전체의 기억에서부터 개인적인 기억까지를 포함하고 있다. 그리고 이 중에서 인간의 개인적인 기억이 개인의 카르마에서 중요하다. 앞의 네 가지 유형의 기억에서는 개인의 의지와 별다른 관련이 없다. 다음의 네 유형은 인간의 의지가 상당한 역할을 한다. 그러나 이 여덟 가지 기억이 모두 개인에게 영향을 미친다. 다시 말하면, 처음 넷은 집단적 기억을 형성하여 인간에게 집단적인 카르마를 구성하고, 다음 넷은 우리의 개별적인 인간의 카르마를 구성한다.

대부분의 인간에서의 할당된 카르마는 그 복합성에서 각각의 수준을 가지고 있다. 이의 대부분은 신체적 활동에 할당되고 있고, 일부분은 생각, 감정 그리고 명상 등에 할당되고 있다. 현대의 삶의 문제 중의 큰 부분은 많은 사람의 신체적 그리고 감정적 에너지가 생애에서 충분한 표현을 찾아 발산하지 못하는 것이 원인이다.

문명화된 사회의 사람들은 자신 안에 많은 양의 표현되지 않은 감정들을 지니고 있다. 그런데 만일 감정이 충분한 표현을 전혀 찾지 못하면, 이 에너지가 역전될 수 있고 그리고 그 사람의 건강과 행복에 깊은 손상을 주게 된다. 이것이 전 세계에 걸친 우울증과 정신 질환의 증가를 설명해 줄 수 있다. 미국인 다섯 명 중의 한 명은 주어진 한 해에 어떤 형태의 심리학적 질환으로 고통받고 있고, 절반의 사람들이 생애 중의 어떤 시점에 정신질환을 앓을 것이라고 한다.

문명화된 사회의 즉각적인 감정 표현을 약하거나 세련되지 못한 반응의 징후로 생각하는 경향은 감정표현을 억압하게 되고 인간의 시스템에 표현할 수 없는 혼란을 만들게 된다. 아마도 전 세계 사람들의 90% 가까이는 그들의 감정의 충분한 표현을 전혀 찾지 못하고 있다고 할 수 있다. 사람들은 자신의 사랑, 기쁨, 슬픔, 그리고 모든 것을 그대로 나타내는 것을 두려워하고 있다. 큰 소리로 웃는 것은 고상하지 못하고 숙녀답지 못한 것으로 보여 지고, 큰 소리로 우는 것은 세련되지 못하고 상스러운 것으로 보여 지고 있는 것이 문제이다.

그런데 당신의 할당된 카르마의 주요 부분은 신체적 활동에 바쳐진다. 신체는 오늘날까지도 대부분의 사람의 정체성의 주요 근원으로 남아 있다. 그러나 현대인들은 생활에서 예전 사람들만큼 그들의 신체를 사용하지 않는다. 이 사용하지 않은 에너지가 시스템 안에서 휴면 상태로 남으면 질병의 원인이 되기 쉽다. 이런 이유로 현대인의 마음은 특유한 종류의 신경증을 겪고 있다. 당신 자신이 신체적 활동에 강도 높게 몰두할 때, 당신은 많은 신경 에너지를 쓰게 된다. 그러나 지금 인간은 아주 비활동적이 되었고, 거의 모든 사람이 어떤 형태의 걱정과 불안으로 고통을 받고 있다. 이것은 꽤 많은 경우 단순히 갇혀버린 신체적 에너지 때문이다. 비교해 보면, 당신은 어떤 형태의 규칙적이고 적당한 강도의 신체적 운동을 행한 사람들은 종종 어떤 수준의 균형과 평화에 있고 그리고 그렇지 않은 사람들은 성욕과 다른 신체적 강박에 얽혀있게 되는 경우가 많다는 것을 발견할 것이다. 우리가 적당히 힘든 신체 운동을 한 후에 또는 자진해서 일정량 이상의 노동을 한 후에 심신이 가볍고 상쾌한 느낌을 가질 수 있다. 이런 활동을 수행하는 사람들은 개인의 억압된 한 측면이 완전한 표현을 찾았기 때문이다.

활동하지 않는 것의 한 결과가 질병이다. 갇힌 에너지는 또한 신체적인 동요와 불안의 원인이 될 수도 있는데, 이것은 현대인을 괴롭히는 만성적인 불안과 동요를 설명해 준다. 당신은 자신이 앉고 서는 것 자체도 편하지 않은 것을 발견하게 될 수 있다.

신체적 활동은 당신의 생각, 감정 그리고 에너지가 관여되지 않고 수행할 수는 없는 것이다. 그리고 같은 활동이라도 단지 생계를 위해서 일하는 것과, 자신의 의지에 의하여 몰입하는 것은 과정뿐만 아니라 그 효과에서도 큰 차이가 있다. 전자는 종종 강요와 질식할 것 같은 느낌을 주나, 후자는 이런 활동이 당신을 소진시키는 것이 아니라, 당신에게 생기와 활력을 주고 깊은 명상을 한 것과 같은 효과를 줄 수도 있다.

일단 이 카르마를 소진시키면, 충동적인 행동의 필요가 없어질 것이다. 이후에는 행동은 선택이 될 수 있다. 신체의 활동에 할당된 에너지가 쓰여 지지 않고 남아 있으면, 당신은 명상할 수 없다. 이 에너지가 당신을 쉽게 안정하지 못하게 하고 병에 걸리게 하기 때문이다.

질병에는 분명히 다른 측면들이 있다. 유전적 요인들, 그리고 마찬가지로 환경적인 요인들과 이에 대한 개별적인 반응들이 모두 질병의 원인으로서 어떤 방식으로 기능을 하고 참여한다. 그러나 모든 것이 물질에서 시작하고 물질에서 끝나는, 다시 말하면 인간의 모든 현상이 물리적 신체, 요가에 의하면 아나마야 코사(anamaya kosha)에 원인이 있고 결과도 거기에 있는 현대의 물질주의 과학과 의학에서는 이와 같은 관점은 유사 과학적인 것으로 배척된다.

빌헬름 라이히의 근육갑옷

빌헬름 라이히는 지그문트 프로이트(Sigmund Freud)[164] 이후 정신 분석가들의 2세대 멤버로서 오스트리아의 의사이자 정신분석가다. 정신과의 역사에서 가장 급진적인 인물 중의 하나로 알려져 있다.

성격에 관한 라이히의 연구는 안나 프로이트(Anna Freud)의 『자아와 방어기제(The Ego and the Mechanisms of Defence)』(1936)의 발달에 공헌하였고, 신체가 움직이는 방식에서의 성격의 표현인, 그의 근육갑옷(Muscular Amour)의 아이디어는 신체 심리요법, 게슈탈트(Gestalt) 요법[165], 생체에너지 분석 그리고 원초요법(primal therapy)[166] 같은 혁신을 만들었다. 그의 저서들은 수 세대의 지식인들에 영향을 주었고, 그는 "성 혁명(the sexual revolution)"이라는 신조어를 만들었다.

1930년대에 그는 정신분석과 마르크스주의의 조화를 시도했던 젊은 분석가들 그리고 프랑크푸르트 사회학자들의 일반적인 경향에 참여하였다. 그는 마리 프리쇼프(Marie Frischauf)와 함께 비엔나에서 첫 번째 성상담 클리닉을 설립해 인정을 받았다. 그

---

164 오스트리아의 신경과 의사, 정신분석의 창시자. 히스테리 환자를 관찰하고 최면술을 행하며, 인간의 마음에는 무의식이 존재한다고 하였다. 심층심리학을 확립하였다.

165 게슈탈트 심리학, 실존주의 사상 등을 기반으로. 개인의 책임감, 현재 순간의 경험, 치료자-내담자 관계, 자기규제 조절 능력에 중점을 두는 심리치료요법.

166 유년기에 억압된 근원적인 감정을 해방·상기시켜서 욕구 불만이나 분노를 외침이나 다른 신체적 히스테리 같은 행동으로 발산하게 하는 정신 요법.

는 자신이 "치료보다는 예방으로써 신경증(neurosis)을 해결하기를" 원했다고 말했다.

그의 전기 작가인 미론 샤라프(Myron Sharaf는)는 "라이히는 의학을 사랑했으나 세계를 보는 관점에서 환원주의자/기계론자와 활력론자 사이에 갇혀있었다"고 적고 있다. 라이히는 "생명은 무엇인가? 라는 질문은 내가 배웠던 모든 것을 뒤로 놓는다…. 당시에 우리의 의학 연구에서 우세했던 생명의 기계론적 개념은 만족스럽지 않다는 것이 분명해졌다…. 생명을 지배하는 창조의 힘의 원리에 대한 거부는 없었다. 이것이 감지할 수 없기 때문에, 이것이 묘사할 수 없고 또는 실제적으로 다룰 수 있지 않기 때문에 만족스럽지 않을 뿐이다. 당연히 이것은 자연과학의 최고의 목표로 생각되었기 때문이다"라고 적었다.

라이히는 22세밖에 안 되었던 의과대학 학부 학생이었던 시절에 프로이트에 의해서 환자 분석 회의에 참석하기 시작하도록 허용 받았고, 비엔나 정신분석협회의 객원멤버로 받아들여졌다.

1922년과 1932년 사이에 이 클리닉은 1445명의 남성과 800명의 여성에게 무료로 또는 감액된 비용으로 정신분석을 제공하였는데, 이들 중 많은 사람이 전쟁신경증으로 고통을 받고 있었다. 이것은 프로이트의 지시하에 문을 열었던 두 번째 클리닉이었고 첫 번째 클리닉은 1920년 막스 아이팅곤(Max Eitingon)과 에른스트 심멜(Ernst Simmel)에 의해서 설립된 베를린의 폴리클리닉이었다.

라이히는 강박장애 같은 신경증적 증후군은 가난 또는 아동학대를 포함하는 적대적인 환경에 대한 통제권을 얻기 위한 무의식적 시도라고 주장했다. 이들은 방어기전으로서 행동의 반복적인 패턴, 언어와 신체의 자세인, 그가 "성격갑옷"이라고 부른 것들의 예들이다. 데이비드 단토(David Danto)[167]에 따르면 라이히는 정신분석이 그들을 자신들의 분노로부터 자유롭게 할 수 있다고 믿으면서, 외래진료소에서 사이코패스로 진단받았던 환자들을 찾았다.

라이히의 첫 저서인 『강박적인 성격: 자신의 병인론에 대한 정신분석적 연구(Der triebhafte Charakter: eine psychoanalytische Studie zur Pathologie des Ich)』는 1925년에 출간되었다. 이것은 그가 외래진료소에서 만났던 반사회적 성격에 관한 연구였다. 그리고 그는 성격에 대한 체계적인 이론의 필요성을 주장하였다. 이 책은 그에게 프로이트를 포함한 정신분석학자들에게 전문적인 인정을 받게 해주었고, 1927년 프로이트는 비엔나 정신분석학회의 집행위원회에 그를 지명해주었다.

1924년 초 라이히는, 프로이트가 라이히의 "목마(Steckenpferd)"라고 부르는 아이디어인, 근육들로부터 감정을 풀어놓고 그리고 억제할 수 없는 오르가즘에서 자신을 잃는 능력인 "오르가스틱 포텐시(orgastic potency)"의 아이디어에 대한 일련의 논문을 발표하였다. 라이히는 정신적인 건강 그리고 사랑하는 능력은 리비도의 완전한 방출인 오르가스틱 포텐시에 의한다고 주장했다;

---

167 캐나다 겔프-험버 재학 임상심리학 교수. 『지식과 마음』등의 저서가 있다.

"성행위에서의 성적인 방출은 그것으로 이끄는 흥분과 일치하는 것이 틀림없다"고 주장했다. 그는 "이건 그저 성행위가 아니다. 그 자체로 받아들이는 것이 아니고, 성교가 아니다. 이것은 당신의 자아의, 당신의 전체적인 정신적 자신의 상실의 진정한 감정적인 경험이다"라고 썼다. 그는 오르가스틱 포텐시가 성격 분석의 목표라고 주장했다. 성격에 대한 라이히의 연구는 정신분석사회에서 잘 받아들여진 반면에 오르가스틱 포텐시에 대한 그의 연구는 처음부터 인기가 없었고 나중에는 조롱받았다.

라이히는 1933년에, 로버트 코링톤(Robert Corrington)[168]이 걸작이라고 부른『성격분석: 연구자와 실제 분석가를 위한 기법과 기초(Charakteranalyse: Technik und Grundlagen für studierende und praktizierende Analytiker)』를 출판하였다. 이것은 1946년과 1949년에 영어로 개정되어 출판되었다. 이 책은 정신분석학을 성격구조의 재구성을 향한 것으로 옮기기 위해 노력하였다.

라이히에게는 성격구조는 사회적 과정의 결과이다, 핵가족 안에서 그들에게 작용하는 거세 그리고 오이디푸스 콤플렉스(Oedipus com0plex)[169]의 불안의 반영이다. 레스 그린버그(Les Greenberg)[170]와 제레미 사프란(Jeremy Safran)[171]은, 라이히가 성격,

---

168 미국 드루대학교 철학, 신학,교수, 미국 신지학회 회원이며 초심리학 연구 멤버이다.
169 그리스신화 오이디푸스에서 딴 말로서 S.프로이트가 정신분석학에서 쓴 용어로 남성이 부친을 증오하고 모친에 대해서 품는 무의식적인 성적 애착을 말한다.
170 남아공 태생의 캐나다 토론토 대학 심리학 교수. 감정에 초점을 맞춘 심리치료를 연구하고 있다.
171 캐나다 태생의 미국 뉴욕대학 심리학 및 정신분석학 교수.

감정적 장애물, 그리고 신체의 긴장 또는 그가 성격(또는 근육의/신체) 갑옷이라고 부른 것 사이의 기능적 동일성을 제안했다고 쓰고 있다.

라이히는 근육 갑옷은 환자의 외상 역사를 담고 있는 방어라고 제안했다. 예를 들면 그는 프로이트의 턱에 생긴 암을 그의 흡연보다는 근육갑옷 때문이라고 생각했다. 프로이트의 유대주의는 이런 것들을 표현하기보다는 꽉 다무는 충동을 가지고 있다는 것을 의미했다. 갑옷을 해제하면 우선 장애의 원인이었던 어린 시절의 억압의 기억을 되돌려 가져올 것이라고 했다.

라이히의 불안정한 정신건강에도 불구하고, 근육 갑옷에 대한 그의 아이디어는 지금은 자아 심리학(ego psychology)이라고 알려진 분야의 발전에 공헌하였고, 신체 심리치료를 생기게 하였으며, 그리고 프리츠 펄스(Fritz Perls)[172]의 게슈탈트 요법(Gestalt therapy), 라이히의 학생인 알렉산더 로웬(Alexander Lowen)의 생체 에너지 분석, 그리고 아서 야노프(Arthur Janov)의 원초요법(primal therapy)의 형성에 도움을 주었다.

1960년부터 뉴욕의 출판사 파라르, 스트라우스 그리고 지루(Farrar, Straus and Giroux)는 그의 주요 서적들을 재출판하기 시작했다. 1967년에는 그의 동료 중의 하나인 엘스워스 베이커(Elsworth Baker) 박사는 연 2회의 학술지인 저널 오브 오르고노

---

172 독일 출신의 정신과 의사이자 심리학자로서 로라 펄스와 함께 게슈탈트 치료법을 고안하였다.

미(Journal of Orgonomy)를 창설했고, 2015년 현재까지 발간하고 있다.

2007 11월 하버드 대학의 프란시스 에이 카운트웨이 의학도서관(Francis A. Countway Library of Medicine)에서 라이히의 보관물들이 봉인이 해제되자, 새로운 관심이 생기게 되었다. 라이히는 자신의 발표되지 않은 논문들을 자신이 죽은 후 50년 동안은 보관해 달라고 부탁했었다. 제임스 스트릭(James Strick)은 노르웨이에서의 1935-1939년 동안 라이히의 바이온(bion) 실험의 실험 노트들을 연구하기 시작했다. 2015년에 하버드 대학 출판사는 스트릭의 『빌헬름 라이히, 생물학자』를 발간했는데, 여기에서 그는 "오슬로에서의 라이히의 연구는 "최첨단의 광학현미경 그리고 현미경 사진술을 나타내고 있었다"고 쓰고 있다. 그는 라이히가 유사 과학자라는 지배적인 이야기는 옳지 않다 그리고 라이히의 이야기는 "훨씬 더 복합적이고 흥미 있다"고 쓰고 있다.

현재 라이히는 신체치료의 아버지로 여겨지고 있다. 그는 처음에 자신의 방법을 성격분석적 생장요법(vegetotherapie)이라 부르고, 그 후에 오르곤테라피(orgontherapie)라고 명명하였다. 주목할 것은 그의 파시즘 분석과 관련하여 질병의 병인론에서 인격과 사회구조의 상호작용에 대한 분석 등은 인본주의적 심리학의 선구자 적인 것이었다.

그는 의학 분야에서도 소위 생물학적 병(biopathien)과 질병(erkrankung)의 연구로 중요한 연구를 수행하였다. 생물학적 병과 질병을 플라스마의 범위에서 만성적인 차단과 그와 결부되어 나타나는 체념(resignation)과 수축(schrumpfung)의 결과로 보았다. 그것에 대해 서술된 기능적 사고방법의 적용은 라이히 연구의 기초를 이루고 있다. 그는 참만남 운동(encounter movement)[173], 심신의학, 보디워크의 전개 등 임상 영역에 공헌했고, 또한 그의 비언어적인 요소에 대한 주목은 가족치료의 중요한 관점이 되었다.

---

[173] 친교적 집단경험을 통하여 태도, 가치관 및 생활양식의 변화 등 개인적 성장과 변화를 목표로 하는 운동.

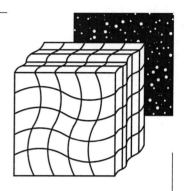

의식에 대한
접근 방법

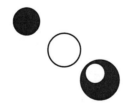

01.
괴델의 불완전성정리

1947년 12월 5일에 아인슈타인과 모르겐슈테른(Morgenst-ern)[174]은 쿠르트 괴델(Kurt Gödel)[175]의 미국 시민권 인터뷰에 증인으로서 동행하였다. 괴델이 진실만을 말할 것을 선서한 후에

노예해방선언은 무엇을 했는가? 미국의 흑인 노예를 해방시켰다.

미국의 초대 대통령은 누구인가? 조지 워싱턴.

어떤 지역의 사람들이 미국에 노예로 팔려왔는가? 아프리카

독립선언서는 무엇을 하였는가? 미국의 독립에 대한 선언이다.

---

174 독일계 미국인 경제학자. 수학자 존 폰 노이만과 함께 경제학에 적용되는 게임이론의 수학 이론을 개발했다.

175 미국의 수학자·논리학자. 많은 수학기초론의 전환점을 가져온 '괴델의 정리'를 발표하였는데, 특히 유명한 것은 '완전성정리'와 '불완전성 정리'이다.

미합중국의 동쪽 해안에 있는 대양의 이름은 무엇인가? 대서양. 독립기념일은 언제인가? 7월 4일.

의 질문과 대답이 끝나고 판사가 마지막으로 궁금하거나 할 말이 있으면 해보라고 말했을 때 괴델은 인터뷰 준비하는 동안에 미국 헌법을 읽고 난 후 자신의 생각을 말했다. 그는 "판사님, 미국 헌법 내용은 미국에 독재정권을 허용할 수 있는 모순이 있습니다"라고 말하며 이에 대한 자신의 의견을 계속 말하려고 하였다. 괴델은 필립 포먼(Phillip Forman) 판사에게 현재의 미국 헌법이 미국을 독일의 나치정권 같은 독재정권을 허용할 수 있다는 것을 진지하게 설명하기 시작했다. 이에 놀란 아인슈타인과 모르겐슈테른은 그들의 친구의 예상 밖의 행동이 그의 시민권 신청에 해가 될까 봐 걱정했다. 그러나 담당 판사는 과거 아인슈타인의 시민권 청취에서 선서를 관리했던 판사로 아인슈타인을 잘 알고 있었고 그를 통해서 이미 괴델에 대해 어느 정도 알고 대비가 되어 있었다. 포먼 판사는 아인슈타인의 유머 있는 힌트로 무슨 일이 일어나고 있는지 이해했고, 괴델을 중지시켰다. 그리고 다음 질문에 대한 청취로 넘어갔고, 그리고 통상적인 절차를 무사히 마쳤다. 이렇게 하여 괴델은 기다리던 미국 시민권을 받게 되었고 프린스턴 고등연구원에 교수로서 안정된 자리를 얻을 수 있었다. 그 후 괴델은 1955년 27살이나 차이 나는 아인슈타인이 사망할 때까지 그가 자신의 거의 유일한 친구라고 할 만큼 그와 왕래하며 가깝게 지냈다.

1951년 3월 14일 앨버트 아인슈타인 상 수상식에서 존 폰 노이만(John von Neumann)[176]은 '괴델 박사에게 보내는 찬사'라는 제목을 붙여 "괴델은 어떤 수학의 정리에서 현재까지 채택되고 있는 수학의 엄밀한 수단을 사용해서는 그것을 증명하는 것도 부정하는 것도 불가능할 수 있다는 것을 증명한 최초의 사람입니다. 바꿔 말하면 괴델은 결정 불가능한 수학적 명제의 존재를 증명한 것입니다"라고 말했다. 이것이 오늘날 말하는 '제1 불완전성정리'이다. 그리고 이에 이은 소위 '제2 불완전성정리'는 요약하면, "수학이 모순이 없는 한 수학은 자신의 무모순성을 스스로 증명할 수는 없다"는 것이다. 게다가 이것이 지금까지의 수학의 미완성 때문이 아니라 원리적으로 영원히 증명할 수 없다고 말하고 있는 것이다.

1966년 4월 22일 오하이오 주립대학에서 괴델의 60세를 축하하는 학회에서 당시 프린스턴 고등학술연구소 소장이었던 오펜하이머(J. R. Oppenheimer)[177]는 인사말에서 괴델의 업적을 칭송하면서 "괴델이 한 일은 수학적 논의의 논리적 구조를 측정할 수 없을 정도로 심화시키고 풍요롭게 했을 뿐만 아니라 인간의 이성 일반에 있어서의 한계라고 하는 것의 역할을 명백히 보여주는 것입니다"라고 말했다.

---

176 오스트리아 출신의 미국의 수학자, 물리학자, 화학자, 컴퓨터과학자, 경제학자. 연산자 이론을 양자역학에 접목시킨 최초의 선구자. 맨해튼 계획과 프린스턴 고등연구소에 참여하였다.

177 미국의 이론 물리학자. 제2차 대전 중에 미국의 원자 폭탄 의 맨해튼 프로젝트를 주도하였으며, 전쟁이 끝나고 난 뒤인 1950년의 수소 폭탄 제조에는 반대하였다.

이러한 괴델의 불완전성정리는 아주 충격적이어서 수학 이외의 여러 분야에서도 많은 주목을 받았고 다양한 의견이 제시되었다. 예를 들면 "괴델은 인지의 한계를 보여주었다", "우리들은 원리적으로 불가지의 어둠 속을 방랑하는 몸인 것이다", "괴델의 불완전성정리는 과학의 궁극적인 무력함을 실증했다" 등과 같은 의견들이다.

1906년 태어나서 1978년 사망한 쿠르트 프리드리히 괴델은 논리학자, 수학자 그리고 철학자였다. 아리스토텔레스 그리고 고틀로프 프레게(Gottlob Frege)[178]와 함께 역사상 가장 중요한 논리학자의 한 명으로 여겨지고 있다. 괴델은 이전의 연구를 기반으로 하여 버트런드 러셀(Bertrand Russell)[179], 알프레드 노스 화이트헤드(Alfred North Whitehead)[180] 그리고 데이비드 힐베르트(David Hilbert)[181] 같은 위대한 수학자들이 수학의 기초를 연구하기 위해서 논리와 집합론을 이용하고 있었을 시기에 불완전성정리를 발표하여 20세기의 과학적 그리고 철학적 사고에 심대한 영향을 미쳤다.

괴델은 자신의 제1 불완전성정리(incompleteness theorem)를, 비

---

178 독일의 수학자, 철학자. 아리스토텔레스 이후 정체되었던 논리학을 혁명적으로 발전시키는데 가장 큰 기여를 하였으며, "개념표기법", "산수의 기초" 등의 저서가 있다.

179 영국의 논리학자·철학자·수학자·사회사상가. 논리학자로서 19세기 전반에 비롯된 기호논리학의 전사를 집대성했으며, 1950년 노벨문학상을 받았다.

180 수학자, 논리학자, 철학자, 런던의 대학 교수. 후에 미국으로 이주하여 하버드 대학 교수가 되었다. 러셀과 공저로 수학적 논리학에 관한 기초적 저작 "수학의 원리"를 펴냈다.

181 독일의 수학자. 수학의 거의 모든 부문 특히 대수적 정수론의 연구, 불변식론의 연구, 기하학의 기초확립, 힐베르트공간론의 창설, 공리주의수학기초론 전개가 큰 업적이다.

엔나 대학에서 박사학위를 받고 1년 후, 그가 25세 때인 1931년에 발표하였다. 제1 불완전성정리는 자연수들의 연산을 기술하기에 충분히 효과적인 오메가-일관(ω-consistent) 순환적인 공리 시스템에서는, 공리로부터 증명되지도 반증되지도 않는 자연수에 관한 참인 명제가 있다고 말한다. 이를 증명하기 위해서 괴델은 자연수로서 형식적 표현을 부호화하는, 지금은 괴델의 기수(Gödel numbering)로 알려진 기법을 개발하였다. 제2 불완전성정리는 제1 정리로부터 이어오는 것으로, 이 시스템이 그 자신의 무오류성을 증명할 수 없다고 말하고 있다.

괴델은 오스트리아-헝가리의 브르노(Brünn)(지금은 체코 공화국의 브로노(Brno))에서 섬유업체의 공동 소유자인 독일어를 쓰는 부모로부터 1906년 4월 28일 태어났다. 그의 아버지는 가톨릭이었고 어머니는 신교신자였으며 자식들은 신교식으로 자랐다. 제 1차 세계대전의 패배로 오스트리아-헝가리 제국이 붕괴되었을 때인 12세 때 그는 자동적으로 체코슬로바키아 시민이 되었다. 1929년 4월에 오스트리아 시민권을 받았고 1938년 독일이 오스트리아를 합병했을 때, 괴델은 32세에 자동적으로 독일 시민이 되었다. 2차 대전 후 1948년에 42세 때 그는 미국 시민이 되었다.

괴델은 18세 때 비엔나 대학에서 입학하여 이론물리학과 수학 그리고 철학을 공부하였다.

1927년 21세의 괴델은 오스트리아 빈의 번화가에서 댄서를 하고 있던 아델 님블스키와 사랑에 빠지나, 이혼 경력이 있고 괴델보다 여섯 살이나 연상이며 댄서라는 직업 때문에 가족의 반대에 부딪친다. 그러나 이 둘은 이후 함께 여행하고 동거하면서 연애관계를 지속하다가 만난 지 11년째 되는 1938년에 결혼하게 되고, 괴델은 평생 아내를 사랑하였다.

괴델은 블로냐(Bologna)에서 데이비드 힐베르트에 의한 수학적 시스템의 완전성과 일관성 강의를 수강하였다. 힐베르트와 빌헬름 아커만(Wilhelm Ackermann)[182]은, "형식체계의 공리들은 그 체계의 모든 모델들에서 참이라는 모든 진술을 이끌어내기에 충분한가?"라는 책을 출간하였는데, 이 문제는 괴델 자신의 박사학위 연구의 주제가 되었다. 1929년에 그의 나이 23세 때, 그는 한스 한(Hans Hahn)의 지도하에 박사학위 논문을 끝냈다. 거기서 그는 1차 술어해석에 관한 같은 이름의 완전성 정리를 입증하였다. 그는 1930년에 박사학위를 받았고, 그의 논문은 비엔나 학술원(Vienna Academy of Science)에 의해서 출간되었다. 1930년에는 쾨니히스베르크(Königsberg)에서 열린 정밀과학 인식론(Epistemology of the Exact Sciences)에 대한 2차 콘퍼런스에서 불완전성 정리를 발표하였다. 이것은 "만일(논리적 또는 공리적)체계가 오메가-일관이라면, 이는 구문론적으로 완벽할 수 없다. 공리의 일관성은 이들 자신의 체계 안에서는 증명될 수 없다"는 것이었다.

존 폰 노이만은 이에 대해 "현대 논리학에서 쿠르트 괴델의 성취는 특유하고 기념비적이다. 실제로는 기념비 이상이다. 이것

---

[182] 독일의 뮌스터대학교 수학교수. 아커만 함수, 라도 그라프를 발견하였다.

은 먼 공간과 시간에서도 모습이 보일 획기적인 사건이다. … 논리학의 주제는 이의 본질과 가능성이 괴델의 성취와 함께 명백하게 완전히 변하였다"고 하였다.

불완전성 정리의 핵심적인 기본 아이디어는 단순하다. 주어진 형식 체계에서 증명될 수 없다고 주장하는 공식을 기본적으로 구축하였다. 만일 이것이 증명할 수 있는 것이라면, 이것은 거짓이 될 것이다. 그래서 언제나 적어도 하나의 증명할 수 없는 서술이 존재할 것이다. 즉 어떤 계산 가능한 열거할 수 있는 산술의 공리의 집합에서, 산술적으로 참이지만, 이 체계에서는 증명할 수 없는 공식이 있다. 그러나 이를 명확하게 하기 위해서, 괴델은 서술, 증명을 부호화하는 방법, 그리고 개연성의 개념을 만드는 것이 필요했다. 그는 괴델 기수(Gödel numbering)로 알려진 과정을 사용함으로써 이것을 해결하였다.

괴델은 1933년 비엔나 대학에서 객원 강사가 되었으나, 1933년에 아돌프 히틀러(Adolf Hitler)[183]가 독일에서 권력을 잡고, 다음 해에 나치는 오스트리아 그리고 비엔나에서 세력을 확장했다. 그러던 중 그의 동료교수 모리츠 슐릭(Moritz Schlick)이 자신의 학생에게 암살당했는데, 이 사건이 "괴델을 심각한 신경쇠약에 걸리게 하였다. 이때부터 그는 감옥에 수감되는 공포를 포함한 편집증 증상이 생겼고, 당시 신경질환으로 수개월을 요양원에서

---

183   독일의 정치가이며 독재자. 게르만 민족주의와 반 유태주의자를 내걸어 독일 총통이 되었고, 제2차 세계대전을 일으켰지만 패색이 짙어지자 자살하였다.

지냈다. 1933년에 괴델은 처음으로 미국 여행을 하였다. 이때 미국에서 앨버트 아인슈타인을 만났고 그 후 자주 만나는 거의 유일한 친구가 되었다. 1934년에 그는 미국 수학학회 연례 집회에서 강연하였고, 뉴저지 주 프린스턴에 있는 고등 연구원에서, 형식적 수학체계의 논증할 수 없는 명제에 관한 일련의 강연을 하였다. 괴델은 1935년 가을에 다시 고등연구원을 방문하였으나, 여행과 힘든 연구로 탈진하였고 다음 해에는 우울증으로부터 회복하기 위해 휴식을 취했다. 그는 1937년에 교직에 복귀하였으며 이 기간 동안에 그는 선택공리의 일관성과 그리고 연속체 가설의 증명을 연구하였다. 그는 집합이론의 공리의 공통체계에서는 이 가설들은 반증될 수 없다는 것을 보여주었다. 그는 1938년에 10년 이상 가깝게 지냈던 아델 님블스키와 결혼했고, 1939년 봄을 노트르담 대학에서 지냈다.

1938년 3월 12일 독일에 의해 합병된 후에 오스트리아는 나치 독일의 일부가 되었다. 독일은 객원강사라는 지위를 없앴고, 비엔나 대학은 그의 임용을 거부하였다. 2차 세계대전이 1939년 9월에 시작되었고, 독일 군대가 그를 징집하려고 함으로써 신변의 위협을 느낀 그와 아내는 비엔나를 떠나 프린스턴으로 향했다. 그는 배를 타고 대서양을 건너는 편한 여정을 잡지 못하고, 시베리아 횡단열차를 타고 극동으로 와서, 일본으로 간 다음 태평양을 건너 샌프란시스코까지 배를 타는 길고 힘든 여정을 택해야만 했다. 다음에 기차를 타고 미국을 횡단해 프린스턴에 갔다. 거기서 괴델은 1933년~1934년의 이전 방문 동안에 가졌던 고등연구원에서의 지위를 받았다.

앨버트 아인슈타인 또한 이 시기에 프린스턴 고등연구원에서 지내고 있었다. 괴델과 아인슈타인은 27년의 나이 차이에도 깊은 우정을 발전시켜 나갔고, 고등연구원을 왕래하며 함께 오랫동안 산책을 한 것으로 알려져 있다. 경제학자 오스카 모르겐슈테른은, 아인슈타인이 나중에 은퇴 후 그의 생의 마지막 즈음에 고등연구원을 떠났다가 다시 돌아와서 "나에게 연구는 더 이상 큰 의미가 없다. 내가 연구원에 다시 돌아온 것은 단지 괴델과 귀가하는 특권을 가지기 위한 것이었다"고 말했다고 하였다. 괴델은 1946년에 고등연구원의 종신멤버가 되었고, 1947년 12월 5일에 미국시민권을 얻었다.

괴델은 40세가 되던 1946년경부터 자신이 심각한 병이 걸렸는데도 의사가 그것을 일부러 모른 체한다고 생각하기 시작했다. 이런 불신 때문에 십이지장궤양 치료를 늦게 받아 수혈까지 받아야만 했다. 그의 비관적인 생각과 신경증은 점점 더 심해져서 자신은 죽을 때가 가까웠다고 생각하고 미발표 논문을 폰노이만에게 미리 유서로서 남기기까지 하였다. 괴델의 강박관념은 점차 심해져 자신이 연속체(가설) 문제를 해결하지 못하면 프린스턴 고등연구원에서 교수직을 박탈당한다고 생각하고 있었으며 한번은 사무착오로 월급이 2~3일 늦게 나왔는데 괴델은 아내에게 자신이 고등연구원에서 해고당한 것 같다고 말하며 한동안 실의에 빠져 있었다고 한다.

괴델은 1951년 줄리언 슈윙거(Julian Schwinger)[184]와 함께 제1
회 앨버트아인슈타인 상을 수상했다. 그리고 1974년 또한 국
가 과학메달을 수상했다. 괴델은 1961년 아메리카 철학학회의
상임회원으로 선출되었고 1968년에는 영국학술원(Royal Society
(ForMemRS))의 외국인 회원이 되었다. 그는 매사추세츠 케임브
리지에서 열린 1950년 국제수학자총회(ICM)에서의 총회 강연
자였다. 이론 컴퓨터 과학 분야에서 뛰어난 논문에 주는 괴델 상
(Gödel Prize)은 그의 이름을 딴 것이다.

생의 후반부에 괴델은 주기적인 정신적 불안정과 정신 질환을
앓았다. 젊었을 때 오스트리아에서 가까웠던 친구 모리츠 슐리
크가 자신이 가르치던 학생에게 암살당한 후, 괴델은 감옥에 수
감되는 강박적인 공포감을 느꼈다. 오직 아내 아델이 준비해 주
는 음식만 먹었고, 고등연구원 수위가 가져다주는 소포나 편지
외에는 받지 않았다. 아델은 1977년 후반에 병원에 입원해 있었
는데 그녀가 없을 때 괴델은 식사를 거부하여, 그가 1978년 1월
14일 프린스턴 병원에서 "성격장애로 인한 영양실조와 기아"로
사망할 때, 몸무게가 29kg 밖에 되지 않았다. 그는 프린스턴 묘
지에 묻혔고, 아델은 1981년 사망하였다.

괴델은 생전에 신이 인격적 신이라고 믿었다. 그리고 그 자신
의 철학을 "합리주의적, 이상주의적, 낙관주의적 그리고 신학적"

---

[184]　미국의 이론 물리학자. 양자 전기역학의 기초를 닦은 공로로 1965년에 리처드 파인먼
과 도모나가 신이치로와 함께 노벨 물리학상을 수상하였다.

이라고 불렀다. 괴델은, "물론, 오늘날의 과학과 일반적으로 받아들여지고 있는 지혜 사이에는 전혀 알지 못하는 많은 관계가 있다고 추정한다. 그러나 나는 이것(사후세계)을 어떤 신학과도 독립적으로, 확신하고 있다."고 말하면서 사후세계를 믿고 있었다. 이것은 알려져 있는 사실들과 완전히 일치한다는 것을, "순수한 추론에 의해서 인지하는 것이 오늘날 가능하다", "만일 세계가 합리적으로 구축되었고 의미를 가지고 있다면, 그러면 반드시 사후세계 같은 것이 있어야만 한다"고 말했다.

괴델은 자신의 종교를 "세례 받은 루터교인으로서, 나의 신앙은 스피노자(Spinoza)[185]보다는 라이프니츠(Leibniz)[186]를 따라 범신론적이기 보다는 유신론적이다."고 묘사한다. 일반적으로 종교에 대해서는, "현재 있는 종교들은 대체로 좋지 않다. 그러나 종교 자체가 그런 것은 아니다." 그의 아내 아델에 따르면 "괴델은 교회에 나가지는 않았지만 종교적이었고, 매일 일요일 아침에는 침대에서 성경을 읽었다. 이슬람에 대해서는 그는 "나는 이슬람이 좋다. 이슬람은 종교이며 열린 마음의 일관된(또는 결과로 생긴) 아이디어이다"라고 말하곤 했다.

괴델의 불완전 정리에 대한 의미는 다음과 같이 요약되곤 한다.

---

185 네덜란드의 합리주의 철학자. 실체 개념을 분석함으로써 르네 데카르트의 이원론을 반대하고, 일원론이 되어야 한다고 주장하였다.
186 독일 계몽철학의 서장을 연 철학자이며 객관적 관념론의 입장에 섰다. 미적분학의 방법을 창안하였고, 에너지 보존의 법칙을 예견했다. 지질학, 생물학, 역사학에 대해서도 연구했다.

1) 인간의 정신에 대한 통찰을 보여준다. 인간의 정신활동은 기계적인 메커니즘과 다르다.
2) 비트겐슈타인(Wittgenstein)[187]의 이론에 대한 반론이 될 수 있다. 비트겐슈타인은 세계를 일종의 공간으로 보았다.
3) 인간은 진리에 도달할 수 없다. 증명되지 않은 것을 인간을 알 수 없기 때문이다.

---

[187] 논리학, 수학 철학, 심리 철학, 언어 철학을 다룬 오스트리아와 영국의 철학자. 논리 실증주의와 일상 언어 철학에 영향을 끼쳤고 분석 철학의 대표자이다.

02.
의식에 대한 양자적 접근

오늘날 신경생물학 있어서 중요한 문제는 마음과 뇌 사이의 상호관계에 대한 것이다. 의식이나 지각의 유형은 고통에 대한 경험에서부터 자기 인식에 이르기까지 다양한 형태를 취할 수 있다. 과거에는 마음이나 정신이 데카르트가 생각했었던 것처럼 비록 그것이 어떤 형태로든지 뇌와 상호작용을 하기는 하지만 두뇌와는 분리되어 있는 비물질적인 것으로 생각했었다. 오늘날 대부분의 신경 과학자는 의식이나 인식을 포함한 마음의 모든 측면이 상호작용하는 신경 세포의 행동 같은, 보다 물질적인 것으로 설명될 수 있다고 생각하고 있다. 1950년 대 중반 인지과학의 대두로 심리학자들은 단지 행동을 관찰함으로서 정신적인 내면 과정에 대하여 살펴볼 수 있다고 생각하고 있다. 정신적인 사건이 많은 신경세포의 전기적 작용에 의하여 발생된다는 것을 어떻게 설명할 수 있을까?

의식 또는 정신 활동이 물질적 뇌의 작용과 상관관계가 있다는 것은 널리 받아들여지고 있는 사실이지만, 양자 이론은 가장 최근에 현대과학의 발전에 의해서 검증된, 현재 존재하는 물질에 대한 가장 근본적인 이론이고, 고전물리학과는 달리 물질적이 아닌 요소들을 포함하고 있기 때문에 양자 이론이 의식을 이해하는 데 도움이 될 수 있는지 생각해볼 수 있다.

마음과 물질이 서로 어떻게 관련되어 있는지에 대한 문제는 여러 측면을 가지고 있으며 다양한 출발점에서 접근할 수 있다. 이 관점에서 선도적인 학문은 철학과 심리학이며, 나중에 행동 과학, 인지 과학 및 신경 과학이 합류했고, 또한 복합시스템의 물리학과 양자 물리학이 처음부터 논의에 중요한 역할을 했다.

마음과 기계

이 문제에 대한 가장 영향력 있는 공헌은 선구자적인 컴퓨터 과학자인 튜링(Turing)에 의해서 1950년 쓰여진 「계산 기계와 지능(Computing Machinery and Intelligence)」이라는 제목의 에세이이다. 그는 "기계가 생각할 수 있는가?"에 대한 모든 질문을 튜링 테스트(Turing test)로 알려지게 된 특정한 작동 테스트로 대체할 것을 제안하였다. 이 테스트를 통과하면 컴퓨터는 질문자를 속이기에 충분하게 인간을 모방할 수 있는 것이 된다. 튜링 테스트는 흔히 기계적인 의식을 위해 제안된 기준으로서 인공지능의 논의에 인용된다. 이는 아주 많은 철학적 논쟁을 불러일으켰다. 예를 들면 다니엘 데넷(Daniel Dennett)[188]과 더글러스 호프스태터(Douglas Hofstadter)[189]는 튜링 테스트를 통과할 수 있으면 어떤 것이든 당연히 의식이 있는 것이라고 주장한다. 반면에 데이비드 찰머스(David Chalmers)[190]는 철학적 좀비는 이 테스트를 통과할 수는 있으나 의식이 있는 것은 아니라고 주장한다. 세 번째 그룹의 학자들은 기술적인 성장과 함께 일단 기계가 인간 같은 행동의 실질적인 징후들을 나타내기 시작하면 다음에는 이 분법(인간 같은 의식과 인간의 의식 비교 같은)을 따지는 것은 구태의연하게 되고, 그리고 기계 자율성의 문제가 현대의 산업과 기술 안에서 나오기 시작한다고 말한다. 위르겐 슈미트후버(Jürgen Schmidhuber)[191]는 의식은 압축의 결과라고 주장한다. 행위자가 환경에서 자신의 표현을 반복해서 보게 될 때, 이 표현의 압축이 의식이라고 불릴 수 있다는 것이다.

2005년 12월 존 설(John Searle)[192]은 "중국어 방 논쟁(the Chinese room argument)"에서, 자신은 컴퓨터 프로그램이 의식적인 상태

---

188 미국의 철학자. 마음은 오로지 두뇌의 작용과 관련해서만 설명할 수 있다는 유물론적 관점을 주장. 저서에 "마음의 종류"가 있고 인공지능과 신경과학 및 인지심리학 분야에도 정통하였다.
189 미국의 인지과학자이다. 퓰리처상 논픽션 부문을 수상한 "괴델, 에서, 바흐: 영원한 황금 노끈"의 작가.
190 미국 뉴욕대학 철학과 교수. "의식의 난제"라는 개념을 소개. 저서 "The Conscious Mind, 의식 있는 마음"은 20세기 후반 분석 철학의 주요 저술이다.
191 스위스 루가노대학 교수. 현대 인공지능의 아버지로 불린다.
192 미국의 분석철학자. 특히 심리철학으로 유명하다. 설은 중국어 방이란 사고실험을 제시함으로써 당시 팽배했던 기능주의와 고전적 인공지능에 강력한 도전을 주었다.

를 "흉내 내게" 포맷될 수 있다는 "약한 인공지능"의 옹호자이지만, 그가 "강한 인공지능(AI)"라고 부르는, 컴퓨터 프로그램이 의식적일 수 있다고 생각하는 옹호자들의 주장을 반박하려고 노력했다. 그 자신의 관점은 의식은 인간의 뇌가 생물학적으로 기능하는 방식 때문에 본질적으로 의도적이 됨으로써 주관적인, 일차적인 인과적 힘을 가진다는 것이다. 의식이 있는 사람은 계산을 수행할 수 있다. 그러나 의식은 컴퓨터 프로그램이 하는 식으로 내재적으로 계산적인 것은 아니다. 중국어를 말하는 튜링 기계를 만들기 위해서 설은 영어만 할 줄 아는 한 사람(사실은 설 자신), 중국 한자 입력과 쌍으로 된 중국 한자 출력의 조합을 표시하는 책 한권, 그리고 중국 한자가 가득 차 있는 상자들이 있는 방을 가정한다. 이 경우에 영어 사용자는 컴퓨터로서 행동하고 그리고 규칙 집은 프로그램으로서 작용한다. 설은 이런 기계를 가지고, 중국어를 이해하지도 못하고 질문과 대답이 의미할 수 있는 것에 대해 어떤 아이디어도 없이, 그는 입력과 출력의 처리과정을 완벽하게 수행할 수 있다고 주장한다. 만일 실험이 영어로 이루어진다면, 설이 영어를 알기 때문에, 그는 영어 질문에 대한 어떤 알고리즘 없이 질문을 받고 대답을 줄 수 있었을 것이다. 그리고 그는 무엇이 말해지고 있고 이것이 하려고 하는 목적을 효과적으로 인식하고 있었을 것이다. 설(Searle)은 이 두 언어로 된 질문과 대답의 튜링 테스트를 모두 통과했을 것이다. 그러나 그는 그가 영어를 말할 때만 자신이 하고 있는 것을 의식하고 있다. 의견을 표현하는 또 다른 방식은 컴퓨터 프로그램은 언어의 구문처리를 위한 튜링 테스트를 통과할 수는 있지만, 그 구문은 강한 인공지능의 옹호자들이 원했던 것 같은 방식의 의미론적 의미로 이끌 수는 없다.

2014년에 빅토르 아르고노프(Victor Argonov)[193]는 철학적 판단을 내릴 수 있는 기계의 능력을 기반으로 한 기계적 의식을 위한 논-튜링테스트(non-Turing test)를 제안하였다. 그는, 만일 이들 주제에 대해 타고난(미리 설치된) 철학적 지식을 가지지 않은, 배우는 동안에 철학적 논의의 경험을 가지지 않은, 그리고 자신의 기억에서 다른 생명체의 정보 모델(이런 모델은 내재적으로 또는 명시적으로 이들 생명체의 의식에 대한 지식을 포함하고 있을 수 있다)을 가지지 않은, 의식의 모든 문제가 되는 속성(퀄리아(qualia) 또는 결합 같은)에 대해 판단할 수 있는 결정론적 기계는 의식이 있는 것으로 간주되어야 한다고 주장한다. 그러나 이 테스트는 실제로는 의식의 존재를 논박하는 것이 아니라 감지하는 데에만 사용될 수 있다. 긍정적인 결과는 그 기계가 의식이 있다는 것을 입증한다. 그러나 부정적인 결과는 아무것도 입증하지 않는다. 예를 들면 철학적 판단이 없는 것은 기계의 지능 결여로 일어난 것일 수 있기 때문에, 꼭 의식이 없어서 그런 것은 아니기 때문이다.

철학자 J. R. 루카스(Lucas)[194] 그리고 물리학자 로저 펜로즈를

---

[193] 러시아의 물리학자, 철학자. 심-신 문제, 형이상학의 과학적 접근, 생물학에서의 쾌락, 미래학, 인공적 인식의 문제를 연구한다.

[194] 영국의 수학자, 철학자, 논리학자. "Minds, Machines and Gödel" 논문을 통해 로봇이 수학자를 대신할 수 없다고 주장하며 계산주의(computationalism)을 거부하였다.

포함하는 연구자들은 오히려 괴델의 불완전정리가 인간의 지능에 관한 것을 의미한다고 생각하였다. 대부분의 토론 대상은 인간의 마음이 튜링기계 또는 처치-튜링명제(Church-Turing thesis)에 의한 어떤 유한한 기계와 같은 것인지에 대한 것이었다. 만일 그렇다면, 그리고 만일 기계가 일관적이라면, 그러면 괴델의 불완전정리가 이것에 적용될 것이다.

힐러리 퍼트넘(Hilary Putnam)[195](1960)은 괴델의 정리는, 사람은 실수를 하고 그리고 일관성이 없기 때문에, 인간에게 적용될 수 없고, 일반적으로 인간에 의해서 이루어지는 과학 또는 수학에서의 과정에는 적용될 수 있다고 제안했다. 이것이 일관적이라고 가정하면, 이것의 일관성은 증명될 수 없거나 또는 튜링기계에 의해서 표현될 수 없거나 일 것이다.

아비 위그더슨(Avi Wigderson)[196](2010)은 수학적인 "알 수 있음"의 개념은 논리적 결정가능성보다는 계산 복잡도에 근거해야 한다고 제안하였다. 그는 "알 수 있음이 현대의 기준 즉 계산 복잡도에 의해서 해석될 때, 괴델 현상은 우리와 함께 있다."고 쓰고 있다.

더글러스 호프스태터는 자신의 책 『괴델, 에셔, 바흐 그리고 나는 이상한 고리이다(Gödel, Escher, Bach and I Am a Strange Loop)』

---

195 미국 하버드 대학 철학교수. 현대 분석철학에서 분야를 막론하고 지대한 영향을 끼친 철학자로 심리철학, 언어철학, 수리철학, 과학철학에 기여한 바가 크다.

196 미국 고등연구원 교수, 복합이론, 평행 알고리즘, 신경망 분야에 연구가 있고 1921년 아벨상을 수상하였다.

에서 괴델의 정리를 그가 공리적 형식체계 내에 있는, 계층적인, 자기참조적인 구조인 이상한 고리(strange loops)라고 부르는 것의 예로서 인용하고 있다. 그는 이것이 인간의 마음에서 의식에게 "나"라는 감각을 생기게 하는 구조와 같은 유형이라고 주장하고 있다. 괴델의 정리에서의 자기참조는, 수학원리(Principia Mathematica)의 형식체계 안에서 자신의 증명불가능성을 확고히 하는, 괴델의 문장에서 오는 데에 반해서, 인간의 마음에서의 자기참조는 뇌가 외부 자극을 "상징들"로, 또는 이 개념들에 반응하는 신경원의 그룹들을 추출하고 분류하는 방식에서 오는데, 그 안에서 형식체계가 또한 결과적으로 지각을 하는 바로 실체의 개념을 모델화하는 상징들을 생기게 한다. 호프스태터는 충분히 복잡한 형식체계에서 이상한 고리는 "하향의(downward)" 또는 "거꾸로의(upside-down)" 인과관계를 생기게 할 수 있고, 이 상황에서는 정상적인 인과의 계층이 거꾸로 뒤집혀진다고 주장한다. 괴델의 정리의 경우에는 요약하면 이것이 다음과 같이 나타난다.

"공식의 의미를 아는 것만으로도, 공리로부터 힘겹게 올라가야 하는 것이 필요한 과거의 방식에서 그것이 유래된 것에 대한 노력 없이, 진실 또는 거짓을 추론할 수 있다. 이것은 그냥 이상한 것이 아니라, 놀라운 것이다. 보통은 그 수학적 추측이 말하는 것을 단지 바라만 볼 수는 없고 단순히 그 서술이 참인지 거짓인지를 추론하는 자신의 서술의 내용에 호소할 수 있을 뿐이다."(I Am a Strange Loop).

휠씬 더 복합적인 형식체계인 마음의 경우에, 호프스태터의 관점에서 이 "하향인과(downward causality)"는, 우리의 마음의 인과가, 이들이 인과적 힘을 가지고 있는 것 같은 물리학을 따른다 하더라도 신경세포들 또는 기본적인 입자들 사이의 상호작용이라는 낮은 수준보다는, 욕망, 개념, 개성, 생각 그리고 아이디어의 높은 수준에 있는, 표현할 수 없는 인간의 본능으로서 발현한다.

"그래서 세계를 지각하는 우리의 일반 사람들에게는 거꾸로 된 것이 있다. 우리는, 실제로 운동을 구동하는 실재가 있는 곳 작은 영역에 일지라도, 작은 것(small stuff)보다는 큰 것(big stuff)을 지각하도록 만들어졌다."(I Am a Strange Loop).

관찰자 효과

고전물리학은 우리에게 객체를 그 운동이 완전히 물리법칙과 어떤 초기 상태(초기의 위치와 속도)에 의해 결정되는 "사물"로 볼 것을 강요한다. 대조적으로 양자물리학에서는 객체는 결정된 운동으로서가 아니라 가능성의 파동으로 계산된다.

양자물리학에 의하면 객체는 가능성의 파동, 기술적으로는 파동함수라는 것이다. 유명한 이중 슬릿실험처럼(그림 10), 만일 구멍 두 개가 있는 스크린에 전자를 지나가게 하면 어떤 스크린으로 전자가 지나갈까?

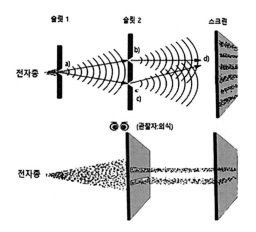

[그림 10] 이중 슬릿 실험

위에 있는 그림에서는 입자로서 구멍을 통과하는 것이 아니라 파동으로서 진행하기 때문에 b) c)의 두 구멍으로 부터의 두 가능성 파동이 퍼지고, 서로 간섭하기 때문에 어떤 장소에서는 서로 겹쳐서 보강된 파동이 되어 짙은 색을 나타내고, 짙은 색 사이에서는 서로 간섭을 하기 때문에 약화되어 옅은 색을 보이게 된다(d). 그래서 전자들이 이중 슬릿 스크린을 넘어서 많은 장소에 도달하게 허용한다. 그래서 전자 줄기를 이중 슬릿 스크린에 통과하게 하여 형광판에 닿게 하면, 두 구멍 뒤에 두 부분이 아니라 밝고 어두운 띠 모양을 형성하는 것이다. 밝은 띠는 파동이 강화된 부분이고, 전자가 도달하는 확률이 높은 장소이다. 밝은 띠 사이는 전자의 도달 확률이 낮아서 전자가 없는 어두운 띠가 된다. 그러나 다음에, 아래 그림처럼 관찰자(의식)가 있을 때에는, 각 전자는 하나 구멍을 통해서 각각 한 점에 도달하게 된다. 그래서 뒤의 형광판에 두 개의 짙은 띠만을 만들게 된다. 이 현상에 대한 명료한 대답은 관찰자의 관찰이 퍼져나가는 가능성 파동으로부터 독특한 실재를 만든다는, 즉 관찰하는 의식이 모든 가능성으로부터 실제 사건을 구현한다는 것이다. 즉 관찰자가 없을 때에는 파동의 형식을 취하여 운동하다가 관찰자가 있으면 입자의 형태로 운동하게 된다.

그림 10에서의 가능성은 의식이 선택하는 가능성을 말한다. 의식이 선택할 때 주체가 객체를 보는 것으로 이루어진 실재의 사건이 촉발된다. 이것이 바로 양자물리학에서 "붕괴" 사건이라고 부르는 것이다. 여기서 붕괴란 단지 가능성에서 실재로

변하는 것을 말한다. 기본적인 입자의 상호작용에 의한 상향인 과는 우리에게 가능성을 준다. 붕괴를 일으키고 가능성에서 실재로 선택하기 위해서는 비물질적인 의식이 필요하다. 이 붕괴는 우리가 찾는 의식의 인과적 힘이고 하향적 인과이다(고스와미 (Goswami)[197] 1989, 1993). 이 붕괴는 즉각적으로, 비국소적으로 일어난다.

그러나 왜 입자를 검출하는 가이거 계수기 자체로는 기록하는 작용을 통해서 파동을 입자로 변환시키지 않는가? 대답은 두 가지이다. 첫 번째는 관찰 없이는 그것을 절대 입증될 수 없다는 것이다. 입증하는 데에는 우리가 가이거 계수기를 보고 있거나 째깍거리는 소리를 들어야 한다. 두 번째는 우리는, 가이거 계수기는 더 이상 환원되어서 소립자까지 될 수 있는 분자로 이루어져 있고 그리고 이 모든 객체는 양자물리학을 따른다는 것을 알고 있다. 그래서 가이거 계수기도 양자물리학의 법칙을 따라야만 하고 그리고 전자의 가능성 파동과 상호작용할 때 가능성 파동으로서 반응해야만 한다. 즉 가이거 계측기가 의식을 대신할 수는 없는 것이다.

그러나 관찰자의 뇌 또한 소립자로 환원될 수 있는 분자로 이루어져 있고, 그리고 또한 양자물리학 법칙의 대상이 아닌가? 뇌와 가이거 계수기의 차이가 무엇인가? 그렇다. 뇌는 양자물리학

---

[197] 인도 출신의 미국 오레곤대학 이론핵물리학자. 양자우주론, 심신 문제에 관한 양자역학의 적용에 관한 연구를 했다. 『영혼의 물리학』, 『양자의사』, 『스스로 인식하는 우주』 등의 저서가 있다.

의 법칙을 따르는 것으로 기대될 수 있다. 그러나 왜 그런지, 관찰자의 뇌가 있으면 파동에서 입자로의 붕괴가 일어난다. 우리가 계수기의 째깍 소리를 들어도 그렇다. 그래서 뇌가 특별한 것이 틀림없지만, 관찰자 또한 뇌보다도 더 특별한 무엇인가가 있음에 틀림없다. 그 무엇인가가 의식이다.

의식은 우리가 사물을 아는 수단이다. 방안의 전자를 통한 실험에서, 가이거 계수기의 째깍 소리를 듣기 전에는, 우리는 오직 객체에 대한 가능성과 확률만 알고 있었다. 객체에 대한 우리의 지식은 모호한 것이었다. 그러나 일단 째깍 소리를 들으면 우리는 전자가 어디에 있는지 정확하게 알게 된다. 측정이 전자에 대한 우리의 지식을 증가시킨다. 그리고 그 수단이 되는 것이 의식이라는 것을 우리는 알고 있다.

관찰자 효과는 관찰자가 비물질적인 것이 관여하는 어떤 방법으로 객체와 상호작용할 것을 요구한다. 왜냐하면 수학자 존 폰노이만의 유명한 정리에 의하면, 물질적 상호작용은 오직 가능성 파동을 다른 가능성 파동으로만 바꿀 수 있고 실재(實在)로 바꿀 수는 없기 때문이다. 이 비물질적인 것이 관찰자의 의식이다. 그러나 만일 의식이 우리가 관례적으로 아는 것의 주체라고 부르는 것이라면, 우리는 또 다른 역설에 이르게 된다. 분명히 주체는 뇌 없이는 존재하지 않는다. 그러나 붕괴 없이는, 즉 가능성으로부터 실재로의 움직임이 없이는, 우리는 오직 가능성의 뇌만 가지고 있는 것이다. 뇌의 존재는 붕괴를 필요로 하고, 붕괴에는 뇌의 존재가 필요하다. 여기에 인과적 순환성이, "양자측정 역설(quantum measurement paradox)"이라는 논리적 역설이 있는 것이다.

그러나 양자물리학 자체는, 생각할 수 있는 모든 역설을 피하기 위해서 의식이 있어야만 한다고 우리에게 말한다. 의식은 모든 존재의 근거임이 틀림없고, 물질은 의식 자체의 가능성으로 구성된다. 의식이 자체로부터 선택하기 때문에, 이 주장은 어떻게 의식이 신호 없이 물질적 객체와 상호작용할 수 있는가, 라는 핵심적인 역설을 피할 수 있다. 양자물리학은 간단하나 급진적인 대답을 한다. 여기에는 신호는 없다. 그러므로 분리된 객체들 사이의 상호작용을 상정할 필요는 없다. 객체는 의식 하나이다. 당신이 자신과 소통을 할 때, 신호를 필요로 하지 않는다. 이런 신호 없는 소통을 양자 비국소성을 통한 소통이라고 부른다.

그래서 의식은 뇌의 현상이 아닌 것이다. 양자적 관점에서는 의식은 모든 존재의 근거이고 오히려 뇌가 의식의 현상이다. 지금까지의 일반적인 경향은 의식을, 결국에는 물질의 소립자로 환원할 수 있는, 뇌의 현상인 객체로 생각하는 것이다. 그러나 의식의 경험은 향상 양극으로 구성된다. 주체와 객체 그리고 경험하는 것과 경험되는 것. 만일 뇌가 단지 더 작은 객체로 내려가 소립자로 이루어진 객체라면, 그러면 어떻게 뇌로부터 주체가 나올 수 있겠는가? 의식은 객체 이상이다. 이는 또한 주체를 포함한다. 그러므로 양자측정 역설의 해결은, 양자측정에서 의식이 뇌와 동일시 할 때 의식의 주체-잠재성의 표현을 만드는 것이다.

그러나 뇌는 왜 그렇게 특별한가? 의식은 왜, 가이거 계수기 또는 바위와 같은 물질이 아니라 뇌와 동일시하는가? 이 대답은 중요하다. 우리에게 뇌와 함께 자기 정체성을 가져다주는 뇌의 구성요소들 사이는 순환적 관계다.

비국소적 소통

비국소성은 잠재성의 영역인 의식을 통해서 일어나는 신호 없는 소통을 말한다. 이는 우리 경험의 거대 수준에서도 객관적으로 입증되었다. 신경생리학 수준에서, 전이된 뇌전위의 증거가 있다. 전기적 활성이 전자기적 연결 없이 한 뇌에서 다른 뇌로 전이될 수 있는 것이다. 이 분야에는 텔레파시 같은 다소 주관적인 증거들도 있다. 그리고 또, 예를 들면 원경(遠景) 실험 같은, 새로운 실험들도 있는데, 여기에는 우리가 약한 객관성이라고 부르는 수많은 실험이 행해졌다. 이들은 주관적인 경험에 의존하는데, 그러나 아주 많은 피험자의 예들에 의해 입증될 수 있다. 확인을 위한 이런 약한 객관성의 개념 없이는, 인지심리학조차도 과학으로서 정당화되기가 매우 힘들 것이다.

비국소성은 비전문가들은 파악하기 힘든 개념이다. 우리는 정보는 어떤 방법으로 그 장(場)에 운반되거나 혹은 주파수를 통해서 운반되어야만 한다고 상정하는 경향이 있다. 그러나 이러한 상정에는, 정보가 시공간의 박동과 전압의 형태로, 예를 들면 신호를 통해 메시지를 입력하는 에너지 박동으로, 이 장이나 주파수 안에 암호화되는 것이 필요하다. 바꾸어 말하면 이 메시지를 해독할 수 있는 무언가가 필요한 것이다. 우리가 신호에 의해서 실제로 움직이는 무언가에 관해 생각하는 즉 뇌가 의식이 변조된 파동으로서 전달하는 메시지를 해독하는 능력이 있어야 한다는 것이다.

대답은 뇌는 그렇지 않다는 것이다. 이 전송이 어떻게 일어나는가에 대한 양자적 모델에서는, 뇌는 다른 뇌에 의해 변조되거나 수신되는 전자기파를 방출하지 않는다. 물질주의자들은 그래야만 한다고 말하겠지만, 그런 증거는 없다. 양자물리학에서의 문제는, 우리가 이런 종류의 논쟁에서 텔레파시 현상 자체를 배제할 수 없다는 것이다. 텔레파시는 단순히 전자기적으로 영향을 받지 않는 방에 피험자들을 둠으로써, 전자기파를 통한 전이 없이 일어난다는 것이 증명될 수 있기 때문이다. 이들 실험에서는 정보가 한 뇌에서 다른 뇌로 전자기파의 도움을 받지 않고 움직인다. 그러면 어떻게 이런 일이 일어나는가?

이는, 의식 모델에서 우주의 의식에 있는 그리고 관찰자들 모두와 텔레파시 능력자 모두에게 공통된 하나인, 잠재성에 기반을 둔 미묘한 과정이다. 그래서 소통은 한 관찰자가 잠재성의 의미영역으로부터 무언가를 생각하면, 보다 정확하게는 무언가를 선택하면, 다른 관찰자는 첫 번째 관찰자와 "연관되어"있기 때문에 같은 것을 선택하게 된다. 그래서 이 둘은, 그들 자신의 잠재성의 무의식적 영역에서, 가능성의 스펙트럼으로부터 의미가 동일한 또는 거의 같은 객체들을 선택하게 된다. 두 번째 관찰자의 뇌는 첫 번째 관찰자의 뇌로부터 전이된 것과 같은, 정신적 의미의 표현을 만드는 것이다. 이 과정은 지금은 "전이된 전위 실험"이라고 부르는 실험에서 입증되어 있는데, 여기서 한 피험자로부터의 뇌 전위가 전자기적 신호 없이 다른 피험자의 뇌로 전이된다.

  1993년에, 멕시코 대학의 신경생리학자 자코보 그린버그(Jacobo Grinberg)[198]는 두 사람의 뇌 사이에서의 양자적 비국소적 소통을 입증할 수 있었다. 이를 위하여, 그는 먼저 실험의 대상인 두 피험자들을 함께 직접적인(신호 없는, 비국소적인) 소통의 의도를 가지고 함께 명상을 통하여 상호 연관되게 하였다. 20분 후에, 피험자들은 분리되어 각각 페러데이 상자(전자기적으로 차단된 공간)에 들어갔다. 각 피험자들의 뇌는 뇌파(EEG)기에 연결되었다. 한 피험자를 뇌에 전기적 활성을 일으키는 일련의 불빛에 노출시켜, 뇌파기에 이 전기적 활성을 기록하였다. 이 전기적 활성에서 컴퓨터의 도움을 받아 뇌의 잡음을 제거한 후에 "유발전위(evoked potential)" 뇌파를 추출하였다. 뇌의 잡음을 제거한 후의 첫 번째 피험자의 유발전이와 같은 뇌파가 두 번째 피험자의 뇌로 전이된 것이 발견되었다. 두 번째 피험자에게 전이된 전위는 첫 번째 환자의 유발전이와 위상과 강도가 거의 같았다. 반면에

---

[198] 멕시코의 신경생리학자, 심리학자. 과학적 방법을 이용하여 샤머니즘, 명상, 점성학 그리고 텔레파시 등을 연구하여 많은 저서를 발간했다.

명상을 통해 상효 연관 과정이 없었던 대조군에서는 어떤 전이된 전위도 보이지 않았다.

얽힌 계층과 비연속성

얽힌 계층은 이해하기 힘든 개념이다. 물질주의 과학이 우리에게 설명해주는 단순 계층은, 소립자가 원자를 만들고 원자는 분자를 그리고 분자는 보다 큰 객체를 만든다는 것이다. 이러한 단순 계층은 상향인과를 기반으로 하고, 그리고 무생물인 물질적 객체에 대한 기술로는 아주 정확하다.

가능성 파동의 붕괴는 얽힌 계층(서로 순환적인 계층)이라는, 오직 물질적 뇌(또는 살아있는 세포 또는 그들의 집합)만이 이를 제공할 수 있고, 여기에는 특정한 자기참조적 동력학을 필요로 한다.

뇌의 양자 가능성을 붕괴하여 실재로 만드는 것이 우리의 관찰이라는 의미에서 붕괴가 뇌를 만든다는 것은 부인할 수 없다. 한편으로는 지각 있는 관찰자의 뇌 없이는 붕괴가 있을 수 없다. 이런 얽힌 계층이 뇌에서의 양자측정을 특징짓는다.

이는 단순한 계층과 얽힌 계층 사이의 차이를 이해하는 데에 도움이 될 것이다. 환원주의자의 물질세계에 대한 상정인, 소립자가 원자를 만들고, 원자가 분자를 만들고, 분자가 살아있는 세포를 만들고, 세포가 뇌를 만들고, 뇌가 주체/관찰자인 우리를 만든다. 각 단계에서 인과는 계층의 하위 수준에서 상위 수준으로 흐른다. 즉 원자의 상호작용이 분자 행동의 원인으로 믿어지고, 세포(뉴런)들의 상호작용이 뇌의 행동의 원인으로 생각되고… 등등. 궁극적으로는 가장 낮은 수준인 소립자의 상호작용이 나머지 모든 것의 원인이 된다. 이것이 상향인과의 단순한 계층이다.

그러나 우리가 양자측정이 우리의 관찰의 결과로 일어난다고 말할 때, 우리는 단순한 계층의 규칙을 위반하는 것이다. 우리는 소립자, 원자 등 뇌까지 올라가는 모든 것이 실재가 아니라 가능성의 파동이라는 것을 알고 있다. 그리고 관찰자인 우리는 가능성으로부터 실재를 선택(붕괴)할 필요가 있다. 우리는 뇌 때문에 여기에 있고, 그러나 우리가 없다면 뇌의 상태는 가능성으로 남아있게 된다. 이는 뇌에서의 양자측정은 근본적인 얽힌 계층이 관여한다는 것을 의미한다.

관찰자의 뇌에서의 양자측정이 얽힌 계층 과정이라는 것을 깨닫는 것은, 우리가 자기참조의 주체로서 우리로부터 분리된 관찰되는 객체를 보는(붕괴하는) 능력을 이해하는 데에 도움을 준다. 또한 이 주체-객체 분리는 오직 모양뿐이라는 것을 주목하라. 같은 일이 뇌의 양자측정을 위해서도 일어난다. 붕괴하고, 선택하고, 관찰하고(또는 측정하고), 경험하는 주체는, 관찰되고 경험되는 객체의 인식과 함께 의지하여 생긴다. 그들은 나눌 수 없고 초월적인 하나의 의식과 그의 가능성으로부터 의존하여 함께 생기는 것이다.

양자측정을 위한 뇌 기전에 있는 얽힌 계층은 자기참조, 의식에서의 주체 객체 분리의 형태에 책임이 있다. 우리는 이 자기참조의 자신(양자자신)을 동일시하기 때문에 외관은 실재의 모양을 취한다. 이 동일시는 또한 명백한 주체-객체 분리의 근원이 된다. 그러나 궁극적으로는 자기참조적 문장의 얽힘 뒤에 있는 것은 우리이다. 우리가 비슷하게 실재로부터 자기참조적 분리를 뛰쳐나올 수 있을까? 우리는 할 수 있다. 이것은 깨달음인 목사(moksha)와 니르바나(nirvana) 같은 고귀한 개념에 의해 참조되는 것이다.

가이거 계측기를 사용하여 전자를 관찰하는 것 같은, 측정도구에 의한 일상적인 양자 증폭은 단순한 계층이다. 우리가 측정하는(전자) 미소 양자시스템과, 우리의 관찰을 용이하게 하기 위해 증폭을 사용하는 거대 측정도구(가이거 계측기)는 전혀 다른 것이다. 무엇이 양자 시스템이고 무엇이 측정 도구인지는 분명하다. 그러나 그것이 뇌가 되든지 또는 살아있는 세포가 되든지 간에, 자기참조 시스템은 자극의 양자처리기로 생각되는 것 그리고 증폭 도구로 생각되는 것들과 거의 같은 규모의 크기이기 때문에 이 차이가 모호하다. 여기에는 피드백이 있는데, 사실상, 양자 처리기와 증폭 도구는, 아무리 많은 그러한 "측정"을 해도 자신들을 가능성으로부터 실재로 붕괴할 수는 없고 오직 의식만이 초월적 수순에서 할 수 있기 때문에 무한한 순환을 만들면서, 서로를 "측정한다." 이것은 얽힌 계층이기 때문이다.

이는 에셔(Escher)[199]의 그리는 손의 그림과 같은데(그림 11), 그림에서 왼손은 오른손을 그리고 오른손은 왼손을 그린다. 그러나 사실은 어떤 손도 그림을 그리지 않는다. 그들이 그림을 그리는 것은 오직 외관뿐이다. 그들 손을 그리는 것은 이 시스템 밖의 에셔이다.

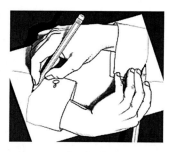

[그림 11]

왼손은 오른손을 그리고, 오른손은 왼손을 그리고 있다. 이 차원에서는 오른손이 먼저냐 또는 오른손이 먼저냐의 논쟁이 일어날 수 있으나 소용없는 일이다. 실제로 그림을 그리는 것은 이 그림 밖의 즉 이 그림의 차원 너머에서의 에셔의 손이다.

어째서 우리는 일상생활에서 신-의식과의 연결을 인식하지 못하는가? 왜 우리는 자신을 개인의 자아로서만 경험하게 되는가? 답은 간단하다, 훈련이다. 신-의식에서는 우리가, 양자역학이 양자객체의 상태에 제공하는 가능성 중에서 선택하는 완전한 자유를 가지고 있다. 기억과 훈련이 과거의 자극(학습)에 대한 반응에 우호적인 방향으로 선택의 자유를 제한하고 있는 것이다. 결국, 우리는 자극에 대한 반응으로 특정한 형태의 습관을 자신과 동일시하게 훈련되고, 이러한 동일시를 결국은 우리가 자아라고 여기게 되는 것이다(미첼과 고스와미(Mitchell and Goswami) 1992; 고스와미, 1993).

그리고 그림 10에서 보면 양자 가능성의 파동은 "가능태(可能

---

199 네덜란드의 판화가. 기하학적 원리와 수학적 개념을 토대로 2차원의 평면 위에 3차원 공간을 표현했다. 모호한 시각적 환영 속에 사실과 상징, 시각과 개념 사이의 관계를 다뤘다.

態)(potentia)[200]"(물리학자 베르너 하이젠베르크(Werner Heisenberg)[201]가 양자 가능성의 영역에 붙인 이름)에서 퍼져나간다. 시공간이 아니라 이를 초월하는, 이 부분의 움직임은 연속적이다. 그러나 의식이 가능성을 선택하여 시공간에서 실재를 창조하면, 가능성 파동의 붕괴가 일어나는데, 이는 시공간에서 점진적이지 않고, 수학적 또는 기계적 서술이 불가능한 비연속적 사건이 된다(폰 노이만 1955). 물리학자 닐스 보어(Niels Bohr)[202]가 처음 인정했듯이, 이 비연속성은 양자물리학의 핵심이다. 보어는 이 비연속성을 "양자도약"이라고 불렀다.

그러나, 훈련으로 인해서 양자붕괴의 비연속성은 모호해진다. 우리는 자아의식을 연속적인 흐름으로 경험하게 된다. 다르게 말하면, 우리가 신-의식에 있을 때는 양자 가능성으로부터의 우리의 선택은 창의적이고 비연속적이며, 이것이 양자도약이다. 자아-의식에 있을 때는, 선택은 훈련된 대안으로 제한되는데, 이 대안은 과거로부터 나오고 연속성이 지속되는 것처럼 느껴진다. 이때의 선택에도 자유로운 부분도 있겠지만 창의적인 자유는 아니다. 우리가 훈련에 대해 "아니다"라고 말할 때, 경계를 넘어 창

---

200 아리스토텔레스-토마스 철학의 형이상학의 기본 개념으로, 사물의 변화 현상을 설명하는 기본 개념으로 모든 사물은 가능태와 현실태 두 원리로 구성되어 있다고 했다.

201 독일의 이론물리학자. 원자구조론을 검토하여 양자역학의 시초가 되는 연구를 하였으며, 불확정성원리에 대한 연구로 새로운 이론의 개념을 명확하게 하였다.

202 덴마크의 물리학자. 고전론과 양자론이 결합한 원자이론을 발표. 후에 양자역학으로 발전하는 계기를 마련하였다. 원자의 핵반응을 설명하는 수학적 모형을 발표하여 핵반응론의 출발점이 되었다.

의적 자유로 열려지게 되는 것이다.

만일 당신이 창의적 양자도약을 시각화하기 어려우면, 보어
(Bohr)가 설명한 원자에서의 전자 운동의 예로부터 도움을 받을
수 있다. 전자가 "높은" 궤도로부터 "낮은" 궤도로 점프할 때 빛
을 발산한다. 그러나 점프는 비연속적이고, 전자는 한 궤도의
여기에 존재하고, 또 다른 궤도의 저기에 존재하는데, 물리적으
로 두 궤도 사이의 공간을 통과하지 않는다. 창의성도 비슷한
현상이다.

창의성 연구자들은 창의적 과정은 준비, 배양 또는 휴식, 갑작
스런 통찰, 구현의 네 단계라고 한다. 준비는 작업이고 구현도
창의적 통찰을 구현하는 작업이다. 창의성을 위한 작업이 필요
하다는 것은 쉽게 이해할 수 있다. 그러나 창의성 연구자들에게

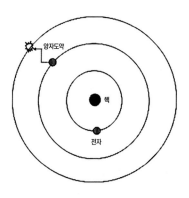

[그림 12] 양자도약

원자의 핵을 둘러싸고 있는 전자가 궤도를 바꿀 때 중간의 공간을 지나지 않고 다른 궤도로
옮겨간다. 그리고 또한 전자는 동시에 궤도의 다중 위치에 존재할 수 있어 특정한 시간에서의
정확한 위치는 확률적으로만 표현할 수 있다.

는, 활발한 연구에 문제가 생길 때 만일 우리가 간헐적으로 휴식을 취하면, 통찰의 창의적 양자도약이 훨씬 용이해 진다는 것을 잘 알고 있다(고스와미 1999). 왜 그런가? 심리학자들은 창의적 과정의 이 단계를 무의식의 과정이라고 부른다.

이런 식으로, 창의성의 현상에는, 가능성의 양자운동의 연속적 및 비연속적 양상 모두가 이용될 수 있고, 생물학자들이 양자물리학의 새로운 메시지를 파악하는 것이 가장 중요하다. 이 세계의 운동은 연속적일 수도 비연속적일 수도 있기 때문이다. 고전물리학과 생물학에서는 오직 연속성만 있었는데, 대체로 양자적 메시지가 물리학자들과 생물학자들의 마음에 깊이 들어가지 못했기 때문이다. 그들은 아직도 연속적인 다윈주의적 진화의 시나리오를 마음에 품고 있다.

비연속성은 우리 중의 많은 사람에게 창의적 경험의 형태로 친숙하다. 이들은 우리가 경험한 모든 놀라움 같은 것으로 온다. 놀라움은 실제로 비연속성의 특징이다. 물론 창의적 경험은 기껏해야 약한 객관성만 지닌다. 그러나 비연속성의 객관적 증거는 생물학적 진화에서도, 과학적 물질주의자들이 종종 간과한 사실로서, 의미 있는 방법으로 나타난다. 만일 당신이 진화가 물질의 움직임의 전부라고 말한다면, 당신은 오직 진화의 느린 그리고 연속적인 부분만을 파악하고 있는 것이다. 그러나 거기에는 또한 다른 것이 있다. 1970년대에 생물학자 닐스 엘드리지

(Niles Eldredge)[203]와 스티븐 굴드(Steven Gould)[204]가 발견한 것처럼 진화에서의 보다 돌발적인 종류의 움직임이 있는 것이다. 그들은 이 진화적 도약을 다윈 진화론의 연속적인 산문에서의 "구두점(punctuated marks)"이라고 적절하게 불렀다. 과학적 물질주의는 이들 구두점을 설명할 수 없다. 그러나 양자적 세계관의 생물학자들은 할 수 있다.

양자 모델에서는 이들 구두점은 간단하게 창의성의 양자도약인 생물학적 창의성이다. 만일 우리가 이 관점을 받아들이면, 진화는 의식의 진화가 된다. 다윈주의는 연속성을 주장함으로써 진화의 속도와 범위에 제한을 한다. 그러나 한 거대 종으로부터 다른 종으로의, 진화가 새로운 기관에 관여하는 거대 수준에서의 진화를 설명하려면, 우리는 이들의 양자 도약을 적용해야만 한다. 더구나 많은 자료들이 이러한 관점을 지지해준다. 진화에서의 화석의 갭(fossil gaps)은 잘 알려져 있다. 다윈의 연속적 모델의 밖으로 벗어나려고 하지 않는 과학자들은 그러한 갭을 채우기 위해서 몇 개의 중간 단계를 발견했는데, 그러나 다윈주의의 핵심적인 문제를 해결하기 위해서는 글자 그대로 수천 배의 수천 배 정도의 중간단계가 존재해야만 할 것이다.

---

203 미국의 고생물학자, 진화생물학자. Gould와 함께 단속평형설을 주장하여 현대 진화 이론의 발달에 큰 영향을 끼쳤으며, '오카방고, 흔들리는 생명' 등 생태계에 대한 저서도 많다.

204 미국의 고생물학자, 진화생물학자. Eldredge와 함께 단속평형설을 주장하여 현대 진화 이론의 발달에 큰 영향을 끼쳤으며, 수많은 에세이와 저작 등으로 과학의 대중화에도 크게 기여하였다.

한편 양자 비연속성의 경우는 이 문제를 해결하고 다윈주의 모델의 제한을 제거해준다. 비국소성, 얽힌 계층 그리고 비연속성 등을 통하여, 양자 모델은 생물학적, 물질적, 문화적 그리고 심리학적인 모든 수준에서 창의성에의 문을 열어준다. 이는 우리를 진정으로 앞으로 향하게 할 수 있는 진화의 과정을 우리에게 제공해 준다.

03.
뇌와 의식

　의식에 관한 양자이론에서, 펜로즈(Penrose)가 개발하고 하메로프가 신경 생리학적으로 보강한 시나리오에서 양자이론은 의식에 효과적이며 이것이 일어나는 방식은 매우 정교하다. 이들은 의식의 기본 행동은 비알고리즘적이며, 즉 계산할 수 없으며, 미세소관(microtubule)[205]에서 일관된 중첩 상태의 중력 유도 감소로 인해서 신경·생리학적으로 실현된다고 주장한다. 본질적으로 현상유지 양자이론에 기반을 둔 지금까지 논의된 접근 방식과 달리, 펜로즈가 제안한 시나리오의 물리적 부분은 양자기반의 물리적 과정에 대한 적절한 이해를 위한 양자이론의 앞으로의 발전 가능성을 보여준다. 그는 상태축소(state reduction)[206]를 제

---

[205] 세포 내의 구조로 길고 속이 비어있는 튜불린(tubulin)으로 구성된 관 모양이다. 세포의 모양을 유지하는 역할과 함께 세포질 속의 물질 이동을 돕는다.

[206] 두 회로에 같은 순서열이 가해졌을 때 모든 입력 순서열에 대해서 같은 출력이 나오면

안하고 있으나. 더 큰 그림은 궁극적으로 양자측정을 이해하기 위해 본격적인 양자 중력이론이 필요하다는 것이다. 상태축소를 제안하는 펜로즈의 근거는 해당 무작위성이 반드시 정신적 인과 관계가 효과적일 수 있다는 여지를 제공한다는 것은 아니다. 두 권의 책(펜로즈 1989, 1994)으로 발전된 그의 개념적 출발점은 기본적인 의식적 행위는 알고리즘적으로 기술될 수 없으므로 계산될 수 없다는 것이다. 이와 관련하여 그의 배경은 창의성의 본성, 수학적 통찰력, 괴델의 불완전성 정리, 정신과 물질을 초월한 플라톤적 실재의 관념과 많은 관련이 있다.

펜로즈의 제안을 신경생리학적으로 구현하는 데에는 하메로프와의 협력이 중요한 역할을 했다. 마취과 의사로서의 배경을 가진 하메로프는 양자 상태축소가 효과적인 방식으로 일어날 수 있는 곳으로 신경세포의 미세소관을 고려할 것을 제안했다(예: 하메로프와 펜로즈(1996) 참조). 각각의 양자상태는 튜불린(tubulin)[207] 상태의 일관된 중첩으로 가정되어 궁극적으로 많은 신경세포에 퍼지며 확장된다. 그들의 동시 중력유발 붕괴는 개별적인 기본 의식행위로 해석된다. 이러한 중첩이 설정되는 제안된 메커니즘에는, 아직은 확인되거나 입증되지 않은 여러 세부 사항이 포함된다.

이 두 회로는 서로 등가(等價)이며, 이런 등 회로 중에서 상태의 수가 가장 적은 회로를 찾아내는 작업.

[207] 세포골격을 구성하는 미세소관(microtubule)을 구성하는 단위체(monomer)로 공 모양의 단백질(globular protein)로 되어 있다.

철학적 관점에서 펜로즈와 하메로프의 시나리오는 노골적으로 거부되었다(예: 그러쉬(Grush)[208]와 처치랜드(Churchland)(1995)[209] 및 펜로즈와 하메로프(1995)의 답변 참조). 실제로, 그들의 접근 방식은 마음과 물질 자체의 관계, 모든 물리적 상호작용의 궁극적인 통합, 수학적 진리의 기원, 계층적 수준에 걸친 뇌 역학에 대한 이해 등 여러 가지 최상위 수준의 신비를 다루는 것이었다. 그러나 도입된 지 20년 이상이 지난 후에도 그들은 이 접근 방식은 이론적 및 경험적 의식에 대한 양자 효과에 대한 중요한 혁신적인 연구에 유익한 영감을 준다는 것을 확신하고 있다.

1931년에 수학자이자 논리학자인 쿠르트 괴델은, 어떤 기본적인 연산을 증명할 능력이 있는 효과적으로 생성된 이론(effectively generated theory)은 일관되면서 완벽할 수는 없다는 것을 증명하였다. 다시 말하면 수학적으로 완벽한 이론은 자신을 증명할 방법이 없다는 것을 증명하였다. 인간은 기계와 동일한 제한의 적용을 받는다는 것을 보여주는 유사한 진술이 있다. 그러나 의식에 관한 첫 번째 책인『황제의 새로운 마음(The Emperor's New Mind) (1989)』에서, 로저 펜로즈는 괴델의 증명할 수 없는 결과(Gödel-unprovable results)는 인간인 수학자에 의해서 증명할 수 있다고 주장하였다. 그는 이 차이를, 인간 수학자는 형식적 증명체계처

---

208 미국 UC San Diego 대학 교수. 인지언어학, 인지신경과학 연구. 펜로즈와 하메로프의 의식에 대한 양자이론을 반대하는 논문을 썼다.
209 미국 UC San Diego 대학 분석철학, 마음의 철학, 신경과학 교수. 그러쉬와 함께 펜로즈와 하메로프의 의식에 대한 양자이론을 반대하였다.

럼 설명할 수는 없는데, 그래서 계산할 수 없는 알고리즘을 운용할 수 있다는 의미로 받아들인다. 이 말이 옳다면 펜로즈-루카스(Penrose-Lucas) 주장은, 계산 불가능한 행동의 물리적 기반의 문제는 해결되지 않은 채로 남겨지게 된다는 것이다. 대부분의 물리법칙은 계산 가능하다. 그리고 그래서 알고리즘적이다. 그러나 펜로즈는 파동함수붕괴는 계산 불가능한 과정을 위한 가장 유력한 후보라고 결론지었다. 양자역학에서 입자들은 고전물리학의 객체들과는 다르게 다루어진다. 입자들은 슈뢰딩거 방정식(Schrödinger equation)[210]에 따라서 전개되는 파동함수로서 기술된다. 비정상(Non-stationary) 파동함수는, 중첩원리에 의해 기술된 현상인 시스템의 고유치들(eigenstates)의 선형적 조합이다. 양자시스템이 고전적 시스템과 상호작용할 때, 즉 관찰 가능하도록 측정될 때, 시스템은 고전적인 밴티지 포인트(vantage point)로부터 관찰 가능한 것의 임의적인 고유치로 붕괴되는 것으로 나타난다.

만일 붕괴가 정말로 무작위라면, 그러면 어떤 과정 또는 알고리즘도 결정론적으로 이의 결과를 예측할 수 없다. 이것은 펜로즈에게, 그가 뇌에 존재한다고 가설을 세운, 계산 불가능한 과정의 물리적 기반에 대한 후보를 제공하였다. 펜로즈는 분리된 시스템은 아직도, 그가 객관환원(objective reduction; OR)이라고 부르

210 오스트리아의 이론물리학자로 파동역학의 창안자이다. L.V.드브로이의 물질파개념을 받아들여 미시 세계에서는 고전역학이 파동역학으로 옮겨간다는 생각을 기초방정식으로서 파동방정식에 집약하였다.

는, 새로운 형태의 파동함수 붕괴를 수행하고 있을 수도 있다고 제안했다.

펜로즈는 시공간의 가능한 구조에서 일반상대성이론과 양자이론을 조화시키려고 하였다. 그는 프랑크 스케일에서 휘어진 시공간은 연속적이 아니라 이산적이라고 말하고 있다. 나아가 그는 각 분리된 양자 중첩은 시공간에서의 수포(blister)인 자신의 시공간 만곡 조각을 가지고 있다고 추정하였다. 펜로즈는 중력이 이 시공간의 수포들에게 힘을 가하고, 이것은 10^{-35}m의 프랑크 스케일 이상에서는 불안정하게 되고, 그리고 붕괴되어 가능한 상태 중의 하나가 된다고 추정했다. OR을 위한 대략적인 역치가 펜로즈의 불확정성 원리(indeterminacy principle)에 의해서 주어져 있다. 이렇게 하여 객체의 질량-에너지가 클수록, 이것은 OR을 더 빨리 수행할 것이다 그리고 역도 마찬가지이다. 메조스코픽(Mesoscopic)[211] 객체는 신경처리에 관련된 시간척도에서 붕괴할 수 있다.

펜로즈 이론의 본질적 특징은 객관환원이 일어날 때의 상태의 선택은 무작위적으로 선택되지도(파동함수 붕괴에 따르는 선택처럼) 알고리즘 적으로 선택되지도 않는다는 것이다. 오히려 상태들은 시공간 기하학적구조의 프랑크 스케일에 들어 있는 계산 불가능한 영향에 의해서 선택된다. 펜로즈는 이런 정보는 순수한 수학

---

[211] '메조'는 중간을 의미하는 단어로, 원자보다는 크지만 마크로 크기의 물질보다는 훨씬 작은 중간 크기의 영역을 가리킨다.

적 진리를 나타내는 것으로, 플라토닉하다고 주장했다. 이는 세 가지 세계에 관한 펜로즈의 아이디어와 관계가 있는데, 물리적 세계, 정신적 세계 그리고 플라토닉 수학적 세계이다. 『마음의 그림자(Shadows of the Mind)(1994)』에서, 펜로즈는 이 플라토닉 세계는 또한 심미적 그리고 윤리적 가치를 포함하고 있을 수 있다고 지적하였다. 그러나 그는 더 이상은 이 가설에 전념하지 않았고, 펜로즈-루카스 주장은 수학자들, 컴퓨터 과학자들, 그리고 철학자들에 의해서 비판받았다.

펜로즈는 저서 『황제의 새로운 마음』에서, 수학적인 관점 그리고 특히 괴델의 정리에서의 문제를 해결하는, Orch OR에 대한 전 모델의 윤곽을 보여주었다. 그러나 어떻게 양자과정이 뇌 안에서 실행될 수 있었는지에 대해서는 상세한 제안이 없었다. 스튜어트 해머로프는 암 실험과 마취에 관한 독립된 연구를 했고, 이것이 그에게 뇌 과정에서의 관심을 끌었다. 해머로프는 펜로즈의 책을 읽고 펜로즈에게 신경원에 있는 미소세관은 양자과정을 위한 그리고 궁극적으로는 의식을 위한 적절한 후보 위치라고 제안했다. 1990년대에 걸쳐, 이 둘은, 펜로즈가 "마음의 그림자"에서 출판한 Orch OR 이론에 대해 협력하였다.

이 이론에 대한 해머로프의 공헌은 신경세포골격(neural cytoskeleton)에 대한 특히 미소세관에 대한 그의 연구에서 유래된다. 신경과학이 발전하면서, 세포골격과 미소세관의 역할이 보다 중요해지고 있다. 구조적인 지원을 제공하는 것에 더해서, 미소세관은 축색원형질수송(axoplasmic transport)과 세포의 움직임,

성장 그리고 형체에 대한 기능을 포함하고 있다.

Orch OR은 미소세관에서의 양자과정에서 펜로즈-루카스의 주장과 해머로프의 가설을 조합하고 있다. 이는, 뇌 안에서의 응축이 객관적인 파동함수 환원을 수행하고, 이들의 붕괴는 계산 불가능한 의사결정을 시공간의 근본적인 기하학적 구조에 들어 있는 경험과 연결한다. 이 가설은 나아가 미소세관은 신경원들 사이의 연접에 있는 전통적인 활성에 영향을 주기도 하고 영향을 받기도 한다고 제안한다.

해머로프가 양자과정을 위한 적절한 후보자라고 제안한 미소세관은 튜불린 단백질 아-단위(subunits)로 구성되어 있다. 미소세관의 튜불린 단백질 2-분자체는, 비국소화된 π 전자들을 포함하고 있을 수 있는, 소수성의 주머니들(hydrophobic pockets)을 가지고 있다. 해머로프는 다음에, 한 신경원의 미소세관에서의 응축은 전기적 연접의 간극연결(gap junctions)을 통해 다른 신경원들과 신경교세포들에서 미소세관의 응축으로 연결될 수 있다고 제안하였다. 해머로프는 이 세포들 사이의 간격은 양자객체들이 이를 가로질러 터널을 만들 수 있고, 그래서 이들이 뇌의 큰 영역을 가로질러 확장을 허용하도록 충분히 작다고 제안했다. 나아가 그는, 간극연결은 감마 진동과 관계가 있다는 훨씬 논란이 덜한 이론을 세우면서, 큰 규모(large scale)의 양자 활동의 행동은, 뇌파 중에서 40Hz 감마파의 원천이라고 추정했다.

2022년 4월에 이와 연관된 두 실험 결과가 의식 과학 컨퍼런스에서 발표되었다. 해머로프의 연구에서 부분을 담당했던, 앨버타대학의 잭 터진스키(Jack Tuszyński of the University of Alberta)[212]는 마취제가, 미소세관과 튜불린이 갇힌 빛을 재발산하는, 지연 발광(delayed luminescence)이라고 부르는 과정의 시간 경과를 빠르게 한다는 것을 보여주었다. 터진스키는 이 현상이, 초방사(superradiance)의 한 가능성으로서 조사되고 있는 것과 함께 양자 기원이라고 추측하고 있다. 두 번째 실험에서 프린스턴대학의 그레고리 디 숄스(Gregory D. Scholes)[213] 그리고 아라트 칼라(Aarat Kalra)[214]는 튜불린 관의 분자들을 자극시키는 데에 레이저를 사용하여 예상보다 더 퍼지게 함으로써 흥분이 더 길어지게 하였는데 반복된 마취하에서는 일어나지 않았다.

의식의 생물학적 기능과 진화

생물학적 진화의 어디에서 의식이 나왔는지 그리고 의식이 어떤 생존가치가 있는지에 대한 의견은 다양하게 나누어진다. 일부는 진화의 부산물이라고 주장하기도 한다. 의식은 1) 오직 첫 번째 인간에게서, 2) 오직 첫 번째 포유류에게서, 3) 포유류와 조류에게서 독립적으로, 또는 4) 첫 번째 파충류에게서 나

---

212 폴란드 출신 캐나다 앨버타대학 종양학, 물리학 교수. 마취 중의 의식 변화 과정에 관한 양자법칙에 대한 연구.
213 미국 프린스턴 대학교의 화학 교수. 광합성과 양자생물학 분야 연구.
214 인도 델리 과학기술대학 교수. 생화학과 전자공학의 상호작용에 대한 연구.

왔다는 주장들이 있어 왔다. 다른 학자들은 의식의 기원을 신경계를 가지고 있는 첫 번째 동물 또는 5억 년보다 이전의 캄브리아기의 초기 척추동물까지 거슬러 올라간다. 도널드 그리핀(Donald Griffin)[215]은 그의 저서 "동물의 마음(Animal Minds)"에서 의식의 점진적인 진화를 말한다. 그러나 이 각 시나리오들도 의식의 가능한 생존 가치에 의문을 일으켜 논란이 되곤 했다.

의식 처리과정의 일차적인 기능에 관하여, 최근의 이론들에서 반복되는 아이디어는 현상적인 상태가, 그렇지 않으면 독립적이었을 신경의 활동과 정보처리과정을 어느 정도 통합한다는 것이다. 이것은 통합합의(integration consensus)라고 불려왔다. 또 다른 예는 역동적 핵심가설(dynamic core hypothesis)이라고 불린 제럴드 에델만에 의해서 제안된 것이다. 대규모의 병행적 방식인 이는 뇌의 상호 연결 부위의 피드백 연결을 강조한다.

앞에서 지적한 바와 같이, 의식이 잘 정의된 것이라고 생각하는 저자들 사이에서도, 인간이 아닌 동물이 의식을 가지고 있는지에 대해서 광범위한 논쟁이 있다. 그럼에도 불구하고, 일부 저자들은 의식은, 적합성을 증가시키는 특성이라는 의미에서의 적응으로서 진화생물학의 관점에서 볼 수 있다고 주장하여왔다. 존 에클스(John Eccles)[216]는 자신의 논문 「의식의 진화(Evolution of

---

215 미국 코넬대학 동물학 교수. 동물의행동학, 동물의 이동 등에 대해 연구를 하였고 동물도 의식이 있다고 주장하였으며, 이에 대한 과학자들의 부정을 "mentophobia"라고 명명하였다.

216 오스트레일리아의 생리학자. 신경세포의 말초 및 중추부에 있어서의 흥분과 억제의 이온 메커니즘의 발견으로 A. L. 호지킨, A. F. 헉슬리와 함께 노벨 생리·의학상을 받았다.

consciousness)」에서, 포유류의 대뇌피질의 특수한 해부학적 그리고 물리학적 특성이 의식을 생기게 한다고 주장했다. 버나드 바어스(Bernard Baars)[217]는 이 "반복되는" 회로는 일단 자리 잡으면, 의식이 고등생물에서 가능하게 하고 이어지는 많은 기능들의 발달을 위한 기반을 제공한다고 주장했다. 피터 캐러더스(Peter Carruthers)[218]는, 의식은 한 개체가 외양과 실재 사이의 구분을 하게 한다고 말함으로써 의식 있는 생물체가 얻는 가능할 수 있는 적응의 이익을 제시하였다.

의식이 적응으로서 진화하는 것이 아니라 뇌의 크기의 증가 또는 대뇌피질의 재배열 같은 다른 발달의 결과로서 생긴 굴절 적응(exaptation)이었다고 상정하는 의식의 굴절적인 설명은 일부 이론가들에게 인기를 끌었다. 이런 의미에서 의식은 망막의 맹점과 비교된다. 그러나 이것은 망막의 적응이 아니라 대신에 망막의 축삭이 연결되는 도중에서의 부산물이다. 핀커(Pinker)[219], 촘스키(Chomsky)[220], 에델만, 그리고 루리아(Luria)[221]를 포함하는

---

217 미국 샌디에고 신경과학연구소 교수. 인지구조와 의식에 관한 이론인 전역 공간작업이론(global workspace theory)의 창시자이다.

218 미국 알라모 국립연구소 책임연구원, 물리학자. 기본입자와 장이론, 복합계 등에 관한 연구.

219 미국 하버드대학 교수, 인지심리 및 심리언어학자. 진화심리학 및 마음의 컴퓨터이론에 관한 연구.

220 미국의 언어학자, 철학자, 인지 과학자, 역사가, 사회비평가, 정치운동가, 아나키스트, 저술가. 현대 언어학의 아버지, 매사추세츠 공과대학교의 명예교수이며, 애리조나 대학교의 교수이다.

221 러시아의 신경심리학자. 현대 신경심리학의 아버지로 불린다. '문화-역사 심리학'의 창시자이며 많은 신경심리학 배터리를 고안했고 "Higher Cortical Functions in

일부 학자들은, 고차원 의식 발달의 맥락에서 언어와 기억에 대한 중요한 조절 기전으로서의 인간의 언어 출현의 중요성을 지적해왔다.

이론물리학자인 아미트 고스와미 교수는 물질을 양자파동의 가능성으로 설명한다. 그리고 이 파동은 의식과 분리되어 있지 않다고 하며, "물질은 의식 자체의 가능성이다. 의식은 모든 존재의 근거이고 물질을 포함한 모든 것은 의식으로 이루어져있기 때문이다"라고 말한다. 물질이 의식의 양자 가능성이라고 볼 수 있게 되면, 의식이 다른 종류의 가능성도 가질 수 있는 것이다. 모든 생명체에서의 형태를 형성하는 종에 고유한 장(場)을 주장한 루퍼트 셸드레이크의 형태형성장도 비물질적이긴 하지만 의식의 양자 가능성이라고 생각할 수 있다. 붕괴가 일어날 때, 의식은 가능성의 물질적 파동으로 붕괴될 수도 있고 형태형성장에 해당되는 가능성의 파동으로 될 수도 있다. 이 과정 중에 의식은 물질에서 형태형성장의 표현을 만드는데, 이 표현들이 생물학적으로 프로그램 된 형태들이다. 형태형성장은 직접적인 상호작용에 의해 물질적 형태를 유도하는 것이 아니라, 의식이 형태형성장을 청사진으로 사용하여 수많은 물질의 양자 가능성 중에서 특정한 형태를 선택하게 한다. 그러므로 물질적 신체는 형태형성 청사진의 표현이 된다. 생물학적 형태는 생물학적 기능을 위한 활력 청사진의 표현이다.

Man(1962)" 저서가 있다.

인과적 물리법칙은, 유전자를 포함한 생물학적 형태가 따르는, 그 원천이 의식과 형태형성장에 있는 목적이 있는, 프로그램에 대해서는 아무것도 알려주지 못한다. 우리가 창가에 있는 식물이 살아있는지를 알려면 알기 위해서는 만져서 "느껴야"만 알 수 있다. 마찬가지로, 당신은 어떻게 당신이 살아있는지를 아는가? 당신이 살아있다는 것을 알기 위하여 당신이 인식하고 있는 생명에 대한 내면(內面)을 느끼는 것이다. 우리가 가능성을 붕괴할 때, 붕괴된 경험의 객체가 느낌이다. 당신은 그러한 장의 변화 또는 움직임과 연관된 일종의 "에너지"를 느끼는 것이다.

물질적 장(場)과 형태형성장 모두는 의식의 가능성이다. 의식이 가능성을 붕괴시킬 때 두 개의 평행적인 연관된 경험이 일어난다. 하나는 우리가 경험하는 물질세계이고, 다른 하나는 우리가 주체로서 감각하는(지각하는) 것이다. 이 다른 하나를 형태형성장의 세계의 경험이라고 부르고, 이를 우리가 느끼게 된다. 이 두 세계는 직접 상호작용하지 않고 이원론의 문제도 야기하지 않는다. 이 두 세계가 평행하게 가는 것이 아니고, 의식이 이 둘을 평행하게 유지하는 것이다(고스와미 1997b, 2004). 형태형성장의 움직임의 에너지를 "활력에너지"라고 부를 수도 있다. 이 활력에너지는 동양에서 수 천 년 동안 연구되어 왔으며 산스크리트어로는 프라나(prana)[222], 중국어로는 qi, 일본어로는 ki라고 한

---

222 우주의 정기로 인간의 사고, 행위, 감정 등에 의해 소모되므로, 호흡과 섭생으로 기체, 액체, 고체의 상태로 흡수하게 된다.

다. 서양에서는 이 에너지를 수세기 동안 다양하게 불렀으며 최근에는 미묘한 에너지(subtle energy)라고 한다. 그러나 물질적인 증거를 필요로 하는 현대과학에서는 인정되지 않고 있다. 의식에 의해 중개되는 기와 프라나는 해부학적으로는 즉 죽은 신체에서는 관찰할 수도 느낄 수도 없기 때문이다.

의식, 뇌 그리고 마음의 관계

신경생리학자들은 뇌를 연구하면서 그들의 연구가 의식을 뇌의 부수현상으로서 이해하도록 이끌 것으로 기대하고 연구한다. 의식의 가장 경이로운 측면은, 객체가 의식 내에서 보인다는 것이 아니라 주체가 나타나 본다는 것이고 주관적인 경험을 한다는 것이다. 이러한 주체-객체 분리의 인식이 어떻게 유전자 또는 신경세포에서 시작되어 나올 수 있는가에 대한 설명은 물질주의자들에게는 불가능한 문제이다. 더구나 우리가 인정하는 우리의 주관적 경험의 일부가 인과적 효력을 가진다는 사실은 이 불가능성을 증가하게 된다. 인과적 효력의 의식의 문제는 물질주의적 형이상학으로는 해결될 수 없는 것이다.

우리는 물질주의적 형이상학을 뒤집기 위하여 물질주의 영역 밖에서 모험을 하여야 한다. 의식은 뇌의 부수현상이라고 말하는 대신에, 의식을 양자 가능성이 풍부한 존재의 근거이고, 물질적 가능성은 그 구성요소가 되는 위치에 놓아야만 한다. 이 기저

(基底)를 이루는 실제는 우리가 경험할 수 없다. 경험은 주체-객체분리의 인식에 관여하는 의식의 사건이다. 이들은 의식이 양자적 가능성에서 실제 사건으로 선택할 때 일어난다. 우리가 의식하지 못하는, 우리에게는 무의식적인 실제의 층이 존재하는 것이다. 여기에서는 양자물리학이 우리가 의식의 미스터리한 실제를 이해하는 데에 도움을 줄 것이다.

우리는 자극을 측정하는 데에 관여하는 자극을 어떻게 감지하는가? 우리는 매 감지사건마다, 매 양자측정 사건마다, 우리가 감지하는 객체와 우리 자신의 뇌를 모두 측정한다는 것을 인지하여야 한다. 우리가 측정하기 전에는, 객체는 가능성의 파동이고 그래서 객체로부터 뇌가 받아들이는 것은 가능성 내에서의 자극이다. 가능성 내에서 자극을 받아들일 때, 뇌 역시, 거시적으로 구분 가능한 가능성의 뇌의 중첩인, 가능성의 파동이 된다. 우리가 감지하는 객체의 실제 상태를 선택할 때, 우리는 또한 가능한 뇌의 상태로부터 선택하게 된다.

여기서 역설을 볼 수 있다. 뇌(그리고 객체/자극)는 그의 가능한 상태 중에서 선택이 이루어질 때까지는 가능성으로 남아있다. 그러나 뇌가 표현되지 않고는, 관찰자 즉, 선택을 해야 할, 주체인 "나"가 없다. 그래서 우리는 논리적 순환성 즉 역설을 가지게 된다.

이것을 얽힌 계층이라고 부른다. 살아있는 세포에 관여하는 양자측정은, 살아있는 세포의 측정과정에 얽힌 계층이 있기 때문에 특별하다. 비슷하게, 뇌에서의 양자측정도 양자측정에서 뇌가 참여하는 방법에 얽힌 계층이 있기 때문에 특별하다.

살아있는 세포에서 얽힌 계층은 DNA분자와 단백질 사이에서도 잘 볼 수 있다. 미소수준에서 시작하는, 단순 계층이나 단계적인 과정이 아닌 즉 얽힌 계층의 과정이, DNA와 단백질의 거대분자를 생산한다. DNA를 통해 단백질을 만들고, 단백질을 통해 DNA를 만든다. 뇌에서는 얽힌 계층이 두 비슷한 시스템에 관여한다.

신경생리학자들은 뇌에 의한 자극의 처리과정의 단계를 해독해보려는 노력을 하고 있다. 광학적 자극을 생각해보자. 객체로부터 온 광자(photon)가 눈의 망막에 도달하고, 다음 전기 자극으로서 신경을 따라 뇌중추로 가게 된다 등등…, 이라고 신경생리학자들은 말한다. 어느 정도까지는 분석이 가능하나, 그 다음은 모든 것이 섞여버려 하나가 없으면 다음이 안 되고 다음 것이 없으면 그 하나가 성립이 안 된다.

그러나 의식의 양자적 접근에서는 대체로 무엇이 관여하는지를 추정할 수 있다. 뇌에서 양자측정이 일어나기 위해서는 두 가지 일이 일어나야한다. 첫 번째는 일련의 중간기구가 자극을 처리하고 증폭시켜야 하는데, 자극을 미소규모로부터 받아들여서 거시척도(지각기구)로 만들고, 두 번째는 다른 일련의 기구가 자극의 거시적 영상 또는 기억을 만들어야 한다(기억기구). 지각과 기억기구 이 둘의, 창조에 있는 미소에서 거시로의 이행에는 얽힌 계층이 관여한다. 결과적으로 우리는 거시수준에서, 지각은 기억을 필요로 하고 기억은 지각을 필요로 하는, 순환관계와 함께 두 가지 기구가 있어야 한다. 우리는 이 관계를 계속해서 미소수준까지 추적할 수는 없고, 단계적으로 물질 상호관계까지 단순화시킬 수도 없다. 이 기구들은 부분들 보다 크고 이들의 복잡성을 단순화시킬 수 없는 유형의 전체적인 것을 형성한다. 간단히 말해서 그들은 얽힌 계층의 시스템이다.

결과적으로 우리가 지각하는 것은 자극의 근원인 객체이다. 우리가 뇌의 영상이나 기억을 지각하는 것도 아니고 기억을 포함하는 뇌의 상태를 지각하는 것도 아니다. 대신 우리는 관찰 과정에서 붕괴된 뇌와 객체를 관찰하는 주체로서의 우리 자신의 경험을 동일시한다. 양자측정 상태에서 얽힌 계층이 있을 때마다 거기에는 또한, 보는 주체와 보이는 객체의 상호 의존하는 모습인, 자기참조가 있게 된다.

그러면 의식과 무의식의 다른 점은 무엇인가? 무의식 상태는 가능성의 과정은 있으나 붕괴는 없을 때이다. 가능성 객체는 다른 가능성 객체와 상호작용하고, 전체적인 가능성으로 확장한다. 그곳에는 의식과 과정은 있으나 인식의 구현은 없다. 이것을 무의식적 처리과정 상태, 우리가 인식이라고 부르는 주체-객체 경험으로 그들을 붕괴시키지 않은 가능성의 처리과정이라고 부른다. 반대로 의식의 처리과정은 붕괴에 관여하는데, 이는 인식을 구성하는 주체-객체 분리를 창조한다. 근본적으로 의미의 정신적 객체에 대해서도 같은 논쟁이 있게 된다. 우리는 정신적 객체가 자신을 붕괴할 수는 없다는 것을 인지하여야만 한다. 마음의 영역은 미소와 거시 사이의 구분을 가지지는 않는다. 얽힌 계층이 생길 수 없고, 미소에서 거시로의 이행도 없다. 그러나 정신적 의미는 물리적 객체와 연관될 수 있다. 물리적 객체가 붕괴되면 연관된 정신적 의미도 또한 붕괴된다. 결과적으로 특정한 붕괴 사건으로부터의 결과인 뇌의 기억은, 기억을 떠올리면 동시에 연관된 정신적 의미도 떠올리므로, 물리적 객체의 기억일 뿐만 아니라 정신적 의미의 기억이기도 하다. 다른 말로는 뇌가 정신적 의미의 표현을 만든다.

우리가 자극을 학습하면서 기억은 뇌에 축적된다. 점점 더 우리의 무의식 처리과정이 우리의 기억 처리과정으로 구성된다. 기억의 거울 내에서의 반영에 의해 개개의 자극을 처리하는 경향이 된다. 곧 우리의 경험에 의미를 주는 마음을 이용하는 도중에 습관적 패턴이 발전하게 되는데, 이 패턴을 우리의 성격이라고 부른다. 이 성격에 기억이나 개인적인 역사가 더해진 것이 심리학자들이 말하는 인격적 자아이다.

04.
의식과 물질의 통합

일반적으로 과학에 대해 이야기할 때에는, 아이작 뉴턴이 17세기에 기반을 세웠고 20세기 초에 앨버트 아인슈타인이 완성시킨 고전물리학에 근거를 두고 이야기한다. 그리고 대부분의 생물학과 심리학 그리고 거의 모든 사회과학은 뉴턴의 기반하에 수행되고 있다. 뉴턴의 과학은, 우리가 외부 세계의 질서를 탐구할 때에 적합한 결정론, 객관성 그리고 물질주의에 기반을 두고 있다. 그러나 영성과 종교의 목적은 우리의 내적인 실재를 탐구하여, 일상적인 무질서와 갈등, 불안한 상황 등에서 내적인 삶에서의 질서를 확립하는 것이다. 영적인 요구는 불화를 넘어서 행복을 찾는 것이고, 의식을 탐구하는 것이다. 영성은 의식이 인과적 역할을 하는 것을 요구하기 때문에, 객관적이고 물질주의적인 과학에 영성의 공간을 확보하는 것은 매우 어렵다.

그러나 과학에도 큰 변화가 왔다. 고전적 물리학은 1920년대에 양자역학이라고 부르는 새로운 물리학으로 대체되었다. 그리고 새로운 물리학은, 우리가 생명 시스템을 어떻게 생각하고, 생물학과 심리학 그리고 모든 사회과학을 어떻게 수행해야 하는지에 대해 주요한 수정을 하게 만들었다(고스와미 1993; 허버트 (Herbert) 1993; 스탭(Stapp) 1993; 에클스 1994). 새로운 패러다임에서는 정보와 기억 그리고 지식보다는 경험과 통찰 그리고 지혜를 통해 의식이 실재를 형성하는 데에 주요한 역할을 한다는 것을 인지하고 있고 그래서 영성과 과학이 화해할 수 있는 것이다.

양자(quantum)라는 말은 양을 의미하는 라틴어에서 유래하고 비연속적인 이산된 양을 의미한다. 고전물리학에서는 모든 사물은 연속적인 방식으로 변화하나, 양자물리학에서는 사물은 연속적 그리고 비연속적의 두 가지 방식으로 변화한다. 연속적인 변화는 물질적인 원인에 의한 변화일 때이다. 그러면 무엇이 비연속적인 변화를 초래하는가? 만일 의식이 변화의 원인이라고 상정하면, 우리는 분열적인 패러다임에서 과학과 영성을 통합하는 하나의 패러다임으로의 전환을 하게 하는 명제를 가지게 되는 것이다(폰 노이만).

인류는 과학 분야에서 괄목할 만한 진전을 이룩하였다. 그런데 우리는 수 천 년 동안의 영적 전통의 노력에도 불구하고 왜 종교에서는 과학과 비슷한 수준의 진전을 이루지는 못하였는가. 과학에서는 일단 소수의 선구적인 과학자들이 우주 질서의 법칙을 발견하면 그것으로 끝이다. 나머지 사람들은 그것을 바탕으로 하여 외부 세계와의 조화를 인정하고 더 전진하면 된다. 그러나 영적인 영역에서도 석가(Buddha)[223], 플라톤(Plato)[224], 노자(Lao Tsu)[225], 모세(Moses)[226], 예수(Jesus)[227] 그리고 마호메트(Muhammad)[228] 같은 성인과 위인들에 의해서 큰 족적을 남겨왔다. 그러나 그들의 발견은 모든 사람에게 조화와 행복을 가져다주지는 못했다. 오늘날에도 많은 폭력과 불행이 남아있다. 한 사람의 영적인 깨달음과 행복은 저절로 다른 사람들에게로 확산되지 않고 영적인 목적을 성취하는 데에는 아주 오랜 시간이 걸린다. 행복을 찾는 것과 내적인 조화를 확립하는 것은 근본적으로 개인적인 과정이기 때문이다.

과학과 종교들 모두 다 진리를 탐구하는 노력을 하고 있고, 진리는 유일하고 다원적이지 않다는 직관을 기반으로 하고 있다. 문제는, 우리의 탐구가 아직 충분치도 않은데, 우리는 자신들의

---

223 불교의 교조이며 부다가야의 보리수 밑에서 선정을 수행하여 35세에 완전한 깨달음을 성취하고 부처(Buddha, 佛陀)가 되었다. 세존·석존·불·여래 등 10가지 존칭으로도 불린다.

224 소크라테스의 제자, 아카데메이아의 창설자, 제자인 아리스토텔레스와 함께 고전기 헬라스 철학을 대표하는 학자. 형이상학, 정치학, 윤리학, 인식론 등 서양 철학의 온갖 영역에 걸쳐 영향을 미쳤다.

225 중국 고대의 사상가이며 도가의 시조. 노자의 중심 사상은 도덕·지혜와 지배의욕을 버리고 무위자연(無爲自然)에 의하여 사는 것으로 '도덕경'을 남겼다.

226 이스라엘의 종교적 지도자이자 민족적 영웅. 호렙산에서 노예로 있던 히브리 민족을 해방시키라는 음성을 듣고 이집트로 돌아와 아론과 함께 그들을 구출하고 시나이산에서 십계명을 받았다.

227 '예수'는 '하느님(야훼)은 구원해 주신다'라는 뜻이며, 그리스도는 '기름부음을 받은 자', '구세주'를 의미한다. 그리스도교의 창시자인 예수를 하느님(하나님)의 메시아로 인정한다는 의미를 담고 있다.

228 이슬람교의 창시자인 예언자. 610년경 알라의 계시를 받고 이슬람교를 창시하였으며, 악습과 부도덕한 관습을 타파하고 박애정신과 인도주의를 실천하였다.

제한된 진리가 다른 것들보다 우위에 있다고 상정하려는 데에 있다. 이것이 많은 대중적 종교가 전통적으로 해왔던 것이고, 지금은 과학이 같은 일을 하고 있으며, 그래서 현재와 같은 과학과 종교의 대립이 생기게 되었다.

대중적인 기독교는 세계를 창조하고 그의 목적에 부합하게 하기 위해 모든 일을 주관해 오신 하나님(God)이라는 비물질적인 힘을 고수하고 있다. 여기에는 악도 있는데, 이 악을 물리침으로 해서 우리 내면의 실재에서 질서와 행복을 회복시킨다. 종교의 목적은 신의 뜻대로 사람들이 악을 정복하고 선을 따르는 것을 돕는 것이다. 신은 선한 행동에는 보상을 하고 악한 행동에는 처벌을 한다. 우리는 선 또는 악을 선택하거나 신을 사랑하거나 사랑하지 않는 자유의지를 가지고 있다. 우리가 선을 선택하기 위해서는 신의 선함에 대한 믿음, 성경의 권위에 대한 믿음, 종교 지도자들의 권위에 대한 믿음 등등이 있어야만 한다.

서양의 중세에는 물질적 실재 자체도, 불완전이 지배하는 지구와 신이 거주하고 완전한 천국으로 나뉘어져 있었다. 이러한 이원적인 사고에서 신은 세계와 분리되어 있었고 천국은 지구와 분리되어 있었다. 일반적으로 천국은 달과 태양, 행성과 별이 있는 우주공간 또는 그 너머로 이해되었다. 갈릴레오(Galileo)[229], 케플러(Kepler)[230], 뉴턴 같은 뛰어난 소수의 사람들의 직관에 의해

---

[229] 이탈리아의 철학자, 과학자, 물리학자, 천문학자. 망원경을 개량하였고, 운동 법칙을 확립하였으며 코페르니쿠스 이론을 옹호하여 지동설을 주장하였다.

[230] 독일의 신학자, 천문학자. 행성 운동에 관한 제1법칙인 '타원궤도의 법칙'과 제2법칙인

과학은 불완전한 지구의 움직임을 지배하는 법칙과 완전한 천국의 움직임을 지배하는 법칙이 실제로는 다르지 않을 수도 있다는 것을 알게 되었다. 그들은 천국의 움직임이 전혀 완전하지 않다는 것을, 그리고 지구와 천국에서 사물을 지배하는 법칙이 똑같다는 것을 보여주었다. 이는 결국에는, 적어도 물질세계에 관해서는, 지구와 천국에서의 움직임을 설명하기 위해서는 신은 필요치 않다는 대담한 주장이 나오게 되었다.

20세기에 이르러 과학의 발전은 세계와 실재에 대한 해석에서, 대중적인 기독교의 개념과는 대비되는, 과학에 근거한 실재의 형이상학적 개념으로 이끌었다. 이 아이디어 중의 하나는 강한 객관성인데, 실재는 우리와 독립적인 것이기 때문에, 신에 대한 사랑 또는 윤리를 따르는 것에 대한 우리의 자유의지와 결정은 세계가 돌아가는 것과는 관계가 없다는 것이다. 또 다른 아이디어는 물질적 일원론과 이의 당연한 결과로 '모든 사물은 물질과 그의 소립자 그리고 그들의 상호작용으로 환원된다'는 환원주의이다. 신과 세계와의 이원론은 공개적으로 의문시되었는데, '만일 신의 실체(God substance)와 세계의 실체(world substance)가 다르다면 어떻게 신이 세계와 상호작용하는가?'라는 질문이 대두되었다. 그래서 물질이라는 오직 하나의 실체만이 존재한다고 상정하는 것이 일반적으로 받아들여지게 되었다.

'면적속도 일정의 법칙'을 발표, 코페르니쿠스의 지동설을 발전시켰다. '우주의 조화'에서 제3법칙을 발표하였다.

뉴턴과 맥스웰 그리고 아인슈타인 등에 의해서 완성된 고전물리학은 다른 철학적 편견을 도입하였는데, 이미 언급했던 인과적 결정론이다. 만일 사물의 움직임이 변하는 방식이 법칙에 의해서 인과적으로 결정되어 있다면 신성한 목적 같은 것은 수용할 여지가 없는 것이다. 다른 도그마는 모든 운동은 연속적이라는 것이다. 또 다른 도그마 하나는, 모든 원인과 모든 효과는 국소적이고 상호작용 또는 유한한 시간 내에서 공간을 통해 이동하는 신호에 의해 중재된다는 것이다. 연속성과 국소성은 비물질적 중개자가 물질과 상호작용한다는 식의 생각을 가지기 어렵게 하였다. 어떤 비물질적 중재도 물질세계의 관점에서는 연속적이고 국소적으로 보일 것이다.

이러한 형이상학적 기치 아래 이루어진 과학의 성공은 부수현상론을 하나 더 야기하였는데, 이 이론에서는 의식과 자아 같은 모든 주관적 현상은 물질의 부수현상(이차적 현상)이고, 이들은 자체의 인과적 효력이 없다는 것이다.

이 여섯 가지의 도그마(객관성, 물질적 일원론, 환원주의, 결정론, 연속성, 국소성 그리고 부수현상론)는 물질적 실재론이라는 이름으로 불리어진다. 요약하면, 이 관점은 오직 물질(그리고 이와 연관된 에너지와 힘의 장)만이 실재이고 다른 모든 것은 부수현상이다.

이런 부수현상론의 주장은, 물질세계는 질서와 무질서를 모두 포함하고 조화와 혼란도 모두 포함한다는 것이었다. 예를 들면, 태양의 주위를 도는 행성은 조화를 이루고 있다. 그러나 엔트로피 법칙에 의하면 엔트로피(무질서의 양)는 항상 증가하고 있다.

정신세계도 같은 용어로 설명하려고 시도한다. 행복과 기쁨(정신적 질서)과 마찬가지로 불행과 슬픔(정신적 무질서)은 단순히 물질의 자연법칙의 부분(이 경우는 뇌)일 수 있다. 변환을 하는 능력도 필요도 존재하지 않는다. 간단히 말해서 종교가 있을 이유가 없다는 것이다.

더구나, 종교가 제안하는 방법론인 믿음은 과학에 의해 개발된 방법론과는 전적으로 다르다. 과학적 방법은 시행착오에 의해서, 즉 시도하고 관찰해보는 것에 의해서 발견된다. 이론을 만들고 그것을 증명하여야 한다. 권위가 아니라 실험이 궁극적인 진실의 결정권자이다. 과학의 모든 면에서의 성공은 과학적 방법론의 효과성을 말해준다. 그리고 비교해 보면, 오직 극소수의 사람들만이 종교 또는 믿음을 통해서 변환에 성공했다고 주장한다. 그리고 이중 많은 경우, 과학의 관점으로는 논란의 여지가 있다. 이런 식으로 모더니즘은 서서히 포스트모더니즘(post-modernism)[231]에게 자리를 내어주게 되고, 실존은 본질과 신에 앞선 것으로 간주되고, 이러한 개념들에게 가치를 주는 영적인 선함과 질서 그리고 어떤 형이상학도 거의 "해체"되다시피 하였다.

생물학자들은 신이 그의 목적에 따라 어떻게 세계를 창조했는지에 대한 기독교의 목적론적 아이디어에 반하는 증거들을 제

---

231 1960년에 일어난 문화운동으로 이 운동은 미국과 프랑스를 중심으로 학생운동·여성운동·흑인민권운동·제3세계운동 등의 사회운동과 전위예술, 그리고 해체(Deconstruction) 혹은 후기구조주의 사상으로 시작되었으며, 1970년대 중반 점검과 반성을 거쳐 오늘날에 이른다.

시하고 있다. 그들은 다윈의 진화 이론을 통해 모든 생명을 이해할 수 있다고 주장하는데, 이 이론에 의하면 기회 돌연변이가 유전자 변이를 만들고 자연이 가장 잘 적응하는 것을 생존하도록 선택한다. 다윈주의에 대해 기독교는, 과학자들의 주장 중에서 비어 있는 부분을 지적하며, 기존에 있던 창조론으로 대응한다. 가장 알려진 공백은 어떻게 식물이 동물이 되었고 또 어떻게 파충류가 새가 되었는지를 보여주는 연속적인 화석 증거의 결여이다. 그러나 정통적인 창조론자들은 대안적인 진화로, 하느님이 기원전 4,000년경에 세계와 모든 생명을 6일 만에 창조하셨다는, 오직 성경의 설명만을 옳은 것으로 상정한다. 이런 설명은 맹목적인 신자들을 제외하고는 어떤 사람들에게도 지구의 역사와 화석들의 증거를 설명할 수 없다.

동양에서의 영적 전통은 서양의 전통과는 다른 형이상학적 바탕에 있다. 힌두교, 불교 그리고 도교(道敎; Taoism)[232]는 물질보다는 초월적 의식이 모든 존재의 근거이고 물질과 우리 자신을 포함한 모든 것들은 부수현상에 지나지 않는다고 상정한다. 이러한 전통들은, 우리 존재의 진실한 본성과 우리의 전체성을 위한 추구로서, 완전한 행복을 위한 영적인 추구를 생각한다.

동양의 전통은 이원론의 문제를 초월과 이에 대한 올바른 이

---

232 중국의 토착적인 민족 종교로, 도가의 노자를 신격화하여 그의 저술인 '도덕경'에 경전으로서의 절대적 권위를 부여하고, 도가 철학에 신선 사상과 음양오행, 불교 등의 여러 사상을 혼합하여 창시하였다. 도교는 종교적 성격을 가질 뿐, 사상이자 학문의 한 분과인 도가 사상과는 구별된다.

해로 해결한다. 의식은 내면과 함께, 물질적이며 시공간의 실재인 외면을 모두 가지고 있다. 초월적인 것으로서, 외면은 순수한 의식이 발현되지 않은 것이고, 내재적인 내면은 자신과 세계, 주체와 객체의 분리로 나타난다. 그러나 이 분리, 분열은 힌두 전통에서 마야(maya)[233]라고 부르는 신비한 힘에 의해 생긴 부수현상일 뿐이다. 인도에서는 베단타(Vedanta)[234], 중국에서는 도(Tao)라고 부르기도 한다.

서양에도 마찬가지로 영원의 철학(perennial philosophy)(헉슬리(Huxley 1970)[235])이라고 부르는 영적인 그리고, 일원론적인 신비로운 관점이 있었다. 서양의 비전적 전통에서는 존재의 근거인 의식은 초월적이라는 것을 완벽하게 이해하고 있고 또한 그들은 그것이 의미하는 것을 알고 있었다. "하느님의 왕국이 너의 안에 있고, 또한 너의 밖에도 있다"(길라몬트 등(Guillamont et al.) 1959.3). 그러나 "대중적" 기독교인들은 초월적인 것을, 구현된 물질적 실재와는 분리된 의식 또는 하나님으로 해석하고 있다.

전적으로 반대 입장인 물질적 일원론과 일원론적 관념론을 명확하게 이해가기 위하여 그리스 왕 밀린다(Milinda)왕과 불교 승

---

233 '환영'을 의미하는 인도철학의 술어의 하나. "리그 베다"에서 이용되었으며, 주로 '신의 경이적·신비적 창조력'을 의미했다. 우파니샤드에 계승되고 있는데, '우주적 환영'의 의미로도 이용되고 있다.

234 고대인도의 철학서. 브라만교의 성전 베다의 마지막 부분. 브라만 철학의 철학·종교 사상의 근간이다. 대우주의 본체인 브라만과 개인의 본질인 아트만이 일체라고 하는 관념론적 일원철학.

235 영국의 생물학자, 철학자. 유전학과 진화학 또는 상대생장에 관한 이론 등을 연구. 저서로 '진화란 무엇인가'가 있으며 정통이론의 진화론의 중심적 인물 가운데 한 사람이다.

려 나가세나(Nagasena)[236] 이야기를 살펴보자.

왕은 실재(reality)의 본질을 알고 싶어 했고 이에 대해 나가세나에게 물었다. 나가세나는 왕의 마차로 가서 말을 떼어냈다. 그리고 "고귀한 왕이시여, 이 말이 마차입니까?"라고 물었다.

"물론 아닙니다." 왕이 대답했다.

나가세나는 마차에서 바퀴들을 떼어내고 다시 물었다.

"고귀한 왕이시여, 이 바퀴들이 마차입니까?"

왕은 다시 "물론 아닙니다"라고 대답했다.

승려는 마차를 계속 해체하면서, 더 이상 해체할 것이 없을 때까지 각 부분이 마차냐고 물었다. 나가세나는 마지막으로 마차의 차대가 마차냐고 물었다. "고귀한 왕이시여, 이 차대가 마차입니까?"

왕은 다시 한번 "물론 아닙니다"라고 대답했다.

그러면 무엇이 마차인가? 물질적 일원론자들은 환원적인 부분들을 제외하고는 마차라는 것은 없다고 말할 것이다. 부분들이 전체이고 마차는 오직 부분들의 부수현상으로만 존재하는 것이다. 그러나 나가세나나 다른 일원론적 관념론자들의 입장은 다르다. 나가세나는, 마차에서의 자기 본성 또는 그들이 만들어진 물질 외에 부분들은 존재하지 않듯이, 객체에서의 자기 본성(self nature)은 의식을 떠나서는 존재하지 않는다는 것을 보여

---

236 BC 150년경 서북 인도를 지배한 희랍의 왕으로, 당시의 불교 고승인 나가세나(Nagasena)와 불교의 진리에 관해서 대화한 내용이 밀린다팡하(Milindapanha)란 서적에 실려 있다.

주고 있다.

의식의 신체들과 활력에너지

　　많은 영적 전통이 물질적 신체 외에 의식의 미묘한 신체에 대해 이야기한다. 그들은 활력적, 정신적 신체와 함께 사랑과 미, 진리, 정의 그리고 선 같은 원형의 초정신적 신체를 그들의 신앙체계에 포함시킨다. 그들은 종종 물리적 신체와 미묘한 신체들이, 존재의 근거로 보고 있는 의식의 전체성인, 다섯 번째 신체에 놓여있다고 묘사한다.

　심리학자 칼 융은 성격을 감각하고, 느끼고, 생각하고 그리고 직관하는 네 가지 범주로 기술하였다. 의식을 근거로 하는 맥락에서 보면, 이러한 성격 유형은 네 가지 다른 가능성의 세계로 설명할 수 있는데, 즉 우리가 그것을 실재로 만들 때 감각하는 물질적 가능성, 우리가 느끼는 활력적 가능성, 우리가 생각하는 정신적 가능성, 그리고 우리가 직관하는 초정신적 가능성 등이다. 우리가 가능성 중에서 선택하여 현실화할 때, 우리는 경험을 만든다.

　우리는 이 세계에 각각의 신체를 가지고 있다. 이 신체들은 직접적으로 상호작용하지 않고, 의식이 비국소적으로 그들의 상호작용을 중재한다. 이런 방식으로 마음-몸 이원론은 의미 없는 것으로 되고, 이 신체들의 비물질적 본질이 인정된다. 이것이 철학적 사고에서의 돌파구다.

어떻게 의식이 비국소적으로 중재하는가에 대한 질문은 양자 모델에서 해결될 수 있다. 이 모든 세계는 양자의 가능성이기 때문이다. 그래서 의식이 그들 모두의 공통된 근거로서 그들 사이에서 중재할 수 있다. 그리고 그들은 실제로는 모두 의식의 부분들이기 때문에, 신호 없이 비국소적으로 가능하다.

물론 물질주의자들은 마음은 뇌(brain)이고 분자수준에서는 살아있는 것과 살아있지 않은 것 사이에 즉 새와 바위 사이에 아무런 차이가 없다는 입장을 유지할 것이다. 그러므로 비물질적 마음 또는 활력체나 초정신 영역 같은 것들을 상정할 필요조차 없다.

민감한 사람들은 에너지를 느낀다. 영적 전통에서는 이 에너지를, 인도에서는 프라나, 중국에서는 기(chi)', 일본에서는 기(ki), 그리고 서양에서는 간단히 활력에너지 등으로 다양하게 부른다. 우리는 활력에너지를 느끼기 때문에 살아있다고 느낀다. 어떤 사람들은 활력에너지를 생명력이라고 부르기도 한다.

그러나 느낌(feeling)은 감지(sensing)가 아니다. 감지는 뇌와 신경계의 권한이다. 느낌은 신체의 기관과 함께 생기기는 하나, 실제로는 신체에 의해 일어나는 것은 아니다. 느낌은 활력체의 움직임이다. 느낌의 에너지는 활력에너지다.

활력에너지의 개념은, 그것이 이원론을 암시하기 때문에, 그리고 분자생물학의 출현과 함께 분자생물학이 DNA의 화학을 통해서 생명에 관한 모든 것을 이해할 수 있다고 생각하면서, 서양의 현대 생물학과 의학에서는 폐기되었다. 그러나 DNA만으로는 진화뿐만 아니라 신체에 대하여, 예를 들면 치유의 많은 측면에 대하여 모든 것을 설명할 수는 없다.

분자는 물리법칙을 따른다. 그러나 그들은 많은 시간 우리를 사로잡고 있는 유지와 생존, 또는 사랑과 질시 같은, 삶이라는 맥락에 대해 전혀 알지 못한다. 활력체는 분리된 미묘한 세계에 속한다. 그리고 생명의 맥락인 우리의 근본적 활력 기능을 정의하는 형태와 기능의 청사진을 포함하고 있다. 다시 말하면, 활력체는, 시공간에서 생명의 활력 기능을 수행하는 물리적 신체의 기관에 대한 청사진을 제공한다. 생물학자 루퍼트 셸드레이크 (Rupert Sheldrake)는 이것을 "형태형성장(morphogenetic fields)"이라고 부른다.

아미트 고스와미 오레곤 대학 이론물리학 교수는, "물리적 객체는 인과적 법칙을 따른다. 그리고 그들의 행동을 분석하기 위해 필요한 것은 그것이 전부이다. 우리는 물리적 객체의 행동을 법칙을 따르는(law-like) 행동이라고 부를 수 있다"고 말한다. 생물학적 시스템은 물리학의 법칙을 따른다. 그러나 그들은 또한, 자기-번식, 생존 그리고 환경에 대해 자기 통합의 유지, 자기-표현, 진화 그리고 자기-이해 같은 특정한 목적적인 기능을 수행한다. 이들 기능 중의 일부는 우리가 동물과 공유하고 있는 본능이다. 예를 들면, 두려움은 우리의 생존본능과 연결되어 있는 느낌이다. 그러나 당신은 분자의 다발이 두려워한다고 상상할 수 있겠는가? 분자의 행동은, 두려움 같은 속성을 적용하지 않고, 물리법칙 내에서 완전히 설명할 수 있다. 분자는 두려움을 일으키지 않는다. 그들은 단지 두려움과 연관이 있을 뿐이다. 두려움은 우리 활력체의 움직임이고, 우리가 그것을 느끼는 것이다. 우리가 활력체에서 두려움을 느끼면, 아드레날린(adrenalin) 생성 같이 두려움을 생기게 하는 자극에 반응하여, 의식이 신체 기관의 세포가 적절한 기능을 할 수 있게 도움을 주는 활력의 프로그램이 활성화된다.

생물학적 기관의 행동은, 그들의 기능을 운영하는 청사진 즉 프로그램이 그들의 분자적 기저의 움직임을 관장하는 물리학적 인과법칙과는 연관이 없기 때문에, 흥미롭다. 그러므로 그들의 행동은 프로그램을 따른다(program-like). 아직은 반대하는 학자들이 훨씬 더 많지만, 생물학에 대한 루퍼트 셸드레이크의 위대한 공헌은 프로그램을 따르는 행동의 근원을 인지한 것이었다. 그는 생물학적 존재의 물리적 형태와 기능 즉 생물학적 형태형성을 운영하는 프로그램을 설명하기 위하여, 생물학에 비국소적, 비물리적 형태형성장을 도입하였다.

셸드레이크의 요점은 이렇다. 우리는 모두 분열하여 동일한 DNA와 유전자를 가진 동일한 복제를 만드는 단세포의 배아로서 시작하였다. 그러나 세포의 기능은 세포가 만드는 단백질에 의존한다. 잠재적으로 모든 세포는 모든 단백질을 만들 수 있지만 실제로는 그렇게 하지 않는다. 대신에 세포들이 분화하여, 세포가 속한 기관에 따라서 특정한 기관의 기능과 관계가 있는 특정한 단백질을 만드는 특정한 유전자만이 활성화된다. 그래서 거기에는 적절한 단백질을 생산하는 적절한 유전자를 활성화시키는 프로그램 또는 청사진이 있음에 틀림없다.

각 세포들은 어떻게 자신들이 신체의 어디에 있는지, 어디로 가야 하는지, 그리고 어느 기관에 속하는지를 아는가? 이에 대한 답은 비국소성을 필요로 한다. 셀드레이크는 대담하게도 기관의 기능을 위해 필요한 세포 분화의 프로그램은 비국소적인(비물질적인) 형태형성장을 필요로 한다고 제안했다. 다시 말하면, 그들은 신호 없이 소통한다.

활력체는 형태와 기능의 청사진인, 이들 형태형성장의 저장소이다. 물리적 신체의 임무는 활력체의 형태형성장의 표현을 만드는 것이다. 신체의 기관은 이들의 표현인 것이다. 표현된 것들의 임무는 각 기관에 할당된, 생존, 유지, 소화, 순환, 번식 등의 기능을 수행하는 것이다. 이런 식으로 활력적 청사진은, 기관의 생물학적 기능을 수행하기 위해서 적절한 단백질의 생산을 조절하는, 유전자를 위한 프로그램을 제공한다.

그래서 활력체는 필수적인 것이다. 활력체는 물리적 신체를 표현하는 원래의 청사진인 형태형성장을 포함하고 있다. 일단 표현이 만들어 지면 그 기관들의 기능을 수행하는 프로그램들이 작동할 때마다 청사진이 활성화된다. 이 표현의 제작자이자 프로그래머는 의식이다. 의식은 법칙의 신체이고 원형인 초정신체 안에 코드화 되어 있는 활력기능의 신체적 표현을 만드는 활력 청사진을 이용한다. 의식이 생물학적 기능을 수행할 신체 기관을 붕괴하면 또는 선택에 의해서 활성화시키면, 이 또한 활력 청사진을 붕괴하거나 활성화시킨다. 이것이 우리가 느낌의 활력에 너지로 느끼는 활력 청사진의 움직임이다.

활력에너지(또는 프라나, 기)는 활력체 청사진의 양자적 움직임이다. 당신이 내적으로 감정을 경험하면, 이는 생각에 관여하게 되고, 이는 또한 의식이 당신의 내적 인식에서 활성화시킨, 추가적인, 미묘한, 활력적 움직임에도 관여하게 된다. 이것이 프라나의 구현이다. 감정은 정신적 움직임에 추가하여 활력체의 움직임에도 관여하는 것이다.

활력체의 기능과 중요성을 이해하는 것은, 우리가 무엇을 느끼고, 어떻게 느끼고 그리고 어디서 느끼는가에 대한, 느낌 전반에 대한 심원한 설명을 제공해 준다. 그러나 우리의 경험에서 이의 역할의 중요성을 위한 가장 객관적인 증거를 발견하는 것은 고대의학에서이다.

동양의 기와 함께 가장 오래된 대체의학 전통의 하나는 차크라(chakra)라고 부르는 일곱 개의 활력에너지 센터 시스템에 기반을 두고 있다. 이들 각각의 센터들은 주요 기관들 가까이에 놓여 있고 그 기관들의 생물학적 기능들과 연관되어있다. 각 차크라는 또한 당신이 그 기관과 연관된 활력에너지 즉 형태형성장의 움직임을 통해서 경험할 수 있는 느낌과 연관되어 있다. 각 형태형성장은 기관들의 청사진 또는 근원으로서 그들과 상호 연관되어 있다. 그래서 우리는 차크라들은, 의식이 이들 에너지를 표현하는 신체의 기관을 따라서 중요한 형태형성장의 움직임 즉 활력에너지의 움직임을 동시에 붕괴하는, 신체의 기관 부위라고 결론 내릴 수 있다.

의식과 물질의 통합

　의식과 물질의 통합을 위해서 인도 출신 미국의 이론물리학자 아미트 고스와미는 의식 내에서의 과학을 제안한다.

　과학과 종교 사이에서 가능한 대화의 한 트랙은, 영적인 전통과 물질적 전통이 자신들의 개념을 설명하기 위해서 흔히 비슷한 은유를 사용한다는 관찰에서 나왔다. 물리학자 프리초프 카프라(Fritjof Capra)[237]는 1970년대에 '물리학의 도(The Tao of Physics)'라는 책을 저술하였는데, 현대과학의 개념과 영적인 전통 사이의 유사점을 깊이 탐구하고 밝힌 책이다(카프라 1975). 만일 현대과학이 영적 전통과 같은 은유를 사용한다면, 아마도 과학이 이미 필요한 만큼 영적으로 된 것일 수 있다. 카프라와 다른 사람들(예를 들면 심층생태학(deep ecology)[238] 운동의 창시자들)은 신은 어디에나 내재되어 있고 모든 사물은 상호연결 되어있고 정신적으로 살아있다는 특정한 샤머니즘 형태와 유사한 새로운 생태학적 세계관을 내세우고 있다. 이 관점에서는 뉴턴 과학의 환원주의 용

237　오스트리아 출신 미국 물리학자. 데카르트적, 기계적 사고를 버리고 전체적 접근을 주장. 'The Tao of Physics', The Turning Point', 'The Hidden Connection' 등이 대표작이다.

238　노르웨이의 철학자 네스가 정립한 용어로, 생태계 위기의 근본적인 원인은 모든 자연 가치관을 인간적 측면에서 평가하는 사고방식에 있다고 주장하는 철학이다.

어도, 초월적 존재의 상정도 모두 분열적 사고라고 생각할 필요가 없다.

철학자 켄 윌버(Ken Wilber)[239]에 의하면, 기독교적 세계관은 자아와 세계의 관심으로부터 상행하는 초월을 강조하는데, 반면에 포스트모더니즘의 세계관은 신과 초월에 관한 관심으로부터 하행하는, 내재성을 강조한다. 그러나 윌버가 옳게 언급했듯이, 실재는 이원론적이 아니고, 초월적인 것 안에서 내재하는 일원론적 통합이다. 그러나 포스트모더니즘의 심층생태학으로는 실재의 상행과 하행 측면을 같이 통합할 수는 없었다.

통합을 위한 또 다른 트랙(track)의 실험으로, 많은 과학자들이 전통적인 과학을 의식, 자아, 영성 그리고 도덕적 가치 같은, 세계의 주관적인 절반(half)을 설명할 수 있게, 확장하려고 시도하였다. 이 과학자들에게 의식을 설명하는 것은 뇌가 어떻게 복합적인 물질적 기계로서 행동하는가를 이해하는 문제였다. 즉 물질의 부수현상으로서의 의식에 대한 이해이다. 이 과학자들은, 뇌의 복합성에 있는 무엇이 의식적이게 만들고 연관된 윤리를 만드는가? 물질의 부수현상이 어떻게 인과적 효력과 나아가 창의성과 영성의 특징을 가지고 있는가? 라고 묻는다.

윌버는 과학적 개념 위에 영성을 세우는 것은 어리석은 일이라고 주장한다. 그는, 과학은 점진적인 과정이라고 지적한다. 새

---

239 미국을 대표하는 자아초월심리학의 대가, 철학·종교·심리학·신(新)과학·인류학·사회학 분야의 대 사상가로 통합연구회(Integral Institute), 통합대학(Integral University)을 창립.

로운 이론이 생기면서 오래된 이론이 타당하지 않음을 증명하는 것이다. 영원한 철학이, 뇌에서 의식이 나온다는 이론 같은 이런 과학의 일시적인 개념에 기반을 둘 수는 없는 것이다. 과학이 물질 기반의 존재론을 유지하는 한, 화해도 힘들고 진정한 대화의 기회도 없게 된다. 과학은 현상을 다루나 영성은 현상을 넘어서는 근본적인 무엇에 관심이 있기 때문이다.

그러나 현재의 물리학의 패러다임은 뉴턴 과학을 넘어서 양자물리학으로 전환하였다. 양자물리학은 에너지의 이산량인 양자의 개념과 각속도 같은 물질의 다른 속성들에 기반을 둔다. 이 물리학의 물질에 대한 설명의 결과는 심원하고 예상 밖이다. 물질은 가능성의 파동으로 기술된다. 양자물리학은 전자(electron)의 가능한 사건과 이 가능한 사건들의 각각의 확률을 계산한다. 그러나 특정한 측정이 촉발하는 특유의 실제 사건은 예측할 수 없다. 그러면 누가 또는 무엇이 수많은 가능성 중에서 특유한 실재를 촉발하는가? 또는 누가 또는 무엇이 가능성 파동을 실재의 측정 사건 안에서 실재의 시공간에서 전자로 "붕괴(collapse)"시키는가?

기본 아이디어는 아주 간단하다. 가능성을 실재로 변환하는 일의 중재자는 의식이다. 우리가 객체를 관찰할 때마다 우리는 가능성의 전체 스펙트럼을 보는 것이 아니라 특유한 실재를 보는 것은 사실이다. 그래서 의식적인 관찰이 가능성 파동의 붕괴를 위한 충분조건이 된다. 수학자 존 폰 노이만은 20~30년 전에 의식은 붕괴를 위한 필요조건이라고 주장했다. 모든 객체는 양자역학을 따른다. 그리고 이는 우리의 관찰을 촉진하는 데에 관여할 수 있는 어떤 기계도 포함한다. 어떤 측정 보조 기구라도 양자 가능성 파동과 연결되면 기구를 포함하는 보다 큰 가능성 파동을 형성한다. 붕괴를 시작하기 위해서는 양자역학의 관할 밖에 있는 중재자가 필요하다. 폰노이만에게는 유일한 중재자는 의식이다.

그러나 이 강력한 아이디어는 심한 논쟁에 휘말리게 되었다. 서양의 물질주의에서는, 의식은 물질(뇌)의 부수현상이므로 인과효과가 없기 때문에, 의식이 가능성 파동을 붕괴시킨다는 것은 역설이 된다. 그런데 어떻게 양자 가능성 파동을 붕괴하는 원인이 될 수 있겠는가?

우리가 의식을, 세계의 영적 스승들이 가르쳐왔던 대로 존재의 근거로서, 초월적인, 유일한 것으로서, 우리 안에서의 자기참조로서 도입하면, 양자적 논쟁은 해결되고 역설은 해소된다.

의식을 존재의 근거로 상정하는 것은 물질주의적 과학으로부터 의식 내에서의 과학으로의 패러다임 전환을 가져오게 한다. 이 과학에서는, 물질은 인과적 효력이 있지만 오직 가능성과 확률을 결정할 때 만이다. 의식이 궁극적으로 실재를 창조한다. 사건마다 무엇이 실재화 될지에 대한 선택은 항상 의식에 달려있는 것이다. 그러므로 많은 기독교 신학자들이 직관하였듯이, 의식은 자신의 창조적 목적으로 실재가 가득 차게 할 수 있고 또 그렇게 한다. 이러한 가능성으로부터 실재를 선택하는 것은 앞에서도 언급했듯이 비연속적 변화로 구성된다. 세계는 오직 겉으로만 연속적이고, 뉴턴적이고, 물질적인 것처럼 보이는 것이다. 실제로는 비연속적이고, 양자적이고 의식적인 것이다.

가장 중요한 것은 이러한 과학은, 영성에게 과학에 기반을 두기를 요구하지 않고 과학에게 영구적 영성에 기반을 두기를 요구하기 때문에, 영적 전통과 진정한 화해로 이끌게 된다. 영적 형이상학은 전혀 문제가 될 것이 없다. 대신에 초점은, 어떻게 현상적인 세계가 생기게 되었는가? 하는 우주론이 된다. 이 새로운 과학은 객관적인 것과 마찬가지로 주관적인 것 그리고 물질적인 것과 마찬가지로 영적인 것을 포함할 수 있다. 아미트 고스와미는 이 새로운 과학은 '의식 내에서의 과학(science within consciousness)' 또는 '관념론적 과학(idealist science)'이라고 부른다.

과학자들은 약 137억 년 전에 우주가 빅뱅에 의해서 창조되었다는 것을 확인하였다. 그 초기의 창조로부터 은하와 행성계 그리고 행성과 생명의 진화가, 모두 우연한 통계적 변동의 역할로 인해 나타난 것으로 밝혀졌다. 인간은 동물로부터 진화되었다는 다윈의 주장과 모든 진화는 단지 전적인 우연과 생존의 필요성의 작용에 지나지 않는다는 추가적인 견해는 인간 존재의 중요성을 감소시키고 종교에서와 같은 인간의 추구를 의미 없는 것이라고 말한다.

다윈 이론에 대한 가장 강력한 정통 기독교의 대답은 지금도 창조론이다. 그러나 화석자료의 관점에서 보면 이 창조론은 현대인들을 합리적으로 이해시키지 못한다. 우주론에서의 수많은 우연의 일치는 우주가 생명의 구현과 과학을 향하여 진화한다는 것을 시사하고 있는데, 이런 아이디어를 인본원리(anthropic principle)[240]라고 부른다(배로우와 티플러(Barrow[241] and Tipler[242]) 1986). 의식 내에서의 과학에서는 인본원리가 완벽하게 이해가 가고 우주는 의식의 작용이다.

화석기록의 간격은 상당한 과학자들에게 다윈 이론은 진화의 완벽한 이야기가 아니라는 것을 시사하고 있다(엘드리지와 굴드, 1972). 창조론 또한 완전히 이해가 가지는 않지만, 신이 목적을 가지고 세계를 정비하기 위해 생물학적 진화를 포함한 세상의 일에 중재를 한다는, 기독교의 주장은, 의식 내에서의 과학에서는 받아들일 수 있다. 그리고 의식 내에서의 과학에서는, 우리는 화석의 갭(fossile gap)[243]을 의식의 창의적인 중재의 신호, 즉 목적이 진화에 창의적으로 들어온 것으로 볼 수도 있다. 물질주의 우주론도 창조론도 완전치는 않다. 과학과 종교의 우주론적 논쟁이 합쳐지고 통합되어야 완전한 이야기가 가능해진다.

종교와 과학의 방법론 차이는 서로 화합하기 힘들 것처럼 보인다. 그러나 우리가 비전의 종교적 전통을 살펴보면, 결국은 종

---

240 1974년 천문학자인 브랜든 카터(Brandon Carter)가 처음 제시, 우주의 모든 물리 법칙의 모든 상수는 인간이라는 생명체를 탄생시키기 위해 적합하게 맞춰져 있다고 주장.

241 영국 서섹스 대학의 천문학 교수. 우주의 역사에 대한 연구. "Theories of Everythin", "The Artful Universe" 등의 저서가 있다.

242 미국 툴레이니 대학 수학물리학 교수. "The Physics of Immortality", "God and the Resurrectionof the Dead" 등의 저서가 있다.

243 동물 화석이 발견되지 않는 빈 기간. 3억 6천~3억 4500만 년 전 석탄기 초기 1500 만 년 기간. 이 데본기 말기의 숲 및 다양성의 어류와 석탄기 초기 현대적인 수생, 육상 생물군 사이의 불연속성.

교와 과학의 방법론 차이가 그렇게 크지 않다는 것을 알게 된다. 분명한 유사점들이 존재한다. 비록 경험적이고 주관적이기는 하지만, 동양과 서양의 비전적 전통 모두가 또한 "시도하고 당신 자신을 보라"는 과학적 방법을 사용한다. 그들은 영적인 탐구를, 도그마를 받아들이는 것으로 정의하지는 않는다. 신앙은 맹목적인 믿음이 아니라, 살펴보고 탐구하는 헌신이 따르는 직관으로 재해석할 수 있다.

의식 내에서의 과학은 과학적 전통과 영적 전통 모두에서 강조하지 않고 있는, 그들의 노력의 중요한 측면을 우리가 볼 수 있도록 허용한다. 우리가 이 숨겨진 요소를 강조할 때, 과학과 영성은 그동안 같은 방법을 사용해 오고 있었다는 것이 명백해진다. 이 인지하고 있지 못했던 요소가 무엇인가? 이는, 오래된 또는 새로운 맥락에서 새로운 의미를 발견하는 또는 직관하는, 창의성이다(고스와미 1996). 최근까지도, 과학자들은 과학적 탐구에서의 합리적이고 연속적인 과정을 너무 강조하면서 수행해 왔다. 그러나 창의성은 비합리적이고 비연속적이다. 그리고 과학은 창의성에 중추적으로 관여하고 있다.

영적인 전통은, 예를 들면 신앙이라는 직관 같은, 비합리적인 것의 중요성을 항상 알고 있었다. 그러나 그들 역시 영적 통찰의 돌연함과 비연속성을 보편적으로 강조하지는 않았다. 의식 내에서의 과학은 우리에게 '과학은 외적 무대에서의 창의적 탐구의 결과이고 영성은 내적 무대에서의 창의적 탐구의 결과'라는 창의성 이론을 발달하게 해준다.

이제 우리가 인간 상황에 대한 우주론과 영적 경로의 본질에 대한 이해를 얻으면, 이 이야기들의 불일치를 모두 하나의 장대한 이야기에 대한 표현들로 볼 수 있다고 생각한다. 다시 말하면, 과학과 영성의 통합이 그리고 각각 다른 영적 전통들이 그들의 통일을, 즉 시인 라빈드라나드 타고르(Rabindranath Tagore)[244]가 "인간의 종교(the religion of man)"라고 불렀던 통일을 인정할 수 있을 것이다.

[244] 인도 시인. 초기 작품은 유미적이었으나 갈수록 현실적이고 종교적인 색채가 강해졌다. 교육 및 독립 운동에도 힘을 쏟았으며, 시집 '기탄잘리'로 1913년 노벨 문학상을 받았다.

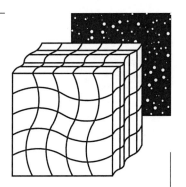

**기억과
카르마**

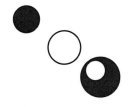

01.
기억의 유형

우리는 일반적으로 과거에 일어난 어떤 사건이나 사실을 뇌에 간직하고 있다가 나중에 다시 끄집어내어 회상하는 것을 기억이라고 생각하고 있다. 그러나 넓은 범위에서는 한계가 있는 인간의 기억을 보조하는 수첩, 노트, USB, 기타 컴퓨터 보조 장치들 나아가서는 생물의 습관, 더 나아가서는 나이테, 우주생성 초기의 배경복사((cosmic microwave background(CMB))[245] 같이 정보를 남겨서 우리에게 과거의 사건 사실을 알게 해주는 것을 모두 기억이라고 할 수 있다. 우리는 흔히 말이나 글로 기억과 정보를 남기나, 이 남겨진 말과 글을 모르는 사람에게는 아무 소용이 없다. 마찬가지로 모르는 사람에게는 아무 의미가 없는, 고문서나

---

245 우주 전역에서 발견되는 약 160GHz의 주파수를 가진 전자기파 복사이다. 과거 뜨거웠던 우주에서 발생한 흑체복사이며, 현재까지 남아 전파의 형태로 관측되고 있다.

땅의 흔들림 또는 바람에 흘러오는 소리와 진동이 이를 아는 사람이나 생물에게는 정보를 전달해줄 수 있다. 최근의 괄목할 만한 정밀 관측방법의 발달로 우주 생성 초기에 남겨진 정보로 우주 생성의 비밀과 미래의 변화를 추측할 수도 있다.

지구상의 수많은 전설과 신화 그리고 예언에 대한 서적들이 물려내려 오고 있지만 인류와 우주의 연원에 대해 비교적 체계적으로 소상하게 전해 내려오는 것은 인도의 요가 전통을 통한 문헌에서이다. 요가의 전통은 기억을 구분하는 정교한 방법들을 가지고 있다. 이 전통은, 원소적인, 원자적인, 진화적인, 유전적인, 카르마의, 감각의, 표현할 수 있는(의식적), 표현할 수 없는(무의식적), 기억의 여덟 차원 사이를 구분한다(사드구루(Sadhguru), 카르마(karma), 2021). 이 모든 여덟 기억은 필수적으로 우주 전체의 기억을 포함하고 그리고 인간의 경우에는 카르마로서의 개인적인 기억을 포함하고 있다. 기억의 앞의 네 유형에서는 개인의 의지가 중요한 역할을 하지 못한다. 뒤의 네 유형은 인간의 의지가 상당한 역할을 한다. 다시 말하면, 처음 넷은 집단적 기억을 형성하여 인간에게도 집단적인 카르마를 구성하나 개인의 의지와는 상관없이 형성된 것이고, 다음 넷은 우리의 개인적인 의지가 관계하여 개별적인 인간의 카르마를 구성한다.

개인의 의지가 역할을 하지 못하는 기억의 처음 네 측면을 점검해보면, 원소적 기억(Elemental memory)은, 흙, 물, 불, 공기 그리고 에테르(아카샤)를 포함하는, 당신의 모양인 당신의 시스템의 구성요소(building block)를 말한다. 이들은 창조의 아주 초기부터의 기억을 지니고 있다.

원자적 기억(Atomic Memory)은 당신의 신체를 구성하고 나아가 당신의 시스템을 주조하는 원자의 변동하는 패턴이다.

진화적 기억(Evolutionary Memory)은 생물학적인 당신을 만드는 기억이다. 이것은 예를 들면, 당신을 동물이 아니라 인간이라는 존재로 만드는 진화의 산물로서의 소프트웨어이다. 당신이 무엇을 섭취하든 그 물질은 인간인 당신의 일부가 된다. 같은 것을 사자가 먹으면 사자의 일부가 된다. 이 진화의 암호 일부는 유전적 기억으로서 DNA에 깊게 각인되어 있다.

우리의 물리적 신체는 무엇인가? 우리의 물리적 신체는 그저 음식, 물, 공기 그리고 당신이 지구에서 흡수한 물질의 축적이다. 당신이 흙(지구)이라고 부르는 실체와 당신이 신체라고 부르는 실체는 다른 것이 아니다. 그러나 기억의 복합적인 기전이 실체를 변환시킨다. 같은 흙에서 나온 것을 당신이 소화시키면 음식이 되어 영양을 주고, 당신을 개나 식물이 아니라 인간이라는 존재로 만든다. 이 생애에서 인간이라는 존재의 특권은 주로 진화적 기억에 기인한다.

누구에게나 같은 외부적인 요소들인 물, 공기 그리고 음식은 인간의 안에서는 다른 동물 그리고 식물과는 다르게 변화한다. 당신이 이들을 섭취하자마자, 이들은 아주 다른 기전으로 작동하기 시작한다. 병 안에 있는 물은 당신의 시스템 안에 있는 물과는 아주 다르게 행동한다. 당신의 신체 밖에 있는 과일과 신체 안에 들어온 과일과는 아주 다르게 행동한다. 이런 변환은 주로 당신 안에 있는 원자적인, 원소적인 그리고 진화적인 기억의 상호작용 때문이다.

기억의 특정한 차원들은 인간 모두에 의해 공유된다. 그러나 우리의 유전적 그리고 개인적 기억(카르마)은 개인마다 다르다. 그리고 여러 가지 공유된 신체적 그리고 심리적 특성을 결정하는, 유전적 기억은 가족 내에서 공유하며 전해진다.

위의 네 가지 기억들은 인간 개인의 의지와는 관계가 없는 집단기억이라고 할 수 있다. 우리의 집단적 기억을 구성하는 이 네 가지 유형 외의 다음의 네 가지 기억들은, 그 안에서 우리의 의지가 작용하고 우리의 개별적인 카르마를 구성하는 기억의 또 다른 네 가지 유형이다.

우선은, 시간에 걸쳐서 우리를 형성하고 그리고 우리 각각의 특성과 선호, 습관, 기호와 함께하는, 우리를 개별적인 존재로 만드는 각인된 개인적 기억인 카르마를 살펴보자. 모든 인간은 개인의 카르마의 기억의 방대한 저장소를 지니고 있다. 그래서 쌍둥이라도 두 개인이 완벽하게 같은 수는 없는 이유이다. 우리의 신체적인 그리고 문화적인 나날의 타협과 반응 또한 우리의 신체 그리고 마음이 세계에 반응하는 방식을 결정하면서 그리고 감각 기억(sensory memory)을 만들면서, 우리의 시스템에 영향을 준다.

그리고 우리가 인식하지 못하는, 오랜 세월에 걸쳐서 축적된 포괄적인 그리고 특이적인 정보의 방대한 저장인, 표현할 수 없는(무의식적) 기억(inarticulate memory)을 가지고 있다. 이것은 주택에서의 토대와 같이 기반에 있는 것이고, 당신이 어떻게 당신의 상부구조인 표현할 수 있는(의식적) 기억(articulate memory)을 축적 하는 데에 영향을 미친다. 표현할 수 있는 기억은 모든 인간이 자신 안에 지니고 있는 모든 정보가 의식적인 표면에 나타난 효 과이다.

이들 여덟 기억의 차원은 완전히 분리되어 있는 것들은 아니 고 깊게 서로 연결되어 있고, 그리고 우리가 주위에서 보는 인간 들의 정교한 다양성은 이들 상호연결 때문이다. 이들 각각의 차 원들은 모두 함께 인간의 카르마의 전체 용량을 구성한다.

진화는 삶의 보다 더 높은 가능성에 도달하기 위하여 지속적 으로 강화시킨 축적된 기억이다. 그러나 진화의 정상에 있는 인 간은 이 축적된 전체 용량을 초월할 수 있고 그들 자신의 운명의 설계자가 될 수도 있다.

요가 시스템에 따르면, 무에서 어떤 것으로의 창조의 첫 단계 는 흙(earth), 물(water), 공기(air), 불(fire) 그리고 에테르(ether)의 다 섯 원소들의 형성이다. 각각은 독특한 속성을 나타내며 물질 그 자체만을 나타내는 것은 아니다. 예를 들면 흙은 고형물을 그리 고 물은 유체를 표현하는 것이다. 이 원소들은 다른 특성들을 가 지고 있고 모든 창조의 기본이 된다.

원소의 기억은 어떻게 이들 다섯 원소들이 상호작용하는가에 대한 기억이다. 특히 에테르(코스모스에서의 방대한 공간을 나타내는) 는 나머지 네 원소들을 지지해주는 기반이 되는 것으로 우주의 형태 유지에 필요한 불가결의 원소이다. 스티븐 호킹과 연구한

스트로민저(Strominger)[246]는 블랙홀과 기억정보의 연구에서, 일반 상대성이론의 진공이 우주에 있는 이 정보를 보존하는 기억의 기반을 제공할 수 있으며, 시공간의 빈 곳의 지역에 형성된 블랙홀은, 증발하여 사라진 후에, 그 지역은 다시 비게 된다. 그러나 이것은 이전의 빈 것과는 다른 빈 곳이라고 말했다.

창조에서의 다음 단계는 물질(즉 기체, 액체 등)의 생성이다. 원자의 기억은 이 물질들이 어떻게 만들어지고 어떻게 행동하는지에 대한 기록이다. 예를 들면, 다섯 원소들이 어떻게 아원자입자, 원자 그리고 분자를 만드는지가 이 기억에 포함되어 있다.

다음 단계는 살아 있는 생명체의 기억인데, 여기서 기억의 첫 번째 층은 진화적 기억이다. 진화적 기억은 생명의 진화가 어떻게 일어났는지에 대한 기록이다. 맥락을 말하자면, 인간이 두 개씩의 다리와 팔, 눈, 손 등을 가지고 태어나는 데에 핵심적인 역할을 한다.

진화의 기억 다음에는 유전적 기억의 층이 있다. 유전적 기억은 선조에 의해서 다음 세대로 전해진 유전물질의 기록이다. 말하자면, 이 기억은 당신을 모든 다른 사람들 중에서 특유한 인간으로 만드는 데에 핵심적인 역할을 한다. 이것은 당신의 피부색, 얼굴의 모양 등을 결정하여 이를 통해서 당신은 개별적인 특성을 가지고 식별될 수 있다.

---

246 미국 하버드 대학 이론물리학 교수. "Quantum gravity" 그리고 "String theory"에 기여하였다. 블랙홀 엔트로피의 끈 기원에 대한 연구를 하였다.

우리가 본능이라고 말하는 것은 살아있는 생명체의 특정한 복합적 행동을 향한 내재적인 경향이다. 어떤 행동이 이전의 경험의 기반 없이 수행되면(즉 배우지 않고) 본능적인 것이라고 말할 수 있고 집단적 기억으로서 진화적 기억에 속하는 것이다. 그러므로 타고난 생물학적 요인들의 표현인 것이다. 예를 들면 해변에 새로 알을 낳은 바다거북들은 자동적으로 대양을 향해 움직인다. 캥거루 새끼들은 태어나자마자 어머니의 새끼주머니로 올라간다. 꿀벌은 공식적인 교육 없이 식량이 있는 방향으로 춤을 춘다. 다른 예들은 동물의 싸움, 동물의 구애 행동, 내재적인 도주 기능 그리고 둥지 짓기 등이 있다.

유전적 기억은 유전자 자체가 그 종의 기억저장 도구로서 작용하지만, 심리학적으로도 어떤 연관된 감각의 경험 없이 태어날 때에 존재하는, 특정한 종류의 기억이 유전될 수 있다고 이론화 되어 있다. 그리고 그런 기억들은 오랜 시간에 걸쳐서 게놈에 포함될 수 있다.

기억의 다음 층은 카르마 기억이다. 카르마는 과거 또는 현재의 행위가 현재 또는 미래에 영향을 미치는 인과의 법칙을 말한다. 카르마 기억은 우리의 행위, 의도 그리고 생각이 저장된 것이다. 이 기억은 개인의 현재와 미래의 행위, 의도 그리고 생각에 영향을 준다. 카르마 기억은 단지 이번 탄생에서뿐 아니라 이전의 생애들(무아윤회이건 유아윤회이건 간에) 또는 생애 과정의 모든 당신의 행위, 의도, 생각 그리고 진화 과정의 축적이다. 이 개념은 당신의 뇌 기억의 이해를 넘는 영적인(spiritual) 것이고 보다 광범위한 역할을 한다. 이 기억은 학습, 의사결정 그리고 일상의 기능의 근본적인 측면이다.

기억의 마지막 층은 마음 또는 정신적 신체(mental body)에 의한 인상의 축적이다. 여기에는 사람이 전혀 인식하지 못하는, 우리가 무의식적이라고 부르는 커다란 부분이 있다. 다음에 우리가 회상하고 말할 수 있는 부분이 있는데, 우리는 이를 의식적 기억이라고 부른다. 마지막으로는 의식적 기억 아래에 있는 것인데, 우리는 잠재의식적 기억이라고 부른다.

예를 들면 당신은 초등학교 시절의 선생님과 학교 친구들에 대한 기억을 전혀 회상하지 못할 수 있고, 과거에 당신이 만들었던 인상의 많은 부분을 회상할 수 없다. 그러나 이들 인상은 없어진 것이 아니다. 이들은 무의식적 기억에 모두 저장되어 현재의 당신에게 영향을 미치고 있고 언젠가 회상으로 떠오를 수 있다.

당신은 학창 시절에 당신이 좋아했던 이성을 또는 싸웠던 친구를 어느 정도 회상할 수 있다. 만일 그들에 대한 전부는 아니라도, 적어도 일부의 이름은 회상할 수 있다. 이들 인상들은, 당신이 완전히 기억하지는 못하지만 그들에 대해 어느 정도 인식하고 있기 때문에, 잠재의식적 기억의 부분이다.

오늘날에도 쉽게 회상할 수 있고 정확하게 말할 수 있는 일부 인상들이 있다. 이것은 우리나라가 월드컵에서 이겼을 때, 처음으로 이성을 소개받았을 때의 느낌 같은 것일 수 있고 지금도 어제 일처럼 또렷하게 생각이 난다. 이 인상들은 의식적 기억에 자리 잡고 있다.

그 인상이 무의식적, 잠재의식적 또는 의식적 기억이든지 간에, 지금 현재까지 당신의 삶을 만든 것들이고 앞으로도 그럴 것이다.

02.
형태 형성의 장

형태형성장과 형태의 발달

물질주의 생물학자들은 거의 다 분자생물학이 태아의 발달을 포함한 세포의 생명과 연결된 모든 것을 설명할 힘이 있다고 주장한다. 그들은 유전자에 포함된 정보를 물질과 에너지로 된 살아있는 생화학적 기계에 구성요소로 하나 더 넣음으로써 생물의 형태와 기능이 시작할 수 있다고 생각한다. 그러나 창의적 진화이론에서는 형태형성장 즉 생물학적 형태의 청사진이 있는 활력체가 태아의 발달과 형태 형성에 필요한 주요 구성요소가 된다. 이것은 19세기에 태아로부터 생물학적 형태를 창조할 때 필요한 "형성의 힘"의 원천으로서 잘 알려져 있었다.

생물학적 형태의(유전자를 포함하여) 프로그램을 따르는 행동은 우연과 필연의 결과도 아니고 유전자 수준에 국한되어 있지도 않다. 형태형성의 청사진 사용을 통해 의식이 유전형과 표현형 모두를 프로그램 한다. 유전형 프로그램, 유전자 암호 그리고 조절 유전자의 작용은 분명하게 작용하고 있고 부정할 수 없으나, 거시적 표현형 수준에 대한 설명으로는 부적절하다는 것을 보여준다(마이클 비히(Michael Behe)[247])(1996). 기본적으로 하나 또는 그 이상의 기관에 참여하는 복합적 생물학적 기능에서는, 연대순으로 서로 작용하는 연속적인 목적적 구성요소를 발견한다. 이 물질수준의 프로그램 된 구성요소는 의식이 느낄 수 있는 활력수준의 형태형성장과 관련되기 때문에 연대순이 유지된다. 이 느낌이 안내자 역할을 하는 것이다. 이런 방식으로 형태형성장은 우리에게 느낌에 대해, 우리가 무엇을 느끼고, 어떻게 느끼고, 어디서 느끼는지에 대해 심원한 설명을 해 준다.

19세기 이전에도 활력체는 생물학적 사고에서 중요한 부분을 차지하고 있었다. 예를 들면 철학자 헨리 베르그송(Henri Bergson)[248](1949)은 생명을 우리가 지금 활력에너지라고 부르는, 내면으로부터의 생명의 특별한 느낌인 활력적 정수(élan vital - vital essence)라고 표현하였다. 그러나 분자생물학이 세포가 복제를 위해서는 유전자가 있고, 다양한 기능을 유지하기 위해서는

---

247 미국의 생물학자로 리하이 대학교 교수. 생화학적 구조들은 너무 복잡해서 환원 불가능하여 알려진 진화로는 설명이 될 수 없다고 주장하며 지적 설계에 대한 의사과학적 원리의 옹호자이다.

248 프랑스의 관념론 철학자, 사회학자. 직관으로 파악되는 생명의 순수지속으로서의 시간을 창조로 보고, 이에 반하여 공간으로 시간을 고정하여 사유하는 과학적 사유를 비판했다.

단백질이 있다는 것을 그리고 이 단백질은 DNA에 의해서 만들어진다는 사실을 제공하면서, 그리고 분자생물학과 진화의 다윈 이론이 새로 합쳐지면서 활력에너지의 개념은 주류에서부터 벗어나게 되었다.

1960년에 웨딩톤(Waddington)[249] 같은 생물학자는 어떻게 하나의 세포로 된 태아로부터 형태가 만들어지는가 하는 즉 생물학적 형태의 형성 또는 기술적으로 형태형성(morphogenesis)의 문제를 지적하였다(1957). 세포는 세포분열을 통해 자신을 복제하고, 이 복제하는 과정에서 똑같은 유전자를 복제한다. 그러면 왜 심장에 속하는 세포들은 뇌에 속하는 세포들과 다르게 행동하는가? 어떻게 다른 기관에 속하는 세포들이 다르게 분화하는가?

각 형태의 기관에 속하는 세포들은 다른 세트의 유전자를 활성화 시켜 다른 단백질을 만들기 때문에 다르게 기능한다. 활성화시킬 유전자를 결정하는 프로그램의 근원을 형태형성장이라고 부른다. 비물질적이고 비국소적인 형태형성장이 형태의 청사진이고 루퍼트 셸드레이크에 의해 다시 소개된 개념이다. 활력체는 이 형태형성장의 저장소이다.

이 새로운 관점은, 세포분화의 근원이 형태형성장이라는 현재 생물학에서의 형태 형성의 주된 두 관점인 기존 관점(유전자 기반)과 유기체적 관점을 통합할 수 있다.

---

[249] 영국 케임브리지 대학 동물학 교수. 초파리의 돌연변이를 이용해 형태형성의 분석, 환경요인에 의한 집단의 유전구성에 대한 변화 등을 연구.

기존의 생물학적 관점은 유전적 결정론에 근거한다. 여기서는 유전자 즉 DNA 자체가 형태형성의 모든 프로그램을 가지고 있다고 한다. 발달과정에서의 일부 세세한 것을 제외하고는 유전형이 표현형을 결정한다.

그러나 유기체적 관점에 의하면, 형태형성은 유전적 프로그램의 결과가 아니다. 기저(基底)에 있는 동력학(유전자에 의해 구축된)이 형태의 기하학적 구조를 생성하고, 기하학적 구조는 동력학을 수정하고 통제한다. 유전자는 2차적인 것이다. 유전자는 단지 형태의 동력학이 "형태형성장"의 안내에 따라 역할을 수행하는 한도 내에서 변수의 범위를 설정할 뿐이다. 생물학자 굿윈은 (1994) 지구 식물의 약 1/4을 차지하는 고등식물의 예를 든다. 굿윈은 잎의 모양이 각각 뚜렷하게 다른 데도 불구하고 기본적인 패턴은 소용돌이, 어긋나기, 나선형의 세 가지에 지나지 않는다. 이 같은 패턴이 꽃에도 적용된다. 굿윈(Goodwin)[250]에 의하면 이 사실은 분열조직(meristem)이라고 불리는 성장 끝점의 동력학적 조직을 위해서는 오직 세 가지 형태형성의 끌개(카오스이론에서 말하는)만이 있다는 것을 제안한다.

형태형성장의 개념은 형태형성이 비국소적일 때 사용한다. 국소적 역동학은 의식이 선택을 한 것으로부터 거시적 가능성의 형태를 만든다. 이 선택과 결과적인 가능성 형태의 붕괴는 비국

---

[250] 영국 리버풀 대학의 생화학 교수. "Introduction to Plant Biochemistry", "Plant Pigments"등의 저서가 있다.

소적이다. 그리고 이 선택을 위해서 의식은 형태형성의 청사진을 필요로 한다.

의식은 집을 짓는 건축가처럼 행동한다. 건축가는 기본적인 건축자재로 시작을 하고, 집의 청사진에 따라 형태를 만들도록 물질들의 내적 역동학을 기술적으로 지도한다. 생명체에서는 청사진이 가능성의 파동이 된다. 이용 가능한 형태는 큰 틀에서는, 자신이 가능성의 형태인, 유전자에 의해 결정된다. 양자의식이 형태형성장의 청사진과 기관 형성을 위한 많은 가능성 패턴의 형태(gestalt)와의 사이에 움직임의 조화(즉 공명)를 인식하게 되면, 이를 실재로 붕괴시킨다. 비슷한 과정이 여러 기관이 관여하는 기능의 발달에서도 일어난다.

다시 말하면 건축가가 집을 지을 때 청사진을 사용하듯이 의식이 생물학적 형태를 만들 때에 형태형성장을 사용하는 것이다.

생물학자 마이클 비히는 생화학적인 도전으로, 우연과 필연의 선형적 기전의 점진적인 다윈주의를 통해서는 복합적 기능과 구조를 만든다는 것은 불가능하다는 것을 지적하며 다윈주의를 비판한다. 미소적인 것에서 거시적인 것으로 형태를 형성하는 경로에는 항상 얽힌 계층이 있다.

비히(1996)는 혈액 응고를 설명하면서 예를 들고 있다. 혈액응고에서는 단백질의 단계적 반응이 다양한 기능을 나타낸다. 단계적 반응의 어떤 단백질은, 그 단백질이 나타나는 것을 활성화시키는 데에 필요한 중개인자 보다도 먼저 나타난다. 비히는 "핵심은 여러 단백질의 집합이 단계적 반응 내에 동시에 투입되어야 한다. 즉 생성인자와 생성결과가 동시에 필요한데, 이는 오직 운 좋게 모든 단백질을 동시에 모을 수 있거나 그렇지 않으면 지적인 존재의 안내에 의해서만 일어날 수 있다."고 말한다.

형태형성장의 역할에 대한 더 이상의 증거는, 파리를 가지고 한 연속적인 실험에서 보여주는, 재생의 예에서 볼 수 있다. 이 실험들에서 연구자들은 돌연변이 유전자들끼리 짝을 이루게 하여 눈이 없는 파리를 만든다. 그리고 이 파리들끼리 이종교배(異種交配)하면 자손 또한 눈이 없게 된다. 그러나 그 후 자연스럽게 교배된 몇 세대가 지나면 다시 눈을 가지게 된다. 즉 눈의 형태가 재생된 것이다. 물질주의자들의 해석은 파리의 유전자가 회복기전을 가지고 있다는 것이다. 그러나 무엇이 회복기전을 활성화시키는가? 가능한 해석으로는 활력 청사진의 도움으로 의식이 돌연변이 유전자를 회복시켜 눈을 재생하는 것이다. 이 실험은 유전적 항상성뿐만 아니라 형태의 안정성을 보여주는 것이다. 초파리의 형태는 원래 눈이 있는 것이므로, 강제적으로 이종교배를 시키지 않으면, 종의 원래의 형태형성의 청사진이 가리키는 대로 되는 것이다. 그래서 자연 상태로 있게 기회가 주어지면 형태는 항상 원래의 청사진이 가리키는 대로 돌아온다.

재생은 일반적으로 잘 알려진 현상이다. 편형동물을 여러 부분으로 나누면, 각 부분마다 재생하여 새로운 편형동물이 된다. 다른 잘 알려진 예는 히드라의 촉수(觸手)를 회복시키는 능력이다. 우리 인간에게도 골절된 뼈를 치유하는 능력과 절단된 신경이 재생하는 예를 보여준다. 이 각각의 대한 설명은 활력 청사진의 도움으로 의식이 형태를 재건한다는 것이다.

루퍼트 셸드레이크(Rupert Sheldrake)

루퍼트 셸드레이크는 뛰어난 생화학자이고 세포생물학자였다. 그는 저서 "새로운 생명과학(A New Science of Life)(1981)" 그리고 "과거의 존재(The Presence of the Past)(2012)"에서 상세하게 논의했던 형성적 인과론(formative causation)이라는 가설에서, 기억은 자연에 내재해 있는 것이라고 제안하고 있다. 소위 자연의 법칙의 대부분은 훨씬 더 습관 같은 면이 있다는 것이다.

식물의 발생에 대한 15여 년의 연구과정을 통하여, 그는 식물의 발생과 형태형성을 이해하기 위해서는, 유전자와 유전자에 의한 산물들만으로는 충분치 않다는 결론에 이르렀다. 그는 형태형성은 또한 구조적인 장(organizing fields)에 의존하며 이는 동물에게도 적용된다고 주장했다. 1920년 이후 많은 발생생물학자는 생물학적 유기체들이, 다양하게 생물학적 장, 또는 발생학적 장, 형태형성의 장, 위치의 장이라고 불리는 장들에 의존한다고 제안해 왔다.

모든 세포는 다른 세포로부터 온다. 그리고 모든 세포는 형태를 형성하는 조직의 장(fields of organization)을 물려받는다. 이들은 그 세포의 성장과 형태의 형성 그리고 운명에 필수적인 역할을 하나 이들이 조직 자체를 설명해주지는 않는다.

분자생물학 덕분에 우리는 유전자가 무엇을 하는지를 알고 있다. 이들은 유기체가 특수한 단백질을 만들게 해주고, 어떤 유전자들은 단백질 합성을 조절하는 데에 관여한다. 새로운 발달 과정의 시작에는 식별 가능한 유전자들의 작동 스위치가 켜지고 그러면 특정한 단백질들이 만들어진다. 초파리, 벌레들, 어류 그리고 포유류의 이들 발생의 작동유전자들의 일부는 아주 비슷하다. 진화적인 용어에서 진화론적 관점에서, 그들은 고도로 보존되어 있다. 그러나 이들과 같은 작동 유전자는 그들 자체가 유기체의 형태를 결정하지는 못한다.

효모, 세균 그리고 아메바를 포함하는 많은 생명체는 자유로운 세포들로서 살아간다. 그러나 세포막과 미세소관의 구성하는 작용을 포함하는 많은 다른 힘들의 개재 없이는, 적절한 시기에 적절한 단백질을 만드는 것만으로는 이런 구조들의 복합적인 골격의 형성을 설명할 수 없다. 대부분의 발생 생물학자는 유기체의 형태를 형성하기 위한 살아 있는 조직의 전체적이고 통합적인 개념이 필요하다는 것을 받아들이고 있다. 셸드레이크는 이를 위해서 임의적이거나 작용의 중간적인 패턴에 형태형성장(morphogenetic fields)이 패턴으로 도입됨으로써 작용한다고 제안한다.

형태형성장은 영원히 고정된 것이 아니라 진화하는 것이다. 아프간 사냥개와 푸들의 장들은 그들의 공통 조상인 늑대와는 다르게 되었다. 어떻게 이 장들이 전해지는가? 그는 이들이 종들의 과거 구성원들로부터 형태공명이라고 불리는 일종의 비국소적 공명을 통하여 전달된다고 제의한다.

　신경계의 활성을 구성하는 장들은 집단적인, 본능적 기억을 전달하는 형태 공명을 통하여 전해지는 것으로 생각된다. 각 개별적인 것들은 종의 집단기억에 의존하기도 하지만 여기에 기여하기도 한다. 이것은 행동의 새로운 패턴이 다른 것으로 가능한 것보다 더 빠르게 전파될 수 있다는 것을 의미한다. 예를 들어 만일 특정한 품종의 쥐들이 한 지역에서 새로운 기술을 배우면 그 품종의 쥐들은 전 세계에서 같은 기술을 더 빠르게 배울 수 있게 된다. 이런 것이 실제로 일어난다는 실험실 실험의 증거가 이미 존재한다.

　자신의 과거 상태와 함께하는 뇌의 공명은 또한 개별 동물 그리고 인간의 기억을 설명하는 데에 도움을 준다. 모든 기억은 뇌 안에 "저장될" 필요가 없다. 인간사회들도 마찬가지로 그룹의 문화를 통하여 전달되는 기억들을 가지고 있다.

　형태 공명의 관점에서 모든 자연의 법칙이 코스모스의 나폴레옹 법전처럼 빅뱅의 시작 순간에 이미 완전히 형성되어 있다고 가정할 필요는 없다. 그런 것이 아니고 이들은 시공간 너머의 형이상학적 영역에 있는 것이다.

　1960년대 빅뱅이 일반적으로 받아들여지기 전에는, 영원한 법칙이 존재한다고 이해되고 있었다. 우주 자체는 영원한 것이고 진화는 생물학적 영역에 한정되어 있다고 생각되었다. 그러나 지금 우리는 급진적으로 진화하는 우주에 살고 있다.

　만일 우리가 자연법칙의 아이디어를 고수하기를 원한다면, 우리는 인간의 법칙이 시간에 걸쳐 진화하는 것처럼 자연 자체가 진화하므로 또한 자연법칙도 진화한다고 말할 수 있다. 그러나 그러면, 어떻게 자연법칙이 기억하거나 강화되는가? 자연의 법칙은 비국소적 유사성에 의해서 강화된다. 형태공명을 통하여, 자가-조직 시스템에서의 활성의 패턴들이 과거에서의 유사한 패턴에 의해 영향을 받아, 각 종과 각 유형의 자가-조직 시스템에 집단기억을 주게 되는 것이다.

셸드레이크는 기억되는 습관의 자연선택이 생물학적 진화뿐만 아니라 물리적, 화학적, 코스모스의, 사회의 그리고 문화적 진화를 포함하는, 진화의 어떤 통합이론에서도 핵심적인 역할을 할 것이라고 믿는다. 습관들은 자연선택의 대상이다. 그리고 조건이 같다면 이들이 더 자주 반복될수록 앞으로도 반복될 가능성이 더 많아진다. 동물들은 그들 종의 성공적인 습관들을 우리가 본능이라고 표현하는 것으로서 이어받는다. 우리는 우리 언어의 습관을 포함하는 신체적, 정서적, 정신적 그리고 문화적 습관들을 이어받는다.

형태의 장은 마음의 활성 그리고 우리의 지각의 기저를 이룬다. 그리고 그가 "응시 받고 있는 느낌(The Sense of Being Stared At) (2004)"에서 논의했던 것처럼 새로운 시각의 이론으로 이끈다. 이들 장의 존재는 실험적으로 검증할 수 있고, 이미 이런 감각이 실제로 있다는 많은 증거가 있다.

사회적 그룹들의 형태적 장은 수마일 떨어져있을 때에도 그룹의 구성원들을 서로 연결해 준다. 그리고 그 생명체들이 멀리 떨어진 곳에서도 연결을 유지할 수 있게 소통의 채널을 제공해 준다. 이들은 텔레파시에 대한 설명을 제공하는 데에 도움을 준다. 지금 동물의 많은 종이 텔레파시를 가지고 있다는 좋은 증거들이 있다. 그리고 셸드레이크의 저서 "가족이 언제 집에 오는지를 알고 있는 개들(Dogs That Know When Their Owners are Coming Home)(1999)"에서 논의했던 것처럼 텔레파시는 동물 사이의 소통에서 일반적인 방식인 것으로 보여 진다. 텔레파시는 불가사의한 현상이 아니라 일반적인 것이고, 초자연적인 것이 아니라 자연적인 것이다. 그리고 또한 사람들 사이에서 특히 서로를 잘아는 사람들 사이에서는 흔한 현상이다.

정신활동의 형태적 장은 우리의 머리 안에만 한정되어 있지 않다. 이들은 의도와 집중을 통하여 우리의 뇌를 넘어서 널리 확장한다. 우리는 이미 물질들이 뿌리박고 있는 물질적인 객체들을 넘어서 확장하는 장들에 대한 아이디어에 익숙하다. 예를 들면 자기장은 자석의 표면을 넘어서 확장하고, 지구의 중력장은 지구의 표면을 훨씬 넘어서며, 달을 자신의 궤도 안에 유지하고 있다. 그리고 휴대폰의 장들은 전화기 자체를 훨씬 넘어서 대기권 밖의 인공위성 신호도 받아들인다. 이와 마찬가지로 우리 마음의 장은 우리의 뇌를 넘어 확장하여 있다.

루퍼트 셸드레이크는 뛰어난 학자였으나 이십여 년 전 네이처(Nature) 편집자였던 존 매독스(John Maddox)는 셸드레이크의 첫 번째 책인 "새로운 생명과학"을 과학의 이단이라고 혹평하였다. 이어지는 비판에 의해서, 현대과학에 대한 배신으로 셸드레이크는 경력이 단절되었고, 과학적 업적에 대한 공식적인 인정이 부정되었으며 정통적인 과학 분야에서의 연구비도 차단되었다. 그러나 이 책의 뒤표지에는 과학적 탐구의 놀라운 가능성의 목록이 적혀있다. 예를 들면, "우주는 살아있을 수도 있고, 자연은 목적이 있을 수도 있고, 소위 '자연의 법칙'은 진화할 수도 있다." 같은 것이다. 그리고 우주 안에 있는 물질과 에너지는 증가하고 있을 수도 있다. 우리의 마음은 우리 뇌 밖에 존재할 수도 있고, 우리의 기억들은 우리의 뇌에 기반을 둔 것이 아니라 우리가 과거에 주파수를 맞추면서 활성화되는 것일 수 있다. 우리의 아이들은 부모들이 태어난 이래 습득한 신체적 특징을 물려받을 수도 있다. '활동적인 인과관계(energetic causation)'는 과거로부터 미래로 흐르는 반면에 '정신적 인과관계(mental causation)'는 미래로부터 작용할 수도 있다. 그는 주류의 과학에서 교리 같이 부정되고 있는 텔레파시, 사후의 기억의 잔존, 자연과 진화의 목적, 물질의 의식 등에 대한 관심을 소개하고 있다. 독단적인 주장을 펼치고 그의 자신을 비난하는 정통적인 동료들을 비판하면서, 그는 "철저한 회의주의의 정신"에 의해서 자극받았다고 주장한다. 그는 "물질은 무의식적인가?"라고 묻는다.

그는 과학적 불확실성을 비실재적인 것 또는 모순으로 묘사한다. 법칙은 우주에 따라 다양할 수 있다고 주장한다. 그는 물리법칙은 우주의 습관에 지나지 않다고 말하면서, 그는 자연의 규칙성은 자연에서의 내재적인 기억에 의한 것이라고 확신하고 있다.

셸드레이크는 또한 "자연의 법칙이라는 아이디어 자체가 인간 중심적이다"라고 주장한다. 그렇다, 그리고 과학 자체가 인간중심적이다. 그는 "일부 과학철학자들은 과학 법칙들은 경험에 근거한 일반화라고 주장한다."고 쓰고 있다. 그래서 셸드레이크는 물질주의적 과학은 이의 진실은 경험의 절대적인 기반에 근거하지 않기 때문에, 틀린 것이라고 주장한다.

셸드레이크의 기본적인 형이상학적 신념은 '형태공명'이다. 모든 것을 기계적인 중립성으로 보는 것에 대해 반대하는 셸드레이크는 각각 생물학과 물리학에서의 정당한 배경으로부터 "형태의" 그리고 "공명"이라는 개념을 차용하여 대안적인 전망으로 개념적인 도약을 만든다. 형태형성(세포의 생화학에 의한 생명체의 형태를 만드는 것)은 전체적인 형성에 협동하는 데에 필요한, 예를 들면 셸드레이크가 형태형성장이라고 부르는, 자신이 발명한 활력액(vital fluid) 또는 생명력(life force)같은 것으로, 어떤 물질적인 것으로 확인되지는 않았지만, 이 장은 유기체가 올바른 모양으로 성장하는 발달의 결과를 통제한다고 주장한다. 그러나 기존 과학적인 관점에서는 이것은 가설로서 불릴 수조차 없고, 단지 생물학의 과정에 대한 우리가 가지고 있는 지식의 불완전성에 대해 터무니없이 근거 없는 주장으로 설명하는 것이라고 비판받는다. 그러나 그는 형태형성의 장이 "양자장과 같은 가능성의 장"이라고 제안한다.

셸드레이크는 자신의 주장을 뒷받침하는 양자이론으로 화이트헤드를 언급한다. 셸드레이크는 우리에게 "양자 사건들 같은 가장 작은 가능성의 과정이라도 물리적이고 그리고 정신적인 것이다." 그리고 "물질의 파동이론은 물질적 신체라는 낡은 아이디어를 필수적으로 공간적인 것으로 파괴하였다"고 말한다. 양지물리학의 추상화가 친숙하게 나타난다. 예를 들면, 그래서 "전자의 덩어리는 이의 힉스장(Higgs field)과의 상호작용을 통하여 생기며, 그리고 이 상호작용은 힉스 보손(Higgs boson)이라는 가설적인 특수한 입자들에 의한다." 양자세계의 이런 이해로부터 그는 자유의지에 관한 언급으로 자신 있게 도약한다.

세기의 전환기에 행운을 약속했던 게놈 연구의 결과는, '잃어버린 유전성의 문제'를 마지못해 받아들이는 정도로 줄어들었다. 유전자와 인간의 특성의 1:1 연결은 아직 보여진 적이 없다. 이 문제는, 이 상황의 정확한 과학적 의미에 대한 생각을 중지하고, 이 방향의 탐구에 대한 믿음을 버린 셸드레이크에 의해서 다소 자신 있게 보고되었다. 셸드레이크는 분자생물학의 진전을 더 이상 믿지 않는다. 예를 들면, 그는 "거의 모든 애벌레의 조직은 성체의 새로운 구조가 발달되기 전에 해체되어 버린다. 대부분의 신경계도 마찬가지로 소멸된다"고 말하면서, 애벌레가 나비로 바뀔 때 같이 탈바꿈하는 동안에의 생물학적 연속성의 기전에 대한 타당한 설명은 아직 이루어지지 않고 있다. 이 의미는 성체를 결정하는 것이 무엇인지를 설명하는 문제는 그대로 남겨놓고 모든 정체성을 잃는다고만 표현하고 있는 것이다. 여기서 셸드레이크의 관심은 신체적인 변환 자체가 아니라, 애벌레가 성체로 전이되는 행동의 과정을 어떻게 배우는가이다.

객체의 지각을 논의하면서, 셸드레이크는, 우리 모두가 그것을 감각하는 물리적인 세계를 나타내는데도 불구하고, 보는 또는 직접 느끼는 우리의 주관적인 감각에 적합한 표상적인 이해가 불가능하다는 것을 발견한다. 눈은 스스로 능동적으로 보는 것이 명확하게 불가능하기 때문에 아주 놀라운 일이다. 대신에 여기에는 뇌에 영향을 미쳐 그래서 우리의 지각으로 가도록 망막을 자극하는 빛의 광자를 허용하는 경로가 있음에 틀림없다고 주장한다.

프란시스 크릭(Francis Crick)[251]의 인간 행동에 대한 물질주의적 해석을 비판하면서, 셸드레이크는 "비상한 주장은 비상한 증거를 요구한다"는 칼 세이건의 말을 인용한다. 셸드레이크는 물질적 특성 또는 구조를 '목적지향의 활동 패턴'으로 대치하기를 원한다. 그러나 과학계에서는 그의 논의는 결정적인 물질적 증거가 없고, "형태 공명" 그리고 "지각의 장"은 모두 비논리적인 설명으로서 경험에 대한 어리석고 부적절한 날조로 인정되고 있다.

그가 주장하는 형태공명이론이란 '유사한 행동양식들은 뒤이은 양식들과 시공간을 넘어서 공명한다'는 의미이다. 그래서 원자와 분자의 구조, 생명체의 유전, 인간의 기억이 물질적으로 전달되는 것뿐만 아니라, 어떤 형태형성장의 공명으로 인해 전달된다. 그에 따르면 인간의 유전자가 너무나 단순한데도 인간의

---

[251] 영국의 분자생물학자. X선을 사용, 나선상단백질 분자구조를 연구하던 중 미국의 생물학자 왓슨과 킹스 칼리지의 윌킨스의 협력을 얻어 1953년 DNA의 2중나선 구조를 발표하였다.

세부적 특성이 유전되고, 뇌구조 안에 기억의 특정영역을 찾을 수 없는데도 기억이 유지되고 인출되는 원리도 형태공명으로 설명할 수 있다. 물질이 아니라 형태형성장이 과거와 현재를, 개체뿐만 아니라 집단도, 연결하고 있다는 것이다. 이것은 시간뿐만 아니라 공간적으로 떨어져 있는 비슷한 개체끼리도 연결되어 있다. 예를 들어 어느 한 지역에 쥐들이 수영하는 법을 배우게 되면, 매우 멀리 떨어진 쥐들도 수영을 더 잘하게 된다. 형태형성장으로 인해 비슷한 개체들끼리 공명하기 때문이다.

셸드레이크는 텔레파시도 긍정적으로 생각한다. 그는 '타인이 나를 응시하는 것 같은 느낌' '어떤 사람이 생각났는데 곧이어 그에게 전화가 오는 일' 등의 예를 들면서 텔레파시도 가능하다고 이야기한다. 형태공명이론에 근거한 주장이다. 그리고 그는 뇌가 하드 드라이브가 아니라 TV 수상기와 같은 것이라고 주장한다. 기억은 뇌 안에 저장되기만 하는 게 아니라 클라우드(cloud) 같은 형태공명장에 저장되어 있어서 뇌가 그 장을 수신, 공명해서 기억을 해낸다는 것이다. 그래서 텔레파시도 가능하다는 것이다.

그뿐 아니라 그는 예지력도 긍정적으로 생각하는데, 형태공명장은 시공간을 초월해 있어서 미래의 정신적 상태가 과거에 거꾸로 영향을 줄 수도 있다는 것이다. 그는 왜 인과관계에서 과거만이 원인이 되어야만 하는지를 묻는다.

인간의 기억이 뇌의 어느 부분에 저장되는지에 대해서는 아직도 밝혀진 바가 없다. 기억은 뇌 안쪽의 해마라는 부위에 보존되고 그 후 장기 기억이 되기 위해 대뇌 신피질로 정보가 보내진다고 한다. 그러나 이 대뇌 신피질 어느 곳에 기억이 저장되는지에 대해서는 여러 가지 설이 있다. 대부분의 사람은 기억이 머리 안의 어디엔가 축적된다고 생각한다.

셸드레이크는 이 역시 '형태공명의 장'이라고 주장한다. 사람의 지식이나 경험은 그 사람의 인생이 끝날 때에 사라지는 것이 아니라 어디엔가 저장되고 그 '장(場)'에는 모든 사람이 접속할 수 있어서 무의식중에 정보를 공유할 수 있다는 것이다. 개인이 느낀 것은 모두 그 '장'에 보내지고 반대로 그 '장'에서 각각 개인에게 정보나 감정 등이 흘러나온다고 한다. 기억은 뇌에 축적되는 것이 아니라, 컴퓨터로 말하면, 서버 같은 '장(場)'에 존재하고 뇌는 그것을 해독하는 역할을 처리하는 것에 지나지 않는다. 이것은 심리학자 융이 제창한 '집합적 무의식(集合的無意識)'과 통하는 것이다. 그리고 우리가 근거 없이 본능이라고 부르는 것도 설명이 될 수 있다.

셸드레이크는 이 이론을 입증하려고 다음과 같은 실험 결과를 예로 들었다. 심리학자 윌리엄 맥두걸(William McDougall)[252]은 쥐가 미로에서 얼마나 잘 도망가는지를 실험했다. 1세대 쥐는 올바른 샛길을 찾아내기까지 200번 가까운 실수를 범했지만, 마지막 세대가 되면 그 수는 불과 20번에 불과하다. 스코틀랜드에서

---

252 영국의 심리학자. 사회심리학 창시자. 행동주의 기계론적인 견해에 강력히 반대하여 영국 전통의 진화론적 경험주의의 입장에 서서 생물학적·진화론적·목적론적 심리학을 수립

이뤄진 이 실험은 그 후 오스트레일리아로 인계되어 다른 과학자가 이전과 완벽하게 동일한 조건에서 쥐를 실험했다. 그곳의 쥐는 처음부터 이전 스코틀랜드 쥐들 보다 훨씬 더 좋은 결과를 냈다.

셸드레이크가 제안하는 '형태형성장'은 왜 사람의 배(胚)는 사람으로 성장하고, 오크나무 종은 오크나무로 성장하는지에 대한 유전자의 수수께끼를 설명해준다. 생물의 동일종이 같은 형태가 되는 것은 즉 생명이 모두 공통의 장인 '형태형성장'이 있어, 그들이 과거에서 축적되어, 보다 세밀하게는 각 개인의 마음(Mind)이나 장기(Organ)에 각각의 장이 있어, 그 개체의 독자적이며 독특한 과거의 기억을 저장한다. 각각의 장으로부터 끌어낸 과거의 기억은 개성 있는 하나의 개체를 유지한다. "형태 공명(morphic resonance)의 중요 개념은 비슷한 물건이 시공을 넘어 비슷한 객체에 영향을 주는 것이다"라고 셸드레이크는 주장하며 종래의 진화론을 부정한다. DNA는 단백질이나 아미노산 등 그 생명을 만들어내는 요소에 관한 정보가 기록돼 있는 것일 뿐이며, 생명이 어떻게 성장해 어떠한 '형태'가 되는가 하는 정보까지는 기록돼 있지 않다고 말한다.

인간의 경우, 차세대가 무엇인가를 간단히 습득할 수 있는 것은 인간만이 지닌 문자나 말을 사용하고 정보를 전할 수 있기 때문이라고 믿었다. 그러한 수단을 갖지 않는 쥐는 차세대에게 정보를 전하는 것이 불가능한 것으로 생각되었다. 그러나 쥐들이 그들만의 고유한 방법으로 어디엔가 축적돼 있는 "정보"에 접속해 그것을 기억한다면 가능한 일이다. 또, 동물 간에 일어난 "동조" 현상으로서 그는 다음 예를 들었다. 1920년 즈음, 영국에서는 '브르티트'라는 새가 집에 배달된 우유병 뚜껑을 여는 방법을 기억해 우유를 먹어버린 현상이 발생했다. 곧바로 이 기술은 100마일 떨어진 장소에서도 관측됐는데, 이상한 것은 이 새들의 행동권이 불과 4~5마일이어서 서로의 둥지를 왕래하기가 힘들다는 것이다. 뚜껑 따는 기술은 더 멀리 떨어진 장소에서도 유행했다. 이 현상은 그 후 영국의 여기저기에서 모두 볼 수 있게 되었고, 스칸디나비아와 네덜란드에도 퍼졌는데 이 새의 기술이 퍼진 속도는 점차 빨라졌다. 기억은 뇌 전체를 둘러싼 '장(場)'에 저장되어 있는 것이다.

셸드레이크는 이 현상을 '형태 공명'이 일어났기 때문이라고 설명했다. 그에 의하면, 기억은 대뇌 안에 존재하는 것이 아니라, 그 뇌 전체를 둘러싼 장(場)에 저장되고, 그것은 공통의 종(種)이 가진 장(場)과 연결되어 있다. 뇌는 공통의 장(場)에서 끊임없이 흘러나오는 정보를 해독하는 역할을 하는데 지나지 않는다. 그것을 텔레비전에 비유해 셸드레이크는 다음과 같이 설명한다. "만약 내가 텔레비전 일부를 부숴 어떤 채널을 볼 수 없게 되었다고 가정하자. 혹은, 텔레비전 소리가 나오는 부분을 부숴 프로그램은 볼 수 있지만, 소리를 전혀 들을 수 없게 되었다고 하자. 이러한 상황이 되었다고 해서, 그 볼 수 없게 된 프로그램이나 들리지 않게 된 소리가 텔레비전 안에 있었다고 말할 수 있을까? 말할 수 없을 것이다" "단지 텔레비전의 튜닝 시스템이 망

가져 올바른 주파수를 잡을 수 없게 되었을 뿐이다.

그처럼 두뇌에 손상을 입어 기억을 잃어버린 것이 기억이 뇌에 있었다는 증거가 되지는 않는다. 실제로 대부분의 기억상실은 일시적이다. 뇌진탕 등에 의한 기억상실은 거의 일시적이다. 상실된 기억의 회복은 종래의 논리로는 설명이 불가능했다. 만약 뇌 세포가 손상 받아 기억을 상실했다면, 그 기억은 두 번 다시 돌아오지 않아야 정상이다. 그러나 기억이 다시 소생해 온 많은 사례가 많다. 뇌는 기억의 창고가 아니고, 마음도 아니며, 단지 개인이 형태장과 연결하기 위한 신체의 관문일지 모른다.

형태를 만드는 장은 전자기장, 중력장처럼 공간의 어떤 틀로서 장 내에 있는 물질(세포)에게 형체를 형성할 수 있는 정보를 줄 수 있는 것이다. 쉽게 말하자면 사람의 태아를 위한 장, 물고기 알을 위한 장 등 모든 생물의 종류에는 각각 형태형성장이 준비되어 있어서 필요한 때에 필요한 곳에 작용한다는 말이다. 그리고 진화에 의해서 종이 변경될 경우에는 그에 맞는 장이 새로 창조된다는 것이다.

셸드레이크의 가설은 여기서 그치지 않는다. 형태형성장은 일단 형성이 되면 다른 곳에서도 같은 장이 만들어지며, 그것에 의해서 다른 곳에서도 동일한 형태(생체)가 만들어질 수 있다는 것이다. 이것을 그는 형태적 공명(morphic resonance)이라 이름 지었다.

셸드레이크는 몇 번이나 같은 일이 반복해 일어나면 그런 일이 일어나는 형태적 장이 만들어지고, 이 형태적 장에 공명하면 같은 일이 다시 일어날 수 있다고 했다. 이 때 형태적 장이란 에너지 정보가 아니라, 예를 들면 집을 지을 때의 설계도와 같은 것이라고 한다. 이것도 일종의 공명 이론으로 생각할 수 있다. 소리뿐만 아니라 사건도 공명한다는 것이 셸드레이크의 이론이다. 이러한 사건의 장을 그는 형태형성장이라 부르고, 똑같은 일이 일어나는 것을 '형태 공명'이라고 했다.

03.
카르마

카르마의 개념은 도교에서와 마찬가지로 인도 종교의 많은 학파(특히 힌두교, 불교, 자이나교 그리고 시크교)에서 환생의 아이디어와 밀접한 관계가 있다. 이들 학파에서는 현재에서의 카르마는, 그 사람의 윤회(saṃsāra) 즉 미래의 생에서의 본성과 특질뿐만 아니라, 현생에서의 그 사람의 미래에도 영향을 준다. 이 개념은 또한 서양의 대중문화에도 적용되는데, 여기서 후에 일어난 사건들이 한 사람의 행위에 의한 자연적인 결과로 여겨질 수 있다.

카르마는 일반적으로 인도에서 기원한 개념적인 원리로 알려져 있고 복합적이고 정의하기가 어렵지만, 대부분, (1) 인과율(causality), 윤리적일 수도 비윤리적일 수도 있다. (2) 윤리화(ethicization), 선한 또는 악한 행위에는 결과가 있다. 그리고 (3) 환생이다.

인과율(Causality)

카르마 이론에 공통적인 주제는 이의 인과율의 원리이다. 카르마와 인과율 사이의 관계는 모든 힌두 학파들, 불교 그리고 자이나 사상의 중심이 되는 요소이다. 카르마의 인과율 사이의 가장 초기의 연관의 하나는 힌두교의 브리하다라나카 우파니샤드(Brihadaranyaka Upanishad)에 나온다. 인과로서의 카르마 이론은 다음을 주장한다. (1) 개인의 실행된 행위는 그 개인 그리고 그가 사는 생에 영향을 준다. (2) 개인의 의도는 개인과 그가 사는 생에 영향을 준다. 무관심한 행위들 또는 의도적이 아닌 행위들은 관심을 가지고 하는 그리고 의도적인 행위들처럼 같은 긍정적인 또는 부정적인 카르마 효과를 가지지는 않는다. 예를 들면 불교에서는, 탐욕 같은 어떤 나쁜 의도 없이 수행되거나 생긴 또는 기원한 행위는 개인에게 미치는 카르마의 영향력이 없거나 중립으로 생각된다.

한 사람의 카르마의 결과는 두 가지 형태로 기술될 수 있다. 팔라(phala)와 삼스카라(samskara)인데, 팔라('결실(fruit)' 또는 '결과(result)')는 전형적으로 즉시 또는 현재의 생애에 나타나는 보이는 또는 보이지 않는 효과를 말한다. 반대로 삼스카라(Sanskrit: संस्कार)는 카르마 때문에 행위자의 내면에 생긴 보이지 않는 효과인데, 그들의 현재의 그리고 미래의 생애들에서 행복 또는 불행해지는 그 사람의 능력에 영향을 준다. 카르마 이론은 종종 삼스카라의 맥락에서 나타난다.

윤리화(Ethicization)

카르마에 대한 두 번째 공통된 주제는 윤리화이다. 이것은 모든 행위는 결과를 가진다는 전제에서 시작한다. 이는 이 생애에서 또는 미래의 생애에서 결실을 맺을 것이다. 그래서 도덕적으로 선한 행위는 긍정적인 결과를 가지고, 반대로 나쁜 행위는 부정적인 결과를 낳을 것이다. 개인의 현재 상황은 그래서 그의 현재의 또는 이전 생애의 행위에 의해서 설명이 된다. 카르마는 그 자체가 '보상과 처벌'의 개념이 아니라, 원인이 결과를 낳는 법칙의 개념이다. 카르마 이론은 행위를 고려할 뿐만 아니라 행위 전의 그리고 행위 동안의 행위자의 의도, 태도 그리고 욕망을 고려한다. 그래서 카르마 개념은 각 개인에게, 비도덕적 삶을 피할 뿐 아니라, 도덕적 삶을 찾고 살 것을 장려한다. 그러므로 카르마의 의미와 중요성은 윤리적 이론의 구성요소인 것이다.

환생

카르마 이론의 세 번째 공통적인 주제는 윤회 또는 환생의 사이클(saṃsāra)의 개념이다. 환생은 힌두교, 불교, 자이나교 그리고 시크교의 근본적인 개념이다. 환생 또는 삼사라의 모든 형태들은 윤회의 사이클 즉 일련의 탄생과 재탄생을 거친다는 개념이다. 환생 그리고 이어지는 삶은 다른 영역, 상태 또는 형태일 수도 있다. 카르마이론은 이 영역, 상태 그리고 형태는 카르마의 양과 질에 의한다고 말한다. 환생을 믿는 학파에서는, 모든 살아 있는 존재의 영혼은 죽음 후에, 바로 끝난 생으로부터 또 다른 삶 그리고 생애로, 이전(재활용)된다. 이 사이클은, 목사(moksa)에 도달하여 의식적으로 이 사이클을 멈추는 것을 제외하고는, 무한히 지속된다. 이 사이클을 깬 사람은 신들의 영역에 도달하고, 사이클을 계속하지 않는다.

카르마 독트린의 가장 초기의 논의는 우파니샤드에서 나온다. 카르마에는 세 가지 유형이 있다.

1. 산치타(Sanchitta) 카르마

이는 과거에 끝난 축적된 작업과 행위다. 이들은 변할 수 없고 오직 결실을 맺기만 기다리는 것이다. 이 카르마는 셀 수 없이 많은 과거의 생애들을 포함하는 방대한 축적이다. 이는 과거와 현재의 생애들에서 당신이 만든 모든 행위로 구성된다.

2. 프라랍다(Prarabdha) 카르마

프라랍다는 현재에 대해 책임이 있는 과거의 카르마 부분이다. 이들은 숙성되고 결실된 행위들과 반응들이다. 당신이 과거에 한 행위들이 현재의 당신을 만든다. 이는 변하거나 피할 수 없다. 그러나 오직 경험하는 것에 의해서 소모될 수 있다.

3. 아가미(Agami) 카르마

아가미 카르마는 지금 이 순간 바로 여기서 우리가 만들고 있는 카르마이다. 이것은 우리가 만드는 행위이고 우리가 지금 만들고 있는 선택들이다. 현재의 행위로부터의 결과인 미래의 행위이다. 우리가 과거의 카르마를 해결하려고 시도하면, 어쩔 수 없이 우리가 현 생애에서 해결할 수 있거나 는 해결할 수 없는 새로운 카르마를 만들게 된다. 만일 이것은 지금 해결하지 못하면, 이들은 미래의 생에서 해결되도록 저장소로 들어갈 것이다.

요가의 전통은 우리에게, 물리적 신체(annamayakosha)에 추가하여, 각 개인은 에너지 신체(pranamayakosha)와 정신적 신체(manamayakosha)를 가지고 있다고 말한다. 보다 미묘한 신체로는 지혜체(에테르 체)(vignanamayakosha) 그리고 지복체(anandamayakosha)라고 알려진 것들이 있다. 그러나 카르마 기억의 축적은 물리적, 정신적, 에너지 신체의 세 수준에서만 일어난다.

"카르마의 운행"이라는 것은 당신의 삶의 운용이 어떤 옳고 그른 시스템을 따라서 일어나는 것이 아니라, 당신의 성향에 따라서 일어난다는 것을 의미한다. 당신의 삶은 단순히 당신의 경향을 충족시키기 위하여 자신을 구성하는 것이다. 카르마는 처벌이나 보상이 아니라, 이에 의하여 삶이 자신을 충족시키는 과정이다.

많은 사람이 인식하지 못하는 의지의 수준은 에너지 신체 수준에서의 행위이다. 우리가 알고 있는 것처럼, 부정적인 생각은 나쁜 카르마를 낳는다. 부정적인 감정과 결합된 부정적인 생각은 더 깊은 카르마를 의미한다. 부정적인 생각과, 부정적인 감정 그리고 부정적인 행위가 결합할 때는 훨씬 더 깊은 카르마를 낳는다. 반복적인 정신적 행위와 결합된 부정적인 생각, 부정적인 감정은 그보다도 더 깊고 큰 나쁜 카르마를 낳는다.

그러나 에너지-기반의 행위를 선호하는 사람들이 있는데, 이는 그들이 제거하고 싶은 적 또는 라이벌 또는 어떤 사람의 죽음 또는 나쁜 결과가 되는 수행에 관여한다는 것을 의미한다. 이런 수행들은 오컬트 또는 흑마술로 알려져 있다. 이들 오컬트 시스템은 많은 문화들에 퍼져 존재하고, 이들 중의 소수의 숙련가들은 누군가를 해롭게 하기 위하여 자신들의 에너지를 사용하려고 할 수 있다. 일단 당신이 자신의 이익을 위하여 에너지적으로 어떤 다른 사람에게 영향을 주려고 하면, 이는 가능한 최악의 카르마가 될 것이다. 에너지-기반의 행위에 의해서 생긴 카르마는 다른 어떤 행위에 의한 것보다 깊어진다. 동아시아의 샤머니즘에서도 이런 것은 드물지 않게 볼 수 있다. 일반 사람들보다 직감이나 예감이 뛰어나고 빙의를 하거나 신기(神氣)가 있고 살아 있는 사람 옆의 과거에 사망한 사람을 볼 수 있는 능력이 있는 사람들이 있다. 그러나 이런 샤먼들이 이를 이용하여 살아 있는 사람들의 현재나 미래에 대한 어떤 조작을 하려고 할 때는 감당할 수 없는 부정적인 카르마를 짊어지게 된다.

한 맥락에서 옳을 수 있는 의지가 다른 맥락에서는 확연히 다를 수 있다. 당신이 살고 있는 사회의 도덕률 때문에, 당신은 옳고 그름에 대한 특정한 아이디어를 가지고 있다. 이 도덕률을 지시하는 것은 당신의 내적인 본성이 아니다. 사회는 특정한 고정된 관습을 가지고 있다. 그리고 당신이 그것을 어길 때마다, 당신은 잘못 되었다고 느낀다. 당신은 부모 앞에서는 놀음이나 상소리를 하지 않으나 친구와는 아주 쉽게 할 수 있다. 그러다가 만일 부모에게 발견된다면, 당신은 죄의식을 느끼기 시작한다.

세계의 어떤 나라에서는 다른 사람의 사생활에 간섭하는 것은 하지 말아야 할 행위로 생각되어질 수 있다. 비슷하게, 세계의 어느 지역에서는 자신과 타인에 관하여 전혀 이야기하지 않는 것이 이상하고 적절치 않을 수 있다. 내면적으로 옳고 그른 행동은 없다. 그것들이 그렇다고 생각하는 것은 그러나 만일 사회적 규준과 다른 행동을 하는 것이 죄의식과 부끄러움을 느끼게 하는데, 이것도 카르마의 축적을 의미할 수 있다.

그러면 인간의 의지를 결정하는 것은 무엇인가? 어째서 어떤 사람은 포괄성이 더 큰 감각을 운용하고, 다른 사람은 배타성이 더 큰 감각을 운용하는 것인가? 좀 더 가까이서 보면, 당신은 이 의지가 근본적으로, 당신이 한 개인이라는 분리된 존재라는 당신의 믿음에 의해서 형성된다는 것을 알게 될 것이다. 다시 말하면, 당신의 의지를 결정하는 것은 당신의 개별성과 함께 당신의 정체성인 것이다.

여기서 중요한 단어는 정체성이다. 당신이 이 정체성에 동일시하지 않는다면, 당신은 카르마를 축적하지 않을 것이다. 당신의 정체성이 완전히 포괄적이 되면, 카르마의 사이클은 끝이 날 것이다.

불행히도 좁은 개별성의 개념과 함께하는 사람들의 정체성은 그들을 세계에 포괄적이라기보다는 아주 선택적으로 관여하게 만든다. 좋아하는 것과 싫어하는 것, 매력과 혐오 사이에서의 끊임없는 진동은 이런 분리 감각을 더욱 강화시킨다. 시간이 지나면서 좋아하는 것과 싫어하는 것은 성격으로 굳어 들어가고 그리고 더 이상의 카르마를 만든다. 개별성은 이제 특권이라기보다는 속박이 된다.

이 주제에 대한 부처 고타마(Gautama)의 가르침은, 특히 무욕 (desirelessness)에 대한 그의 강조는 불행히도 많은 사람에 의하여 잘못 해석되었고 훼손되었다. 그는 욕망이 없이는 존재가 있을 수 없다는 것을 너무 잘 알고 있을 만큼 통찰력이 있었다. 그가 가리키고 있었던 것은 내적인 갈망보다는 내적 충족의 상태를 운용하는 중요성이었다. 일단 이것이 성취되면, 당신의 삶은 지복의 추구가 아니라, 지복의 표현이 된다. 당신의 욕망은 사라지지 않는다. 대신에 이것은 의식적인 것이 된다. 당신의 욕망은 더 이상 자신의 정체성을 위한 당신을 속박하는 무의식적인 연료가 아니다. 이것은 이에 의해서 당신이 기능하는 의식적인 도구이다. 당신은 이제 전 지구의 행복을 원할 것이다.

문제는 사람들의 삶에의 관여가 선택적이기 때문에, 그들은 얽힘의 함정에 떨어지는 것이다. 그들은 삶과 선택적으로 좋아하는 것 그리고 싫어하는 것에 기반을 두고 관계를 맺거나 또는 부정과 분리라는 생을 망치는 철학을 선택한다. 이 두 경우 모두에서 카르마는 증식할 뿐이다.

이런 종류의 오해는 아주 많다. 많은 사람들이 부처는 삶은 고통 또는 번뇌(dukkha)라고 설교했다고 믿고 있고, 그리고 그의 설교는 패배주의의 어두운 전망이라고 결론짓는다. 그들이 간과한 것은 부처는 인간이 고통을 초월할 수 있다는 것을 보았기 때문에, 사람들에게 수행과 명상을 가르치기 위하여 일생을 보냈다.

만일 부처가 고통이 삶의 모든 것이라고 믿었다면, 그는 사람들에게 자살하라고 조언했을 수도 있다. 그는 아난다(ananda)인 지복이 정말로 진정한 가능성이 있는 것이고 누구에게나 열려 있다는 것을 보았다. 그의 생의 임무는 우리에게 이것을 상기시켜주는 것이었다.

그런데 집단적 카르마는 무엇인가? 부모의 고통이 아이들한테 전달되는가? 왜 어떤 집단과 공동체는 다른 집단보다 더 고통을 받는가? 바로 지금 우리는 개인으로서 어떤 행위를 할 수도 있다. 그리고 우리가 하는 행위는 또한 다른 사람들에게 영향을 줄 수도 있다. 우리의 지적인 행동과 미련한 행동들은 모두 집단적인 결과를 가진다. 만일 우리가 산의 높은 곳에서 사는 것을 선택한다면, 야생동물의 카르마가 우리에게 더 영향을 줄 것이다. 그러나 우리는 사회적 환경에서 사람들 사이에서 살기를 선택했기 때문에 다른 사람들의 행위와 의도들이 우리에게 영향을 미친다. 이것이 우리의 집단적 카르마가 된다.

또한 집단적 카르마의 아주 단순한 측면이 있다. 20세기 초기에, 지구의 인구는 16억이었다. 2024년 1월에는 세계 인구는 약 80억이 넘는 것으로 추산된다. 이것은 무책임한 카르마의 예이다. 만일 우리가 이런 비율로 증가했다면, 이것은 분명하게 우리가 한 일이기 때문에 신의 의지 또는 다른 것을 비난할 수 없다.

카르마는 행위를 의미한다. 누구의 행위인가? 바로 나의 행위이다. 그리고 나의 책임이다. 당신이 이 간단한 공식을 안다면, 카르마를 제대로 이해하는 것이 된다. 복잡한 이론이 필요 없다.

바로 이런 식으로 보라. "지금의 내 모습은 내가 만들고 있는 것이다. 나의 내일의 모습 또한 내가 만들고 있는 것이다." 이것이 카르마다. 이것이 존재하는 가장 역동적인 방식이다.

오늘날 세계의 많은 어린이가 자신들의 신체에 필요한 기본적인 음식물조차 없이 지내고 있다면, 이것은 우리의 집단적인 카르마이다. 이것이 지금 우리가 하고 있는 일이다. 한 사회의 구성원으로서, 한 세대를 같이 사는 사람으로서, 우리는 어린이들에게 음식을 주는 필요한 일을 하지 않은 것이다. 우리가 그 어린이들을 만들지 않았고 그 어린이들은 부모라는 다른 두 개인의 카르마일수도 있다. 그러나 이것은 아직도 우리의 카르마이다. 우리가 영양이 부족한 어린이들을 볼 때마다, 우리는 고통을 느낀다. 우리는 이것에서 도피할 수 없다. 이것은 우리의 카르마다.

우리는 오늘날 사용할 수 있는, 현상적으로 행복을 만들 수도 있고 또는 지구를 몇 번이라도 파괴할 수 있는 기술을 가지고 있다. 만일 무지한 사람들이 힘을 부여받으면, 그들은 인간성을 완전히 파괴시킬 위험이 있다. 위험은 핵무기에 의한 대학살만이 아니다. 우리는 핵무기의 도움 없이도 우리 자신들을 가스로 죽일 수 있다.

그러나, 우리 각각이 우리의 의지, 생각과 행위의 엄청난 결과를 인식할 때, 이것은 의식 있는 행성의, 위대한 가능성의 시작일 수 있다. 우리는 이제 단지 우리 자신의 운명의 조각가로 전환되는 것이 아니라, 인류의 집단적인 운명의 합작자로 전환되는 것이다.

04.
우주의 기억과 아카샤의 기억

우주의 기억

물리학에서의 새로운 발견은 그 결과가 일상생활에 직접적인 영향을 주지 않아도 그 자체로도 중요할 수 있다. 최근에 인간 존재의 의미에 아주 중요한 영향을 줄 수 있는 최근의 추정이 있었다. 이 추측은 우주가 기억을 가지고 있을 수 있다는 제안으로 전개한다.

일상생활과는 아주 동떨어진 것처럼 보이는 중력의 기억 그리고 블랙홀의 기억 같은 것들은 아주 과학적이고 기술적인 이야기들이다. 그러나 우리가 의식 있는 우주에서 살고 있는 가능성에 관한 생각은 인간을 비롯한 생명체와 밀접하고 중요한 연관이 있을 수 있다. 기억은 의식의 부분이기 때문이다. 그러나 이 둘 모두 보이지 않고 측정이 불가능하다.

코스모스의 기억은 암흑 기억이라고 생각할 수도 있다. 이는 보이지 않으나 강력하게 영향을 미치고 있다는 의미이다. 소위 암흑물질과 암흑에너지의 발견은 우주의 표준모델을 붕괴시키는 원인이 되었다. 항성들과 은하계들의 존재는 암흑물질과 암흑에너지에 의존하나 이 둘은 모두 보이지 않고 측정이 불가능하다. 아들은 모두 그들이 먼 우주공간에서 은하계가 서로 멀어지는 것을 가속화 시키는 것 같은 그들의 행위에 의해서 존재를 추정될 수 있을 뿐이다.

의식은 "내가 의식이 있다는 것을 알고 있다."는 것은 말할 필요도 없이 명백하게 주관적으로 알고 있는 것이다. 물론, 우리는 언제나 마음에 대하여 이야기 한다. 이것은 인간이라는 존재의 중요한 부분이다. 그러나 과학자들에게는, 의식은 스캔 같은 것으로 측정이 될 수 있는 것이며, 정신적인 활동을 나타내는 뇌의 기능이 증명될 때까지는 실재가 아니다.

그러면 어떤 종류의 작용이 우주가 어떤 것들을 기억할 수 있게 만드는가? 특히, 우주가 인간을 기억한다면 우리가 어떻게 알 수 있는가? 우주가 지구에 생명을 만들도록 진화했다는 사실은 목적이 있다고 생각할 수 있다. 이 개념은, 우리가 보고 아는 우주는 지구에 생명을 그리고 인간의 DNA를 만들도록 설정되어 있다고 말하는 "인본원리"를 낳게 했다(우리 DNA는 창조에서 단일한 것으로서 가장 복합적인 것이다).

일단 지구에서 진화가 시작하였고, 생명체들이 마치 목표를 염두에 둔 것처럼 진화하였다. 예를 들면 말의 가장 원시적인 선조는 현대의 말과는 닮지도 않은 작은 포유동물이었다. 그러나 현대의 말이 보여주고 있는 수천의 특징을 가지도록 한 단계 한 단계씩 진화하였다. 어떻게 그들이 순전히 우연하게 유전자 돌연변이를 통해 모든 것을 결합할 수 있었을까? 우리가 보는 모든 종들은 복잡하고, 특수화된 유전자 템플릿을 통해서 특수하게 되었다.

현대의 호모 사피엔스는 약 10만 년 동안 있어 왔고, 아시아인, 아프리카인 그리고 유럽인이 각각 현재의 모습을 가지게 된 것은 오직 3만 년밖에 안 되었다. 이것은 동물의 종들이 그렇게 특수화되는 데에 걸리는 시간의 1%도 안 된다. 무작위 선택은 이런 초스피드의 진화를 설명하기에는 부적절하다. 만일 다윈 이론이 주장하듯이 돌연변이가 무작위라면, 오직 한 명의 아시아인 같은, 아프리카인 같은, 유럽인 같은 아기가 태어나는 가능성조차도 만 명 이상에서 한 명 정도도 안 되었을 것이라고 한다.

호모 사피엔스의 진화는 그 고도의 뇌 또는 대뇌의 진화 때문에 현재의 인간의 특성을 보이고 있다. 고도의 뇌 덕분에 미술, 음악, 법률, 과학, 기술 그리고 수학을 포함하는 문명의 모든 측면이 만들어지는 것이 가능했다. 첫 번째 호모 사피엔스는 아직 이들을 위해 그들의 뇌를 사용하지 않았다. 그러면 왜 고도의 뇌가 진전된 문명이 등장하기 전 적어도 7만~8만 년 전에 나타났는가?

모든 어머니는 보통 1세 이전의 어린이의 초기 성격을 본다. 5세가 되면 어떤 어린이들은 뚜렷한 이유 없이 음악 또는 수학의 영재가 된다. 아무도 어떻게 이런 성향이 생겼는지에 대해서 설명할 수 없다. 유전자는 이에 대한 기본적인 설명이 될 수 있다. 그러나 우리가 태어났을 때, 우리의 유전자는 부모의 유전자와 10만 개의 차이를 보인다. 이들은 무작위적인 돌연변이로 상정된다. 그럼에도 불구하고, 여섯 살에 전문가 수준의 바이올린을 연주할 수 있는 어린이는, 결국에는 기본적으로 단백질을 만드는 지도인 유전자만으로는 설명이 되지 않는 진전된 뇌, 운동협조, 음정 그리고 음악적 재능을 필요로 한다. 모차르트는 운이 좋은 단백질의 조합이었다고 보아야하는가?

동양의 정신적 전통 그리고 히브리 성경의 어떤 구절들 그리고 신약성경은 윤회에 대한 믿음을 증언한다. 일부 어린이들은 전형적으로 5세에서 8세 사이에 그들의 과거의 생을 기억할 수 있다고 한다. 2500이 넘는 그런 증례들이 엄격하게 그리고 주의 깊게 기록되어 있다. 우리는 이것이 유전적 특성이라고 믿고 있는가? 이런 어린이들은 연구자들을 자신들이 과거의 생에 살았던 곳으로 데려갈 수 있고, 그리고 거의 모두 그들이 어떻게 죽었는지를 가시화할 수 있다.

카르마의 독트린은 인과, "네가 뿌린 대로 거두리다"의 기계적 시스템의 독트린이다. 이렇게 되려면 일부 행위들은 다음 생애까지 그들의 결과와 연결되어야 한다. 이것은 물론 현대 서양의 과학에서는 전혀 받아들일 수 없는 것이다. 하지만 카르마의 독트린을 받아들이지 않거나 부정한다면, 기억의 보이지 않는 형태만이 어떤 주어진 순간에 일어난 행위를 간직한 채로 남아 있다고 해야 할 것이다. 그러면 함께 일어난 이들 모든 현상들이 남아 있는 것이 우주에 있는 "암흑" 기억을 가리키는 것인가?

어떻게 우주가 정보를 기억하는가? 이것은 물리학에서의 커다란 잃어버린 연결 중의 하나였다. 1965년에 입자물리학자가 기본입자들의 충돌에 대한 공식을 유도하였다. 25년 후에 두 명의 중력이론가들이 완전히 다른 기법을 이용하여 항성들 또는 블랙홀들의 충돌에 대한 공식을 유도하였다. 거대한 규모의 힘의 행동은 물리학자들이 정통적으로 초점을 둔 소규모 행동에 대한 것처럼 많은 놀랄만한 것들을 가지고 있는 것으로 밝혀졌다. 이 접근은, 이미 1970년대에 스티븐 호킹(Stephen Hawking)에 의해서 처음 확인된, 블랙홀에 의해 삼켜진 물체들에 관한 정보의 운명에 관한 유명한 패러독스의 공격노선을 열었다.

중력에 대한 스트로민저의 연구는 1962년 중력 이론가 헤르만 본디(Hermann Bondi)[253], M. G. 반데르부르크(M. G. van der Burg)[254], 그리고 A. W. 케네스 메츠너(A. W. Kenneth Metzner)와 독립적으로 레이너 삭스(Rainer Sachs)[255] 등에 의한 당혹스러운 발견으로 돌아간다. 이들은 무엇이 아인슈타인의 특수상대성 이론을 특수하게 만드는지를 정확하게 하기 위해서 연구하였다. 이 이론은 어떻

---

253 오스트리아-영국의 수학자, 우주론자로, 프레드 호일 및 토마스 골드와 함께 빅뱅 이론의 대안으로우주의 정상 상태 모델을 개발. 음질량의 관성 및 중력 상호작용을 최초로 분석했다.

254 영국 런던 킹스 칼리지 이론물리학 교수. 일반상대성이론에서의 중력파에 대한 연구.

255 독일 출신의 미국 캘리포니아 버클리 대학 수학 및 이론물리학자. 일반상대성이론에 의한 우주와 천문학, 우주의 배경복사에 대한 연구.

게 다른 사람에 상대적으로 일정한 속도로 움직이는 다른 관찰자들이 물체의 길이와 두 사건들 사이의 시간에 대해 다를 수 있는지를 명시한다. 반면에 완전한 일반 상대성이론은 이 원리를 다양한 속도로 움직이는 관찰자로 확장한다. 일반상대성이론은 당신이 행성, 항성 또는 다른 중력체로부터 아주 멀리 갈 때, 이상적으로 무한하게 멀리 갈 때, 특수상대성이론으로 환원한다. 그곳에서 중력은 흐려져서 없어지며, 그리고 보통 유연한 시공간 연속이 견고한 틀로 단단해진다. 거리에 따라서 중력이 감소하기 때문에 행성들과 항성들은 서로 거의 독립적이 되고 그리고 우리 태양계에서 일어나는 일은 은하계의 나머지에게는 거의 의존하지 않는다.

그러나 면밀한 조사에서, 본디와 동료들은 그들이 중력을 없애도 시공간은 견고하게 편평해지기 보다는 유연하게 남아 있는 것을 발견하였다. 다시 말하면, 중력이 사라진 곳에서도 아직 중력의 잔재가 남아있어서 중력의 영향이 그대로 있는 남아 있는 것이다. 멀리 있는 행성들과 항성들은 전혀 서로 독립적이 아닌 것이다.

그 거리에서 남아 있는 것은 특수상대성이론의 대칭뿐만 아니라 초병진(Supertranslations)[256]이라고 불리는 무한한 수의 다른 대칭들이다. 이들은 중력체로부터 무한하게 먼 지점과 관계있는

---

256 우주의 모든 물질로부터 무한대로 떨어진 점근적으로 평평한 영역에서는 단순한 대칭을 예상했으나 실제로는 무한한 대칭(초병진) 집합을 발견했다.

각도에 의존하는 병진이다. 최근에 스트로민저는 초병진이 무엇인지를 분명하게 하였다. 그리고 그의 묘사는 진공과 블랙홀에 대한 우리의 이해에 깊은 영향을 주었다. 이 사실은 결국은, 어떤 중력체로부터 멀리 떨어진, 빈 시공간이 어떻게 중력의 효과의 잔재를 보존할 수 있는지에, 보다 분명한 설명을 제공해준다. 부드러운 입자들을 진공에 집어넣으면, 이것은 에너지를 추가하지는 않지만 이는 이의 각운동량과 다른 속성들을 주게 되어, 진공을 그 자신의 새로운 버전이 되게 한다. 스트로민저는 만일 진공이 다양한 형태를 취할 수 있다면, 이것은 그것을 통해 지나가는 것과 거의 유사한 각인을 유지한다는 것을 알았다.

기억의 원리가 1970년대에 호킹이 발견한 블랙홀 정보의 역설을 해결할 수도 있다. 일반적인 분석에서, 블랙홀은 병적으로 잊어버린다고 한다. 그 안에 떨어지는 물질에 대해 그들이 유일하게 가지고 있는 기록은 질량, 회전 그리고 전기적 전하이다. 시간이 지나면서 블랙홀들은 점차적으로 호킹 방사의 형태로 입자들을 버리게 되어 결국에는 완벽하게 수축된다. 그들이 삼킨 내용물들에 대한 정교한 상세사항은 잃어버리고 그리고 파괴되는 것으로 상정되어 있다. 물리학에서는 그런 완전한 기억상실이 일어나지 않을 것으로 추정되고 있었기 때문에 이것이 역설로 되는 것이다. 그러나 2016년에, 호킹과 그리고 케임브리지 이론 물리학자 말콤 페리(Malcolm Perry)[257]와 함께 연구하는 스트로민

---

[257] 영국 케임브리지대학의 이론물리학자. 양자 중력, 블랙홀, 일반상대성이론, 초중력을

저가, 블랙홀의 소멸을 넘어서 일반상대성이론의 진공이 우주에 있는 이 정보를 보존하는 기억의 기반을 제공할 수 있다고 제안했다. 시공간의 빈 곳의 지역에 형성된 블랙홀은, 증발하여 사라진 후에, 그 지역은 다시 비게 된다. 그러나 이것은 이전의 빈 것과는 다른 빈 곳이다.

우주상수는 정적인 우주로 이끄는 중력장에 대한 해법을 얻기 위한 기전으로 아인슈타인에 의해서 처음 제안되었다. 아인슈타인은 우주상수는 '빈 공간이 모든 항성 간의 공간에 분포되어 있는 중력이 있는 음의 질량의 역할을 해준다'는 것이 필요하였다고 말했다. 이 기전은 미세조정(fine-tuning)[258]의 한 예가 되었는데, 나중에 아인슈타인의 정적인 우주는 안정되어 있지 않다는 것, 국소적인 비균질성이 궁극적으로는 우주를 무한한 팽창 또는 수축으로 이끌 것이라는 것을 알게 되었다. 만일 우주가 약간이라도 팽창한다면, 팽창은 진공에너지를 생기게 하고, 이것은 더 이상의 팽창을 하게할 것이고, 약간 수축된 우주는 지속적인 수축을 일으킬 것이다. 아인슈타인에 따르면, "빈 공간"은 자신의 에너지를 소유할 수 있다. 이 에너지는 공간 자체의 속성이기 때문에, 공간이 팽창해도 희석되지 않는다. 보다 많은 공간이 존재할수록, 이 공간의 에너지(energy-of-space)가 더 많이 나타날 것이다.

연구.

[258] 우주 생명의 존재를 위해서는 특정 물리학의 기본상수들이 매우 좁은 범위 내에 존재한다는 개념으로 물리학에 연관된 형이상학적 입장이다.

우주의 기억은 홀로그램적인가?

　　최근의 뉴 사이언티스트 매거진(New Scientist Magazine)의 표지는 "시공간은 기억하는가?"라고 묻고 있다. 우주가 정보를 보존하고 있느냐는 것은 시공간 구조에 있는 무거운 물체의 중력 자국이 우주의 기억에 보전되느냐는 질문이나 다름없다. 톤 퀘스트 보고서(TQR)는 2022년 발표한 논문에서 비슷한 질문을 제기하였다. 이 질문은 펄사로부터의 에너지 빔에 대한 중력의 효과를 측정하는 최신 기술이 적용되어 발견된, 최근에 검출된 우주의 "배경소음"에 의해서 고무되었다. 펄사는 빠르게 회전하면서 강력한 빛을 발산하는 중성자별이다. 중성자별은, 우리의 태양과 같이 불타는 항성이 있던 곳에 블랙홀을 남기는, 초신성 폭발의 잔재이다. 이런 폭발의 중력의 효과는, 지금 관찰하기로는 오래 동안 중력파로 남아있는 것으로 알려져 있다.

　연못에 돌을 떨어뜨렸을 때 생기는 물결 같은 것인, 두 개의 블랙홀의 충돌 그리고 우주의 시공간 구조를 통한 공명에 의해 생긴 중력파의 과학적인 증거는 2016년에 발표되었다. 이 관찰은 아인슈타인의 일반상대성이론 발표 100년 후인 2015년, 루이지애나 주의 리빙스턴과 워싱턴 주의 한포드(Hanford)에 있는 LIGO(Laser Interferometer Gravitational-Wave Observatory) 검출기에 의해서 이루어졌다. LIGO는 양성자의 대전 지름의 100분의 일보다도 적은 것에 해당되는 중력의 변화를 검출하기 위해 4km 떨어진, 놀랄 정도로 예민한 거울을 사용한다.

"중력파는 전형적으로 서로의 주위를 궤도 운동하는, 우리 우주의 천문학적으로 밀도 높은 물체에 의해서 생긴다. 이들 파동들이 공간을 통해 여행하면서, 이들은 물리적으로 공간의 구조 자체를 신장하고 그리고 압박한다"고 오리곤 대학의 천문학자인 제프 해즈번(Jeff Hazboun)[259]은 로이터 통신에 말했다.

LIGO 웹사이트에 따르면, "중력파는 우주에서 물체의 운동에 대한 정보를 가지고 있다."

2015년의 중력파에 대한 첫 번째 관찰에서, 중력파 천문학은 다양한 주파수의 빛의 파장을 검출하는 전통적인 방법에 새로운 것을 추가하였다. 검출 가능한 중력파를 만드는 블랙홀과 중성자별의 충돌은 또한 지금은 유명한 "chirp"를 포함하는 LIGO에 의해 포획되는 소리를 낸다. 모든 것은 진동이다. 우주는 새로이 발견된 배경 "소음"을 가지고 있다. 한 원천에서 나온 중력파가 다른 원천에서 나온 중력파와 충돌할 때, 우리가 상상할 수 있는 대로 그 결과는 시공간의 구조를 통한 물결 또는 진동의 조합일 것이다.

두 개의 돌이 한 연못에 떨어졌고, 보다 더 큰 돌 그리고 가장 큰 운동량을 가진 돌에 의해서 더 큰 영향을 받아, 그들의 물결이 연결되고 모양이 변하는 것을 상상해보라. 이런 식으로 중력파는 둘의 조합인 새로운 주파수에서 진동하는 서로의 "조화"를

---

259 오래곤 대학의 천체물리학교수. 우주의 중력파에 대한 연구. North American Nanohertz Observatory for Gravitational Waves (NANOGrav) Center 책임 연구원.

이룰 것이다. 우주에서의 모든 물리적 운동은, 아이작 뉴턴이, 모든 행동에는 같은 그리고 반대되는 반응이 있다고 말하는 운동의 제3 법칙에서 관찰한 것 같이, 궁극적으로 조화를 이루게 된다. 우주가 자신의 에너지를 보존하는 것은 정보를 보존하는 것과 같은 근본적인 이유에서 이 조화 안에서이다. 에너지는 갈 다른 곳이 없기 때문이다. 에너지 보존은, 시스템의 전체 에너지를 운동 성분과 잠재적인 성분으로 나누는, 조화 진동이라고 부르는 과정에서 설명된다. 운동에너지와 잠재에너지의, 두 유형의 에너지로 보존된다.

옥스퍼드 대학의 물리학자인 블라트코 베드럴(Vlatko Vedral)[260] 박사는 최근의 블로그에서, "우주는 각각이 기저의 장(전자기장, 전자장 등)의 자유도를 나타내는, 놀랄 만큼 큰 수의 양자의 조화 진동자들로 만들어졌다"는 것을 관찰하였다. 물리학과 화학에서, 자유도는 물리적 시스템의 상태의 형성에서 독립적인 물리적 매개변수이다. 시스템의 모든 상태의 설정은 시스템의 "위상 공간"으로 알려져 있고, 시스템의 자유도는 위상 공간의 "차원"으로 알려져 있다.

베드럴 박사는, 한 시계의 추의 흔들림이 벽을 통하여 다른 시계로 전해져 두 번째 시계와 동기화하여 두 번째 시계의 추가 결국은 같은 주파수로 움직이는, 같은 벽에 걸려 있는 두 개의 괘

---

[260] 세르비아 출신의 옥스퍼드대 물리학교수, 양자 얽힘과 양자 정보 이론의 전문가. 다양한 수준의 복잡계에서 나타나는 이질적인 현상들을 물리학의 시선에서 분석했다.

종시계와 비슷하다고 하였다. 그는 이를 설명하면서, 원자들은 "또한 에너지(광자)를 그들 사이로 전파하는(비록 광자는 소리와는 달리 빛의 속도로 가지만) 것을 허용하는 벽의 역할을 하는 그 사이의 전자기장을 가진, 두 개의 괘종시계와 같다"고 말한다. 양자 물리학에서의 모든 상호작용은 이런 식으로 묘사된다. 여기에는 매체(이는 놀랄 정도로 훨씬 많이 결합된 추가 있는)를 통하여 다른 입자들(다른 추들)과 상호작용하는 입자들(추들)이 있다."

최근에는, 연구자들이 오랫동안 지속된 중력파의 일정한 우주의 배경 "소음" 또는 진동을 확인하였다. 증거는 68 펄사들로부터의 규칙적이고 측정 가능한 에너지 간격을 관찰함으로써 검출되었다. 펄사의 배열을 추적하는 검출기까지 도달하는 빛 에너지의 시간 차이는 중력파의 지속적인 진동의 증거를 제공하였다.

이 발견은 미국과 캐나다의 190명이 넘는 과학자들과의 협조로, 북미 나노헤르츠 중력파 관찰 물리학 프론티어 센터(North American Nanohertz Observatory for Gravitational Waves(NANOGrav) Physics Frontiers Center(PFC))로부터 얻은 15년 동안의 가치 있는 자료에 근거한 것이다. "우리는 중력파 스펙트럼의 새로운 주파수대에서 중력파 소음의 견고한 증거를 가지고 있다. 이 주파수는 LIGO에 의해서 검출된 것보다 0~12차수 더 작은 규모이다. 그리고 광년 길이의 파장을 가지고 있다"고 논문의 수석 저자 중의 한 명인 해즈번 박사가 말했다. 해즈번 박사가 묘사한 새로운 주파수대는 적어도 지금까지는 확인된 원천이 없는 특유한 주파수이다. 초중량 블랙홀의 쌍이 서로를 도는 그리고 충돌로부터 나오는 보다 높은 하나의 주파수의 출력이라기보다는 지속적인 저주파수의 진동을 만드는 결과라고 하는 일부의 이론이 있는 등, 원인을 밝히기 위한 노력이 수행되고 있다.

해즈번 박사는 나노헤르츠 대역(5-30년의 주기를 갖는 파동)에서 오래 동안 지속되는 저주파는 LIGO에서 측정한 지상에 기반 한 검출기 대역에서와는 완전히 다른 원천으로부터 기원하며, 가장 가능성 있는 원천은, 이 파동들이 빅뱅 직후에 일어난 물리적 상호작용으로부터 기원하고 궤도를 도는 초질량 블랙홀로부터 생긴 것으로, 이는 "새로운 물리학"을 시사하는 가능성을 가지고 있다고 설명했다.

만일 새로운, 더 낮은 주파수의 대역이 몇 개의 개별적인 원천이라면, 이들은 우주에서 물체가 충돌하고 진동하는 것에 의한 소리의 심포니 중에서 나온 소리의 하나라고 생각할 수도 있다. 그리고 이는, 걸을 때 땅바닥에 당신의 발이 닿는 것 같은 가장 간단한 충돌, 소행성의 충격, 그리고 블랙홀과 초신성의 폭발의 충돌의 고-에너지 진동을 포함할 수도 있다.

"나노그라브(NANOGrav) 분석에 사용된, 수많은 펄사들은 우리가 일반상대성이론에 의해서 예측된 상관 패턴의 첫 번째 신호라고 생각하는 것을 볼 수 있게 해준다"고 SU 과학대학(SU College of Science)의 물리학 교수인 자비에르 지멘스(Xavier Siemens)[261] 박사는 말했다. "우리는 이들 펄사들을, 시계들의 진

---

[261]   미국 위스콘신 대학의 물리학 교수. LIGO Scientific Collaboration's Calibration Team

동이 하늘을 통해 퍼져나가는 것으로 사용할 수 있다. 그리고 우리는 우리의 은하계를 지나가는 중력파로부터 시계들의 재깍거림이 어떻게 변하는지를 볼 수 있다."

LIGO가 2016년 이래 다중의 중력파 사건을 기록하는 동안에, 나노그라브의 웹사이트는 "15년 동안의 펄사 관찰은 수년에서 수십 년 기간과 함께, 중력파 존재의 첫 번째 증거를 보여주고 있다"고 기술하고 있다. 다시 말하면, 중력파는 일시적이라기보다는 영구적인 시공간의 특징일 수 있다.

생성된 정보가 우주에서 파괴될 수 없다는 것은 과학적으로 합의되어있다. 정보를 생성하는 원천은 우주 외에는 없다. 그리고 이들 자료를 버리는 장소도 우주밖에 없다. 그러므로 정보는, 인지되고 있는 보편적인 법칙으로서, 언제나 보존된다. 그러나 정보를 구성하는 기준점들 사이의 관계는 시간과 공간 안에서 변할 수 있는 능력을 유지한다.

얼마 전에, 물리학자 스티븐 호킹과 레너드 서스킨드(Leonard Susskind)[262] 사이에서, 빛이 탈출할 수 없는 블랙홀에 일단 빠지면 그 물리적 객체의 기억은 사라질 것이라는 호킹의 이론적인 전제에 대해 유명한 논쟁이 있었다.

호킹의 입장은 일반상대성이론에 근거한 것이었는데, 우리가

에서 중력 천체물리학, 초기 우주 및 생물물리학을 연구.
262 미국 스탠포드 대학교의 펠릭스 블로흐 이론물리학 교수이다. 주요 연구분야는 끈이론, 양자장론, 양자통계역학, 양자우주론이다. 2003년 끈이론 풍경이라는 착상을 최초로 소개하였다.

지금 호킹 방사라고 부르는 블랙홀의 아주 느린 증발은, 블랙홀로 떨어진 객체가 사라진 자리에 있는 공간에 아무 정보도 남기지 않을 것이라고 주장하였다. 서스킨드는, 정보는 아인슈타인의 유명한 이론에 반대되는 것처럼 보이는 블랙홀에서도, 언제나 반드시 보존된다는 양자역학의 측면에서 이를 반대하였다.

이 논쟁은 결국은 해결이 되었다. 서스킨드는 블랙홀의 경계에서 물리적 기억이 유지된다는 것을 보여준 노벨물리학 수상자 헤라르뒤스 엇호프트(Gerardus 't Hooft)[263]의 진전된 홀로그램이론을 받아들였다. 그러나 이 기억은 우리가 알고 있는 4차원의 시공간에서 유지되는 것이 아니라, 사건 지평선이라고 불리는 블랙홀의 경계에 있는 2차원에서 유지된다. 서스킨드는 이 논쟁에 관한 "블랙홀 전쟁"이라는 책을 썼다. 만일 블랙홀 원리가 유지된다면, 블랙홀의 사건 지평선에 있는 2차원에서 기록된 정보로부터 반영된, 빛의 광자로 구성되는, 에너지에 무슨 일이 생길 것인가? 이것은 미결의 문제이다. 그러나 우리는 표면으로부터의 빛의 픽셀을 공간의 3차원과 1차원의 시간으로 투사하는 홀로그라프의 작동과 비슷하다고 생각할 수 있다. 이 결과는 입체적 투사와 비슷하다.

실제로 홀로그라프는 대용량 저장장치를 위한 잠재적인 기술로 모색되고 있다. 홀로그라프 데이터 저장은 저장매체(예를 들면

---

[263] 네덜란드의 물리학자. 전자기력과 약력의 재규격화 문제를 해결하면서 와인버그 등의 연구 성과인 '전기자력과 약력의 통합이론'이 이론적으로 증명, 1999년 노벨상 수상.

구체일 수 있다) 전제의 용량에 걸쳐 정보를 기억할 것이다. 그리고 다른 각도에서 빛을 사용함으로써 같은 부위에 있는 데이터의 다른 배열을 허용할 것이다. 추가적으로 홀로그라프 데이터 저장은 전형적인 광학 자료 저장-검색 기전에서의 상당한 시간 지연을 제거하면서 동시적인 데이터의 기록과 검색을 허용할 것이다. 만일 당신이 우주를 동시에 자신의 작동을 위한 데이터를 만들고 저장하고 검색하는 데이터 저장 기전으로서 생각한다면, 당신은 자신을 우주의 데이터세트에 포함된 관찰자로서 생각할 수도 있을 것이다. 보존된 모든 데이터, 우주 안의 저장된 데이터는 단지 물리적 존재로서의 기록만이 아니라 우주의 물리학에 관한 비물리적인 마음의 생각까지도 포함한다.

아카샤(Akasha)의 기억

아카샤는 고대에서부터 전해오던 에테르를 말한다. 에테르는 단순한 공간(space)이 아니고, 존재의 어떤 차원이다. 숨 쉬는 데에, 온도에, 뇌, 감정. 생명이 오고가는 데에 그리고 열에 이 모든 것들에 아카샤가 존재한다. 아카샤가 빠져나가면 우리는 한 순간도 살 수 없다. 보통 에테르는 물, 불, 흙, 바람과 같은 다섯 원소들(elements) 중의 하나라고 말하고 있으나 가장 근본이 되는 것으로 네 요소들이 그 아카샤의 바탕 위에 있는 것이며, 단순한 빈 공간이 아니다. 생명의 가장 근본적인 요소이다.

물리적인 신체가 건강하기 위해서는 지구로부터 온 것이 가장 중요하나, 정신적인 경로에 있을 때는 아카샤를 지각하는 것이 가장 중요하다. 인간은 72% 물, 12% 흙, 6% 공기, 4% 불로 되어 있다. 그리고 나머지가 아카샤이다. 그러나 이것은 그냥 6%가 아니라 나머지 모두이다. 아카샤의 부분이 증가하면 감지하는 능력이 커진다.

다섯 감각 너머의 물리적 본성이 아닌 것을 감지하기 위해서는, 즉 생명의 더 큰 차원으로 안테나를 확장하기 위해서는, 아주 활력적인 아카샤의 증진이 필요하다. 아카샤는 경계가 없는 차원이고 개인에게 커다란 자유의 감각을 준다. 우주의 모든 것이 움직이게도 하고 제자리에 있게도 하는 것은 아카샤 때문이다.

아카샤는 전통적인 인도 우주론에서 공간(space) 또는 하늘(sky) 또는 에테르(æther)를 의미한다. 이 용어는 또한 19세기 후반에 서양의 오컬티즘과 심령론에서도 쓰여 졌다. 많은 현대의 인도-아리아 언어 그리고 드라비다 언어에서 상응하는 단어로는 일반적인 의미의 '하늘'을 유지하고 있다.

산스크리트에서의 이 단어는 "to be"를 의미하는 어근 kāś에서 왔다. 이는 "열려있는 공간, 진공"이라는 포괄적인 의미를 가진다.

베단타의 힌두교에서 아카샤는 물질세계에서, 첫 번째로 만들어진 요소이고, 모든 것들의 근본 그리고 본질을 의미한다. 베다의 만트라 "pṛthivyāpastejovāyurākāśāt"는 다섯 가지 기본적인 조대한 요소들의 처음 나타난 순서를 가리킨다. 그래서 첫 번째로 나타난 것이 공간(space)이고, 이로부터 공기(air)가 나왔고, 이로부터 불 또는 에너지가, 이로부터 물이 그리고 이로부터 흙(earth)이 나타났다. 이것은 판차마하부타(Panchamahabhuta) 또는 "다섯 가지 조대한 요소들"의 하나이고, 이의 주된 특성은 샤브다(Shabda)(소리)이다. 아카샤의 직접적인 번역은 힌두교에서의 "더 높은 하늘(upper sky)" 또는 '공간(space)이다.

힌두철학의 나야야(Nyaya) 그리고 바이셰시카(Vaisheshika) 학파에서는 아카샤 또는 에테르는 소리의 특질의 기층인 다섯 번째 물리적 실질이라고 말한다. 이것은 영원하고, 하나이고 그리고 감지할 수 없는 만연해 있는 물리적 실질이다. 이것은 모든 것에 만연해 있으며 무한하다. 그리고 무한한 공간-점들로 이루어져 있다. 이것은 아지바(Ajiva)(지바가 아닌 것) 범주에 들어가는데, 로카사(Loakasa(물질세계에 의해서 차지되는 부분)) 그리고 아로카사(Aloakasa(그것 너머에는 아무것도 없는 빈 공간))의 두 부분으로 나뉜다. 로카사에서 우주는 오직 한 부분만을 형성한다. 아카샤는 모든 확장된 실질의 존재를 위해 공간 그리고 자리를 제공한다.

신지학이라고 불리는 서양의 신비적-종교적 철학은 아카샤라는 단어를, 모든 지식과 역사의 에테르적인 개요를 말하는, "아카샤의 기록(Akashic records)" 또는 아카샤 도서관(Akashic library)"이라는 용어의 사용을 통하여 대중화하였다.

아카샤의 신지학적 관점은 공간에 스며있는 정신적인 원시물질(Primordial Substance)로 본다. 그리고 이로부터 코스모스가 생성된다. 발현의 시작 이전에는 아카샤는 미래의 시스템에서의 로

고스(Logos)의 씨앗을 가지고 있다고 한다. 다시 깨어날 시간이 다가오면, 로고스가 아카샤에서 발달하고 그리고 처음의 신성한 사고(Divine Thought)가 원시물질을 코스모스에서 모든 발현된 차원들 그리고 형태로 분화한다.

코스모스 차원의 목록에서 아카샤는 마하트(Mahat)[264] 또는 신성한 사고(the Divine Thought)의 차원인 다섯 번째 차원(가장 낮은 차원으로부터 위로 올라가며 셀 때)으로 여겨진다. 그러나 이는 또한 상응하는 프라크리티 차원(Prakritic planes)을 반영한다.

아카샤에는 세 가지 유형이 있다. 다섯 요소로 이루어진 세계인 외적인 공간(부트 아카샤(Bhut Akasha)), 두 번째로는 생각과 감정이 오는 내적인 공간(치트 아카샤(Chit Akasha)), 세 번째는 생각과 감정도 없는 에너지로 차있는 의식의 공간(치드 아카샤(Chid Akasha))이다. 부트 아카샤는 우리가 에테르라고 부르는 지고의 가장 순수한 원소이고 힌두교에서 말하는 프라크리티와 의미가 같다. 이 아카샤는 항성들, 태양, 지구와 달 그리고 전체 우주의 모든 것을 유지하게 하고, 이 모든 것들은 이 아카샤에서 구현된다. 모든 지식은 치드 아카샤로부터 치트 아카샤로 온다. 감정을 통해 노래로 그리고 생각과 아이디어를 통해 과학으로 되고 이것들이 발현된다. 암혹 기억은 마음의 모든 다른 측면과 섞여 있는 곳인 "의식의 공간"인 치드 아카샤이다. 이에 대한 이해가 없

---

264 '우주적 지성', '정신적 깨달음'을 의미하는 부디(buddhi)의 다른말. 이칭이다. 근본원질인 프라크리티(prakṛti)의 내적 평행상태가 깨지고 전변하면서 가장 먼저 출현하는 산물.

이는 우리는 생각이 무엇인지, 그것이 어디서 오는지, 또는 다음 생각은 무엇이 될지도 설명할 수 없다. 의식의 공간인 치드 아카샤는 지식이고 진동이다. 이에 비해서 치트 아카샤는 창조적이다. 이의 주된 목적은 마음의 진화를 감독하는 것이다. 이 경로에서 치트 아카샤는 우리 대부분의 인간에게 사랑, 열정, 공감, 통찰, 직관, 발견, 자기인식 그리고 개인적 성장을 만들어주는 집단적인 특성을 기억한다. 아무도 이것을 만들지 않았다. 이들은 암흑 기억 때문에 우리 안에 내재되어 있는 것이다. 우리는 깊은 명상을 통해서 이 세 아카샤를 인지할 수 있다.

05.
블라바츠키와 신지학(Theosophy)

헬레나 페트로브나 블라바츠키(Helena Petrovna Blavatsky)

마담 블라브츠키로도 알려져 있는 헬레나 페트로브나 브라바츠키(1831~1891)는 러시아 신비가이고 1875년 신지학회를 공동으로 창건한 작가이다. 그녀는 신지학회를 이끄는 이론가로 지금까지도 국제적으로 추종자들을 가지고 있다.

러시아의 귀족 가문에서 태어나, 주로 독학을 하였으며 10대에는 서양 밀교에 관심이 많았다. 그녀의 나중 주장에 의하면 1849년 세계 여행을 출발하여 유럽, 아메리카, 인도를 방문하였다고 한다. 그녀는 또한 이 시기에 그녀를 종교와 철학 그리고 과학의 통합에 대해 보다 깊은 이해를 가지도록 수련시키고, 시가체(Shigatse)(티벳의 도시)로 보낸, "고대 지식의 대가들(Masters)"

인 정신적인 어뎁트들의 그룹을 만났다고 주장하였다. 1873
년 미국으로 이주하면서, 그녀는 헨리 스틸 올코트(Henry Steel
Olcott)와 친밀하게 지냈고 그리고 영매로서의 대중적인 인기와
사기라는 대중의 비난을 포함하여 높은 관심을 끌게 되었다.

1875년에 블라바츠키는 뉴욕에서 올코트 그리고 윌리엄 콴 저
지(William Quan Judge)와 함께 신지학회를 창립하였다. 1877년에
는 그녀의 신지학적 세계관의 개요를 보여주는 "베일 벗은 이시
스(Isis Unveiled)"를 출간하였다. 이 책은 신비주의(Hermeticism) 독
트린 그리고 네오플라톤주의와 밀접하게 연관되어 있었는데, 블
라바츠키는 모든 세계의 종교 기저에 있는 "고대의 지혜"의 부활
이라고 선언하면서, 신지학을 "종교, 철학 그리고 과학의 통합"
이라고 기술하였다. 1880년 스리랑카에서 그녀와 올코트는 공
식적으로 불교로 개정한 첫 번째 서양인 되었다. 영국 식민 당
국의 반대에도 불구하고 신지학은 인도에서 빠르게 퍼져나갔
다. 건강이 안 좋은 상태에서, 1885년 유럽으로 돌아와서 그녀
는, 자신이 고대 티베트 경전이라고 주장했던 것의 해설서인 "비
밀교의(The Secret Doctrine)"와 함께, "신지학에의 열쇠(The Key to
Theosophy)" 그리고 "침묵의 목소리(The Voice of the Silence)"라는 다
른 두 권의 책을 출간했다.

블라바츠키는 생애 동안에 지지자들에 의해서는 깨달은 사람
으로 옹호받고, 비판자들로부터는 사기꾼으로 비난받은 논란 속
의 인물이다. 그녀의 신지학적 독트린은 아리오소피(Ariosophy),
인지학(Anthroposophy) 그리고 뉴 에이지 운동 같은 서양에서의

비전의 흐름뿐만 아니라 서양에 힌두교와 불교 사상을 전파하는 데에 큰 영향을 주었다.

그녀는 1851년에 파리로 갔는데 거기서 그녀에게 깊은 인상을 준 최면술사 빅터 미할(Victor Michal)을 만났다. 그곳을 떠나 영국을 방문했고, 여기서 그녀는 자신의 어린 시절 환영에 나타났던, 그녀가 마스터 모리아(Master Morya)라고 불렀던 힌두교인인 "신비스러운 인도인"을 만났다. 그가 자신에게 특별한 임무를 수행해야 하고, 티베트로 여행을 가야 한다고 주장했다고 말했다.

그녀는 1851년 가을에 캐나다로 향하면서 아메리카를 거쳐서 아시아로 갔다. 서인도제도를 통해 실론과 봄베이로 가서 그녀는 인도에서 2년을 보냈는데 모리아가 그녀에게 보낸 편지에서의 지시대로 이동하며 따랐다. 그녀는 티베트 진입을 시도했으나, 영국 식민당국에 의해서 저지당했다. 1854년 티베트로 들어가는 두 번째 시도를 하기 전에 카슈미르(Kashmir), 라닥(Ladakh), 그리고 버마(Burma)에서 지냈다. 그녀는 1856년, 그녀가 러시아 시민이므로 자신의 시베리아로 가려는 시도에 도움을 줄 수 있을 것이라고 생각했던, 타르타르 주술사와 동반하여 카시미르를 통해서 티베트에 들어가는 데에 성공했다. 그러나 레(Leh)에 도착한 후 길을 잃었고, 인도로 다시 돌아왔다.

그녀는 마드라스와 자바를 경유하여 유럽으로 돌아가 1858년에 프스코프(Pskov)에 거주했던 가족에게 돌아갔다. 1864년에 블라바츠키는 밍그렐리아에서 말을 타다가 떨어져 척추 골절을 입고 수개월간 혼수상태에 빠지게 된다. 혼수상태에서 회복되면서 그녀는 자신의 초자연적 능력을 완전히 통제하게 되었다고 주장했다.

그녀는 모리아로부터 콘스탄티노플로 오라는 메시지를 받고, 함께 터키, 페르시아, 아프가니스탄 그리고 인도를 지나 여행을 하고 카시미르를 통해서 티베트에 들어갔다. 그들은 시가체 타쉬룬포 수도원(Shigatse Tashilhunpo Monastery) 근처의 모리아의 친구 집 그리고 동료 마스터 쿠트 후미(Master Koot Hoomi)의 집에서 머물렀다. 블라바츠키에 따르면 모리아와 쿠트 후미는 티베트 불교의 게룩파 학파에서 제자들을 가르쳤다고 한다. 쿠트 후미는 런던과 라이프치히에서 지냈으며 영어와 프랑스어에 능하고 모리아 같이 채식주의자였다.

그녀는 티베트에서 센자르(Senzar)라고 알려진 고대의 알려지지 않았던 언어를 배웠고 수도원의 승려에 의해 보관되었던 이 언어로 기록된 많은 고대 문헌을 번역했다고 주장했다. 그러나 그녀 자신이 그 수도원에 들어가는 것은 허락되지 않았다고 말했다. 그녀는 또한 티베트에 있는 동안에 모리아와 쿠트 후미가 자신의 발달과 자신의 염력의 통제를 도왔다고 주장했다. 그녀가 말했던 이 "마스터들"의 능력은 예지력, 초인적인 청력, 텔레파시 그리고 다른 사람들의 의식을 조절하는 능력, 물리적 대상을 안 보이게 했다가 다시 보이게 하는 것, 이들의 영적세계의 신체 투영, 그래서 한 존재가 동시에 두 군데에서 나타나게 하는 것 등이 있었다고 주장했다. 그녀는 1868년 후반부터 1870년 후반까지 정신적인 수련을 하였다고 한다.

많은 비평가와 전기 작가는 그녀의 주장 외에는 믿을 만한 독립적인 증거들이 없기 때문에 블라바츠키가 티베트를 방문했었다는 것에 대한 진실성을 의심하였다. 그러나 여러 전기 작가가 알았던 것처럼 상인들과 순례자들은 이웃 지역들로부터 티베트에 자유롭게 들어갈 수 있었으므로, 그녀가 아시아인으로 오인되었다면 모리아와 함께 동반하여 들어가는 것이 허용되었을 수도 있다. 시가체(Shigatse)에 대한 블라바츠키의 목격자로서의 설명은 서양에서는 유례가 없다. 그리고 불교학자인 D.T. 수주키 (D. T. Suzuki)는 그녀가 나중에 보여준 대승불교에 대한 진전된 지식은 티베트 사원에서 배운 것들과 일치한다고 말했다.

블라바츠키는 1873년 7월에 뉴욕 맨해튼의 동남부 매디슨 가에 있는 여성 주택조합으로 이사하여 바느질 삯일과 광고 카드 도안 일을 하여 생활하였다. 여기서 그녀는 뉴욕의 신문사인 "선 (The Sun)"의 언론인 안나 발라드(Anna Ballard)와 인터뷰를 하여 주목을 끌었다. 이 인터뷰가 블라바츠키가 티베트에서 지냈다고 주장한 것에 대한 가장 초기의 원문의 출처였다.

블라바츠키는 버몬트(Vermont)의 치텐덴(Chittenden) 카운티에 근거를 둔 형제 윌리엄(William)과 호레이쇼 에디(Horatio Eddy)의 뉴스 이야기를 듣고 흥미로워 했는데, 이들은 공중부양과 심령 현상의 발현이 가능하다고 주장했다. 그녀는 1874년에 치텐덴을 방문하여, 데일리 그래픽(Daily Graphic)을 위하여 형제들의 주장을 조사하고 있었던, 기자 헨리 스틸 올코트를 만난다. 블라바츠키는 자신의 영적 현상을 발현하는 능력으로 그에게 감명을 주었고, 올코트는 그녀에 대한 신문기사를 실었다. 그들은 곧 친한 친구 사이가 되었고 서로를 "말로니(Maloney, 올코트)" 그리고 "잭(Jack, 블라바츠키)"라는 별명으로 불렀다.

그들의 아이디어에 대한 관심이 높아지면서, 블라바츠키와 올코트는 엘드리지 게리 브라운(Eldridge Gerry Brown)이 운영하는 보스턴에 기반을 둔 유심론자 출판인 『영적인 과학자(The Spiritual Scientist)』에 회람을 출간했다. 거기서 그들은 자신들을 기존의 룩소르의 신비적 형제(Hermetic Brotherhood of Luxor)에게서 강하게 영감을 받은 "룩소르의 형제(Brotherhood of Luxor)"라고 불렀다.

1875년 9월 7일 미라클 클럽(Miracle Club) 모임에서, 블라바츠키와 올코트, 그리고 저지는 찰스 소더런(Charles Sotheran)과 함께 나중에 신지학회(Theosophical Society)가 되는 비전적인 기관을 설립하기로 의견을 모았다. 신지학(Theosophy)은 그리스어의 theos(신의) 그리고 sophia(지혜)에서 온 것이므로 "신-지혜" 또는 "신성한-지혜"의 의미다.

"베일 벗은 이시스(Isis Unveiled)"와 비밀교의

1875년에 블라바츠키는 신지학적 세계관의 개요를 서술하는 저술 작업을 시작했다. 그녀의 말에 의하면, "베일 벗은 이시스" 안에 있는 이들 다양한 의제 사이에 있는 기저의 주제는 고대의 지혜-종교, 코스모스, 자연 그리고 인간의 삶에 영원한 오컬트 가이드의 존재이다. 인간의 모든 신앙은 플라톤과 힌두의 현자들에게 모두 알려져 있는 보편적인 종교에서 유래된 것이라고 말하며, 지혜-종교는 헤르메스 철학에서 "과학과 신학에서의 절대에 대한 유일한 가능한 열쇠"라고 확인되었다고 한다. 모든 종교는 "보편적인 과학의 알파와 오메가"를 가지고 있는 같은 진리 또는 "비밀교의(secret doctrine)"에 근거를 둔 것이고, 이 고대의 지혜-종교는 미래의 종교가 될 것이다.

모든 세계의 종교가 하나의 "고대 종교"로부터 나왔다는 블라바츠키의 아이디어를 중심으로, 다윈이론이 물리적인 세계만을 다룬 것이고 정신적인 영역을 무시했다고 말하면서, 다윈 진화론에 대한 비판을 제기하였다. 이 책은 철학교수 알렉산더 윌더(Alexander Wilder)에 의해서 편집되었고, 1877년에 J. W. 부톤(Bouton)에 의해서 두 권으로 출간되었다. 이 책이 백여 권에 이르는 다른 책을 광범위하게 인용했다는 것을 강조한 사람들의 리뷰를 포함한, 주류 신문들의 부정적인 리뷰에 직면했음에도 불구하고, 이 책은 상업적으로 성공하였고 한 주에 초판본 천 권이 모두 팔렸다.

1885년 이탈리아의 나폴리에 정착하면서, 다음 책의 저술을 지속했다. 이것이 "비밀교의(Secret Doctrine)"이다. 블라바츠키가 이 책의 집필을 마쳤고, 이를 카이텔스(Keightels)가 편집하였다. 약 1500 페이지가 되는 작품을 출판하려고 하는 출판사를 찾기가 힘들어, 신지학 출판사를 설립하였고 책을 두 권으로 만들었다. 첫 번째 책은 1888년 10월에 두 번째는 1889년 1월에 출간되었다. 블라바츠키는 이 책이, 자신이 티베트에서 공부하는 동안 배웠던 센자르(Senzar)어로 쓰여진 종교적인 문헌인, "드잔의 서(Book of Dzyan)"에 대한 자신의 해설서라고 주장하였다. 불교 철학자 데이비드 레이글(David Reigle)은 자신이 블라바츠키의 첫 번째 책인 드잔의 서를 포함하는 키우테(Kiu-te)의 서적들을 티베트 불교경전의 탄트라 섹션으로 확인하였다고 말했다. 그러나 비밀교의를 점검해본 대부분의 불교학자들은 드잔의 서 같은 고대 문헌은 없고, 이것은 블라바츠키의 허구적인 창작이라고 생각하였다. 이 책에서 블라바츠키는 자신의 우주, 행성들 그리고 인류가 어떻게 존재하게 되었는지에 대한 우주창조론의 개요를 설명하고 있다. 그녀는 또한 인간 존재에 관한 그리고 인간의 영혼에 관한 자신의 관점들을, 다음에 사후에 관한 주제들을 논의하였다.

두 권의 책은 사회개혁가 애니 베전트(Annie Besant)가 펄 몰 가제트(Pall Mall Gazette)를 위해 리뷰하였는데, 그녀는 이 책에 감명을 받고 블라바츠키를 만나 신지학회에 참여하였다. 1890년 8월에 블라바츠키는 베전트의 큰 저택으로 이사하였다.

블라바츠키는 베전트를 블라바츠키 집회소의 새로운 지도자로 지명하였다. 그리고 1890년 7월에는 베전트의 집에서 신지학회의 새로운 유럽 본부를 발족하였다. 거기서 그녀는 질문들과 상응하는 대답들이 들어있는 책인 『신지학의 열쇠(Key to Theosophy)』를 저술하였다. 이어서, "황금 계율의 서(The Book of the Golden Precepts)"로 알려진 센자르(Senzar) 문헌에 근거하였다고 주장한 짧은 헌정 도서인 "침묵의 목소리(The Voice of the Silence)"를 저술했다. 불교학자들은 비밀교의와 함께 후자의 서적들이 진정한 티베트 불교 기록들인지 의심을 하고 있다.

그 겨울에 영국은 인플루엔자 유행으로 괴롭힘을 당했고 블라바츠키는 이 바이러스 질환에 걸렸다. 그녀는 1891년 5월 8일 오후에 베전트의 저택에서 사망하였다. 이 날은 그 이래 신지론자들에 의해서 백련의 날(White Lotus Day)로 기념되어 왔다. 그녀는 5월 11일 워킹 화장터(Woking Crematorium)에서 화장되었다.

블라바츠키는 이들 신지학적 독트린들이 자신이 만든 것이 아니고, 그녀가 마스터 또는 마하트마라고 언급했던 비밀의 정신적인 어뎁트들로부터 받은 것이라고 주장했다.

블라바츠키는 신지학회를 이끄는, 이 학회의 "교리적 기반"을 세운 이론가였다. 그녀의 출간된 문헌에서 자세히 설명된 아이디어들은 협회 그리고 보다 폭넓은 신지학적 운동이 나온 기초를 제공하고 있다. 블라바츠키의 신지학적 아이디어는 오컬티즘의 한 형태이다. 그녀는 부활되어야 하는 고대의 그리고 보편적인 "오컬트 과학"의 아이디어를 강조한 서양의 비전 안에서 반기독교적 사상을 나타냈다. 블라바츠키는 신지학의 가르침은 세계의 다양한 지역에서 살았던 어뎁트들에 의해서 자신에게 전해졌다고 말했다.

근본적으로 신지학의 배경에 있는 기저의 개념은, 그리스 철학자 플라톤 그리고 고대의 힌두 현자들 같은 다양한 고대의 인물들에게 알려져 있었던 "고대의 지혜로운 종교"가 있었다는 것이다. 블라바츠키는 이 고대의 지혜로운 종교를 헤르메스의 철학, 우주에 있는 모든 것이 신격(Godhead)로부터 나온 것으로 확인된 세계관과 연결 지었다. 블라바츠키는 세계의 모든 종교는 이 원래의 세계적인 신앙으로부터 발전되었다고 믿었다. 그녀는 자신의 신지학이, 헤르메스의 철학을 포함하고 있었던, 고대 후기의 네오플라톤주의의 계승이라는 것을 이해하고 있었다. 블라바츠키는 신지학 운동의 "고대 지혜로운 종교"의 부활이 기존의 세계 종교들을 퇴색하게 하여 전 세계에 퍼지게 할 것이라고 믿었다. 그래서 이 신지학적 아이디어를 인류에게 가져오는 것에서, 그녀는 자신을 메시아적인 인물로 보았다.

비밀교의에서, 블라바츠키는 시간의 초기에는 '절대적인 없음(nothingness)'이 있었다는 믿음을 표현했다. 이 원초의 진수(essence)는 다음에 일곱 빛줄기(Rays)로 분리되었고, 이는 또한 디얀 초한스(Dhyan Chohans)라고 불리는 지적인 존재였다. 이 일곱 빛줄기들은 다음에 포하트(Fohat)라고 불리는 에너지를 이용하여 우주를 창조하였다. 지구가 창조되었고, 일곱 라운드가 있었고, 각 라운드에는 다른 살아 있는 존재들이 창조되었다.

1891년 그녀가 사망할 당시에는 그녀는 런던, 파리, 뉴욕 그리고 마드라스에 있는 언론기관에서 거의 십만에 이르는 공동체의 인정받는 지도자였다. 그녀의 저술은 유럽의 그리고 아시아의 광범위한 언어로 번역되고 출간되었다.

신지학(Theosophy)

신지학은 19세기 후반에 미국에서 창립된 종교이다. 이는 러시아의 헬레나 블라바츠키의 주도에 의해서 세워졌고 그리고 블라바츠키의 저서로부터 대부분의 가르침을 가져온다. 학자들에 의해서 새로운 종교운동으로서 그리고 서양의 비전의 오컬티스트 흐름의 부분으로서 분류되는데, 이는 더 오래된 네오플라톤주의 같은 유럽 철학 그리고 힌두교와 불교 같은 아시아 종교들 모두를 인용하고 있다.

신지학은 고대의 그리고 선택적인, 세계 도처에서 발견되지만 티베트에 중심을 두고 있는, 마스터(Masters)라고 불리는 정신적 입문자들의 조직이 있다고 가르친다. 블라바츠키에 의하면 이들 마스터들은 위대한 지혜와 초자연적인 힘들을 계발했다고 한다. 신지론자들은 이 마스터들은 전 세계에서 한번 발견되었던 고대 종교의 지식을 부흥시키려고 하고 있고 그리고 이것은 기존 세계의 종교들을 무색하게 할 것이라고 믿고 있다. 그럼에도 불구하고 신지론자 그룹들은 자신들의 시스템을 종교라고 말하지는 않는다. 신지론자들은 유일한 신성한 절대의 존재를 설교한다. 신지학은 인간의 삶의 목적은 정신적인 해방이라고 가르치고 그리고 카르마의 과정에 따른 신체의 죽음에서 인간 영혼의 윤회를 수행한다고 말한다. 신지학적인 아이디어들은 다른 비전의 운동들 그리고 철학들 그 중에서도 인지학, '교회의 보편성과 승리(Church Universal and Triumphant)' 그리고 '뉴 에이지(New Age) 운동'에 영향을 주었다.

신지학의 창시자인 러시아의 헬레나 블라바츠키는, 자신이 이를 인류의 과거에 깊이 존재했던, "한때 보편적이었던 종교"의 현대적인 전달로 표현했음에도 불구하고, 신지학이 종교는 아니라고 주장했다. 신지학그룹들은 자신들의 구성원들이 다른 종교적인 신의를 가지는 것을 허용하여, 신지론자들은 또한 자신들을 기독교도, 불교도 또는 힌두교도들로 인정하고 있다.

신지학 운동의 역사에서, 브루스 F. 캠벨(Bruce F. Campbell)은, 신지학은 "명시적으로 종교적인 용어"를 사용하면서 "종교적인 세계관"을 권장한다. 다양한 학자들이 이의 폭넓은 성격을 지적했다. 조슬린 거드윈(Joscelyn Godwin)은 이를 "보편적으로 폭넓은 종교 운동"이라고 묘사했고, 반면에 J. 제프리 프랭클린(J. Jeffrey Franklin)은 신지학을 "혼합 종교(hybrid religion)"로서 특징지었다. 블라바츠키는 이들 신지학적 독트린들은 자신의 발명이 아니라, 그녀가 "마스터(Masters)" 또는 "마하트마(Mahatmas)"라고 부르는 비밀스러운 정신적 입문자들의 조직(brotherhood)으로부터 받았던 것이라고 말했다.

신지학적 믿음의 중심은 마스터들이라고 알려진 정신적 입문자들의 그룹이 실존할 뿐만 아니라 초기 신지학 문헌들의 저작에 관여했다는 것이다. 대부분의 신지론자들에게는 이들 마스터들이 현대 신지학 운동의 진정한 창시자들이라고 간주되고 있다. 신지학 문헌에서 이들 마스터들은 또한 마하트마, 어뎁트, 지혜의 마스터, 연민의 마스터 그리고 형제분들(Elder Brothers)이라고 일컬어진다. 그들은 진전된 도덕적 발달 그리고 지적인 성취의 측면들 모두에서, 고도로 진화된 인류의 형제들로 인지되고 있다. 블라바츠키에 따르면, 19세기 후반에 그들의 주된 거주지는 히말라야의 티베트 왕국이었다고 한다. 그녀는 또한 마스터들은 자신의 출판된 저술들의 원천이었다고 말했다.

마스터들은 세계의 고대 정신적인 지식들을 보존하고 있고, 그리고 인류를 보살피고 그리고 이의 진화를 안내하는 '그레이트 화이트 브라더후드(Great White Brotherhood)' 또는 '화이트 로지(White Lodge)'라고 믿어지고 있다. 이 중에서 초기 신지론자들이 마스터로 믿었던 사람은 아브라함(Abraham), 모세(Moses), 솔로몬(Solomon) 그리고 예수(Jesus) 같은 성경의 인물들, 고타마 부다(Gautama Buddha), 공자(Confucius) 그리고 노자(Laozi) 같은 아시아의 종교적 인물들, 그리고 야콥 뵈메(Jakob Bohme), 알레산드로 칼리오스트로(Alessandro Cagliostro) 그리고 프란츠 메스머(Franz Mesmer) 같은 현대의 인물들이었다. 그러나 신지학 문헌에서 가장 뚜렷하게 나타난 마스터들은 블라바츠키가 만났다고 하는 쿠트 후미와 모리아였다.

블라바츠키의 가르침에 따르면, 많은 세계의 종교들이 그들의 기원을, 플라톤과 초기의 힌두 현자들에게 알려져 있었고 그리고 모든 종교의 핵심들을 지속하여 지지하고 있던 "비밀교의(secret doctrine)"의 토대가 된 보편적인 고대 종교에 두고 있다. 그녀는 고대사회들은, 현대 학자들이 그들에 대해 믿는 것보다 훨씬 뛰어난 성취 그리고 지식과 함께, 인간이 그 이후 잃어버린

과학과 종교의 통합을 보여주었다는 아이디어를 고취시켰다. 블라바츠키는 또한 비밀의 조직은 고대의 지혜의 종교를 수 세기에 걸쳐서 보존하여왔고, 그리고 이 형제애의 멤버들은 기적, 사후의 생 그리고 심령현상들에 대한 이해의 열쇠를 보존하여왔다. 그리고 더구나 이들 입문자들이 초자연적인 힘을 가지고 있다는 것을 가르쳤다.

신지학은 우주는 절대로부터 바깥으로의 반영이라고 믿는, 방사론적 우주론을 장려한다. 신지학은 인간이 지각하는 세계는 환각 또는 마야(maya)라는 아이디어를 제시하는데, 이 아이디어들은 아시아 종교들로부터 가져온 것이다. 이에 따라서, 블라바츠키는 이 환각의 세계에 대한 지각에 의해 제한된 삶은 무지한 것이고 착각이라고 가르쳤다.

신지학의 가르침에 따르면, 각 태양계는, 각각 행성들 중의 하나를 감독하는 행성의 정신들과 함께, "로고스(Logos)" 또는 "태양신(Solar Deity)"의 방사이다. 블라바츠키에 의하면, 우주에 있는 모든 태양계는 "Logos" 또는 "Solar Deity"라고 불리는 것의 표현이다. 이 태양신의 아래 순위에는 일곱 대리인들 또는 행성의 정신들이 있는데, 이들 각각 천상의 존재들은 특정한 행성에서 진화를 통제하고 있다. 비밀교의에서 블라바츠키는 각 행성은, "행성계(Planetary Chains)"로 알려져 있는, 일곱 개의 구조로 되어 있는데, 이들은 하나의 물리적 본체뿐만 아니라 두 개의 천상세계의 본체(astral bodies), 두 개의 정신적 본체(mental bodies), 그리고 두 개의 영적인 본체(spiritual bodies)로 구성되어 있고, 이 모두가 같은 공간에서 겹쳐 있다고 말했다. 블라바츠키에 의하면, 진화는 하강하는 그리고 상승하는 호에서 일어난다. 첫 번째 물리적 구체로부터 첫 번째 정신적 구체로, 다음에 첫 번째 영적세계의 구체로부터 첫 번째 물리적 구체로 그리고 다음에 거기서부터. 그녀는 "진화에는 무기물에서부터 식물, 동물, 인간 그리고 다음에 초인간 또는 정신적 인간으로 가는, 다른 수준들이 있다"고 말했다. 진화의 다른 수준들은 각 행성에서 연속되는 순서로 일어 난다. 이렇게 하여 무기물의 진화가 첫 번째 행성에서 끝나면, 식물의 진화로 진행하고, 다음에 무기물의 진화는 두 번째 행성에서 일어난다.

신지학에서는 인간의 진화가 이런 행성의 진화 그리고 더 넓은 코스모스의 진화와 연관되어 있다고 가르친다. 비밀교의에서 블라바츠키는 각각이 일곱 아-인종(Sub-Races)으로 나누어지는, 일곱 "뿌리 인종(Root Races)"의 아이디어를 주장하였다. 블라바츠키의 우주생성론에서 첫 번째 뿌리 인종은 순수한 정신으로부터 창조되었다. 그리고 "불멸의 신성한 땅(Imperishable)"으로 알려진 대륙에서 살았다. 극북에 사는 사람들(Hyperboreans)로 알려진 두 번째 뿌리 인종 또한 순수한 정신으로부터 형성되었고, 당시에는 온화한 기후였던, 북극 근처에서 살았다. 블라바츠키가 오늘날 오스트레일리아와 라파 누이(Rapa Nui)에 생존해있다고 주장하는 세 번째 인종은 레무리아(Lemuria) 대륙에 살았다. 블라바츠키는 레무리아인이 지구의 네 번째 라운드 동안에, 인간의 물리적 신체를 발달시키기 시작하고 성을 분리시키면서, 보다 높은 존재가 행성에 내려왔다고 말했다. 이 시점에 아틀란티스 대륙에 사는 네 번째 뿌리 인종이 나타났다. 이들은 물리적 신체를 가졌고 또한 심령의 힘(psychic powers)과 진전된 기술을 가지고 있었다. 그녀는 일부 아틀란티스인들은 거인들이었고, 그리고 영국 남부의 고대의 기념물들을 세웠으며, 이들은 "여성-동물들(she-animals)"과 짝을 맺어 고릴라와 침팬지 같은 동물을 만들었다고 주장했다. 아틀란티스인들은 타락했고 그리고 그들의 힘과 지식을 남용하였다. 그래서 아틀란티스는 바다 속으로 가라앉았고, 다양한 아틀란티스인들이 탈출하였고, 이집트와 아메리카에 새로운 사회를 만들었다.

다섯 번째 뿌리 인종은 아리안 족이었고, 그녀가 저술을 할 당시 그리고 현재 전 세계에서 거주하고 있다. 그녀는 다섯 번째 인종이, 대승불교(Mahayana Buddhist) 신화의 인물인 미륵(Maitreya)의 도래로 예고될, 여섯 번째 인종으로 대체될 것이라고 믿었다. 그녀는 나아가 인류는 결국에는 마지막 일곱 번째 인종으로 발달될 것이라고 믿었다. 여기서 그녀는, 인류는 자신의 진화의 사이클의 끝에 도달할 것이고 그리고 생명은 지구에서 철수할 것이라고 말했다.

블라바츠키는, 불교에서 빌려온 인물인, 주 미륵(Lord Maitreya)은 메시아의 형상으로 지구로 돌아올 것이라고 가르쳤다. 미륵은 이전에도 힌두교의 인물인 크리슈나(Krishna)로서 지구에 화신으로 있었다고 말했다. 그들은 또한 그가 예수가 세례를 받을 때 나사렛 예수에게 들어왔다고 말했다.

신지학에 따르면, 인간의 삶의 목적은 영혼의 정신적인 해방이다. 인간 개개인은 "자아(Ego)" 또는 "모나드(Monad)"로서 묘사되고 그리고 태양신(Solar Deity)으로부터 방사되었고 결국에는 다시 돌아갈 것으로 믿어지고 있다.

블라바츠키는 환생과 사후의 삶에 대하여 다양한 언급을 하였다. 비밀교의에서, 그녀는 정신은 불멸이고 그리고 지구에서 새로운 인간의 영혼과 신체로 반복하여 윤회한다고 말했다. 신지학의 가르침에 따르면 인간의 정신은 언제나 인간의 신체에 다시 태어날 것이다. 그리고 다른 어떤 생명의 형태로는 태어나지 않을 것이다.

신지학은 카르마의 존재를, 한 삶에서의 개인의 행위가 그의 다음 생의 상황에 영향을 주는 것을 확실하게 하는, 윤회의 사이클을 조절하는 시스템으로서 지지한다. 이 믿음은 그래서 왜 이 세계에 빈곤과 고통이 있는지에 대한 설명을, 누군가가 이전의 생에서 저지른 악행에 대한 처벌로서 고통을 당하는 불행에 기인한다는 것에서 찾는다. 블라바츠키의 말로는 카르마와 윤회는 "불가분으로 얽혀있다."

신지학 협회가 생긴 때부터 미국의 사회적 상황은 대격변의 시기 중의 하나였다. 그리고 종교적 상황은 정통 기독교에 도전이 있는 시기 중의 하나였다. 영성주의에서 표면화된 힘들은 반교권주의(anticlericalism), 반제도주의(anti-institutionalism), 절충주의(eclecticism), 사회적 자유주의(social liberalism), 그리고 진전과 개인적인 노력에의 믿음 들을 포함하였다. 1870년대까지의 근래의 과학의 발전은 과학과 종교의 조화에 대한 관심을 새롭게 했다. 또한 아시아의 종교적 아이디어들이 원대한 종교적 합성으로 통합될 수 있을 것이라는 희망을 가지고 있었다.

06.
결정론적 운명관과 자유의지

영적 전통은, 우주는 의식에 의해서 만들어졌고, 의식(신)에 의해서 창조되었으며, 의식의 목적을 위한 창의적 역할을 위해 의식에 의해서 설계되었다고 생각한다. 현대과학은 이와는 상반되게 주장한다. 대부분의 과학자는 우주가 137억 여년 전에 거대한 변동으로 인한 무작위적인 혼돈으로부터 창조되었고 그 이후 유지되고 있다는 관점을 단호하게 믿고 있다. 엔트로피는 시스템의 무질서의 양인데, 물리학의 엔트로피 법칙에 의하면, 엔트로피는 항상 증가되거나 기껏해야 그대로 유지된다. 우주는 다른 물리적 시스템과 마찬가지로, 엔트로피 법칙을 따라야만 한다. 그래서 우주는 무질서가 계속 증가하는 상태로 창조되었는데, 상대적으로 질서 있는 상태로 유지되고 있다고 말할 수 있다.

19세기 중엽에 과학자들은 지질학적 그리고 화석 기록으로부터 생명이 진화한다는 좋은 증거들을 가지게 되었다. 찰스 다윈은, 그 이후 생물학을 인도한 설득력 있는 이론을 가지고 생명의 진화적 관점을 이야기하였다. 다윈은 생물학적 변화는 두 단계의 과정에서 나온다고 하였다. 하나는 자손에 변이를 만드는, 생명체의 유전되는 물질에서의 돌연변이를 만드는 기전이고, 다른 하나는 자연은 이 변이중에서 선택을 하는데, 오직 적자(適者)만이 생존한다. 장구한 시간이 지나면, 약간의 생존이득 밖에 없었던 변이가 기존의 항상성을 넘어 승리할 것이다. 그래서 변화와 진화가 일어난다. 그레고르 멘델(Gregor Mendel)[265]이, 생명체 안에 있는 상속되는 물질에 의해 변이가 생기는, 유전자를 발견했을 때, 멘델의 업적은 다윈 이론을 승리로 이끌었다고 여겨졌다. 이 이론과 몇 가지의 다른 설명들은, 생명은 변이와 선택의 역동적 듀오(duo)를 통해서 진화하고 생명의 배경에는 설계나 목적 같은 것은 없다는, 신-다윈이론이라고 부르는 도그마를 만들었다.

그러나 지난 수십 년 동안에 이 두 관점은 상당한 의심을 받아왔다. 목적도 없고 의미도 없는 우주관은, 우주는 진화하는 지각 있는 존재를 위한 목적으로 창조되었다는 개념인, 인본원리를 발견한 과학자들에 의해 도전을 받아왔다. 우주가 건설되는 과정에서, 생명의 진화가 요구하는 확장된 시간의 스케일을 제공

---

265 오스트리아의 성직자, 박물학자. 수도원의 정원에서 완두의 교배실험을 하던 중 1865년에 유전의 모든 법칙을 명확하게 밝혔다. 논문으로 '식물잡종에 대한 실험'이 있다.

하는 충분히 장구한 시간 동안의 팽창을 유지하는 우주의 특수한 기하학 같은, 상수들의 미세한 조정 등의 많은 우연의 일치들은, 우주가 어쩌면, 결국은 관찰자, 예를 들면 우리 인류를 진화시키는 의미 있는 운명을, 우주적 목적을 가진다는 것을 시사하고 있다.

신학자들 역시 그들의 이론의 약점을 지적함으로써 신-다윈주의의 맹공격에 대항해서 싸워왔다. 실제로 다윈이론은 여러 측면에서 약점이 있다. 한 가지로는 이 이론은 거대 수준에서 일어나는 선택을 말하면서 미소 수준(유전 물질, 유전형)에서 일어나는 변이(특성, 표현형)를 제시한다는 것이다. 보통 미소 수준과 거대 수준 간에는 직접적인 연결이 없다. 가장 문제인 것은, 생존에 유용한 새로운 거대 수준의 특성을 만들기 위해서는 미소 수준에서의 엄청나게 많은 협동적인 변화와 많은 유전적 돌연변이의 조화와 순서를 필요로 한다는 것이다. 어떻게 그런 거대한 변화가 한 번에 나타날 수 있는지 상상하기 힘든 일이다. 또한, 그들이 어떻게 점진적으로 진행될 수 있는지를 생각하기도 힘들다. 개별적인 유전적 변화는 보통 생존가치가 없어서 선택받기가 힘들기 때문이다. 예를 들면 눈의 진화를 생각해보자. 여기에는 유전자 돌연변이가 수백 번 아마도 수천 번, 그것도 시간에 맞추어 순차적으로 일어나야 할 것이다. 한 번에 일어나는 눈 하나의 수천 분의 1의 변화가 무슨 소용이 있겠는가?

엔트로피 법칙은 모든 사물은 질서에서 무질서로 진행해야 한다고 말한다. 이 법칙은 시간의 화살을 정의해준다. 오늘의 엔트로피는 어제보다 증가되어 있는 것을 보고, 당신은 어제가 과거이고 그 때부터 시간이 흘렀다고 말할 수 있다. 그러나 생물학적 진화는 질서가 적은 곳으로부터 더 질서가 있는 곳으로, 단순한 것으로부터 복잡한 것으로, 반대 방향으로 진행한다. 이 역시 시간의 화살을 정의해주는데, 과거의 생명은 오늘날의 생명보다 더 단순한 것을 보고, 우리는 과거를 구분할 수 있다. 그러나 신-다윈주의에서는 이런 생물학적 시간의 화살을 설명하지 않는다. 돌연변이는 임의적이고 방향이 없다. 다윈 이론에서의 선택도 또한 복합성을 위한 명백한 방향적 선호가 없다.

그리고 마지막으로, 신-다윈주의가 말하는, 설계에 의한 창조의 신학적 주장에 대항하는 생물학적 증례의 귀중한 증거인 화석 자료에는 빈 간격이 있다. 여기에는 한 종에서 다른 종으로 연속적으로 진화하는 명백한 증거가 없는 것이다.

비판과 결점에도 불구하고 신-다윈주의는 많은 성공을 이루었다. 진화의 전체는 아니지만 분명히 상당부분을 증거를 가지고 설명을 하고 있고, 유전적 변이와 자연 선택이 일어난다는 것에도 충분한 증거들이 있다. 목적성과 설계에 대한 거부는 진화론자들의 신뢰도에 문제를 가져다준다. 그리고 어떻게 종이 생기는지를 설명하지 못하는 신-다윈주의는 상대편들에게 공격의 빌미를 제공한다.

창조론자-진화론자 사이의 적대감은 어떻게 해결할 수 있는가? 우리는 전쟁의 영역을 서양 문명에서 세계 문명으로 전환할 필요가 있다. 동양의 종교는 6천 년 전에 신이 생명을 창조했다고 믿지 않는다. 대신 그들은 목적성을 믿고 있다. 그들은 진화는 의식의 창의적 역할에서 나왔음에 틀림없다고 믿는다. 힌두 사상에서는 신이, 물고기로서 그리고 양서류, 포유류 다음에 동물과 인간의 중간 형태로, 그리고 다음에는 인간으로, 진화의 순서에 맞게 동물의 왕국에 화신으로 왔었다는 것을 믿는다. 분명히 그들은 진화의 타당성을 인지하고 있었다.

과학도 또한 고전적 뉴턴의 신념에 뿌리박은 우주론으로부터 양자물리학에 기반을 둔 물리학으로 전환해야만 한다. 양자적 우주론에서는, 우주는 양자 가능성으로 창조되었고 그리고 이 가능성을 실재로 변환하기 위해서는 의식이 필요하다. 자기참조적 양자측정이 있기 전까지는 구현된 우주는 없다.

의식 내에서의 과학으로서의 양자적 우주론의 질문은 이것이다. 언제 첫 번째 자기참조적 양자측정이 일어났는가? 여기서 우리는, 첫 번째 자기참조적 양자측정은 우리 인간 존재와 함께 일어났다는, 기독교 신학자와 같은 입장을 즉 아주 의인화된 입장을 취할 수 있다. 그러나 이는, 식물과 동물의 자기참조적 의식을 부정하는 것이다. 동물에게도 초보적일지라도 자신이 있는 것이다. 아주 작은 박테리아조차도 자신과 환경 사이를 구분한다. 박테리아조차도 자기참조적이므로, 전 우주를 가능태에서 실재로 가져올 능력이 있는 것이다. 여기서 중요한 아이디어는, 생명이란 것은 우리가 작은 박테리아와 공유하고 있는 것이라는 사실이다. 인본원리를 의인화할 필요는 없다. 우주는 가능성에서 진화하고 지각을 가능하게 만든다. 다양한 물리 상수와 공간

기하학으로 된 다양한 우주의 양자 가능성 중에서도, 붕괴된 하나가 지각이 생겨난 바로 그 하나이다. 다음에 양자측정이 일어났고, 한 존재가 자신을 환경과 분리된 것으로 보았다. 자기참조적 양자측정을 통해서 서로간의 상호참조에 의해서 생물과 무생물 사이의 구분이 만들어졌다.

우주와 생명은 신에 의해서 창조되었는가? 만일 당신이 신을 여기서 의식이라고 부르는 창의적 원리라고 생각한다면, 맞는 말이다. 첫 번째 자기참조적 양자측정은 창조의 거대한 양자도약이다. 신의 창조는 거기에서 끝나지 않는다. 생명은 창의성을 통해서 진화하고, 점점 더 복합적으로 발달한다. 창조론자는 옳은가? 틀림없이 그렇다. 신이 모든 생명을 창조하였다. 그러나 창조자인 신은 인격적인 신이라기보다는 의식의 무한한 창의적 원리이다. 그리고 이것에는 며칠이 아니라 130억 년 이상이 걸렸고, 이어서 수많은 개별적인 창의적 행위들이 이루어져 왔고 지금도 여전히 창조가 이루어지고 있다.

신-다윈주의 진화론은 진화의 목적성을 부정하고, 모든 진화는 우연한 돌연변이와 자연선택이 관여하는 점진적인 과정으로서 설명될 수 있다고 주장한다. 생물학자 에른스트 메이(Ernst May)[266]는 "모든 진화는 자연선택에 의해 안내된 작은 유전적 변화의 축적에 의한 것이다"라고 말했다.

---

[266] 독일 출신의 미국 생물학자, 분류학자, 생물철학자. 종은 형태적으로 유사한 그룹이 아니라 자신들만의 사이에서 번식할 수 있는 그룹이라고 다윈의 정의와는 다른 관점을 발표하였다.

어떻게, 오래된 종에서 새로운 종이 분리되거나 또는 가지쳐 나오는 종형성이 신-다윈주의의 상정인 점진적 진화 하에서 일어날까? 앞에서 언급한대로, 단일의 돌연변이는 거의 모두가 유익하지 않고 생존가치가 낮다. 거대 수준에서의 특질(표현형)의 의미 있는 변화를 만들기 위해서는 미소 수준에서 수많은 순차적인 유전자 돌연변이가 필요하다. 어떻게, 오래되고 안정된 종과의 경쟁에 직면해서, 많은 수의 임의적인 돌연변이들이 안정될 수 있는가?

동소체의 종형성(allotropic speciation)으로 알려진 아이디어에 따르면, 원래의 집단의 작은 소그룹이 지리학적으로 격리되면, 지질학적 장벽이 이 두 그룹간의 더 이상의 상호교배를 막아서, 소그룹의 가용한 유전자 풀(pool)은 심하게 제한된다. 이 두 그룹에서의 다른 환경에 의한 점진적인 무작위의 유전자 변이와 자연선택은 두 그룹이 다시 합치더라도 더 이상은 상호교배가 되지 않을 정도로 충분한 유전적 차이를 만든다. 지리학적 격리, 소그룹의 비교적 작은 유전자 풀 그리고 환경적 선택 등이 함께 두 종을 효과적으로 분리한다.

종 내에서의 점진주의를 통한 진화에 대한 많은 화석 증거가 있는 반면에, 한 종에서 다른 종으로 점진적으로 진화하는 믿을 만한 화석 기록은 없다. 예를 들면 물고기 특질에서 점차적으로 양서류로 대체되는 존재를 보여주는 일련의 점진적인 화석 기록은 찾을 수 없다. 대신에, 화석 기록은 종 형성에 있어서 종들 사이에서 명백하고 커다란 간격을 보여주고 있다.

그래서 최근에는 대안적인 관점이 두각을 나타내고 있다. 생물학자 조지 게일로드 심슨(G. Gaylord Simpson)[267]은, 어째서 정상적인 점진적 진화의 시기를 묘사하는 다른 화석 증거들은 있는데, 생물체의 많은 그룹의 기원에 대한 화석기록은 비어 있거나 없는지를 설명하기 위해 양자적 진화(quantum evolution), 즉 양자 도약이라는 용어를 만들었다. 같은 맥락으로, 그룹 사이에서의 진화의 나무에서 악명 높은 "잃어버린 고리(missing links)"도 양자적 진화에 의해 설명될 수 있다.

닐스 엘드리지(Niles Eldredge) 그리고 스티븐 굴드(Steven J. Gould)같은 일부 고생물학자들은, 화석 기록들은 명백하게 긴 기간 동안의 종의 정체의 시기와 그리고 다음에는 새로운 종의 갑작스런 출현을 보여준다고 대담한 주장을 하였다. 그래서 진화는 점진적이고 연속적인 과정이 아니라 새로운 종이 분기하는 지점에서 빠른 변화에 의해 단속된다는, 단속평형이론(punctuated equilibrium)[268]이라는 아이디어가 나오게 된다(엘드리지와 굴드 1972).

생물학자 베르네 그랜트(Verne Grant)[269]는 양자적 종형성

---

267 미국의 고생물학자. 척추동물 화석의 연구로 많은 업적을 남겼으며, 현대의 대표적 진화학자. 생물학의 여러 분야에서의 성과와 기본이념을 종합하는 진화연구를 제창, 종합학설의 기초를 세웠다.

268 계통점진이론을 반박하여, 굴드와 엘드리지가 주장한 이론. 종의 진화 양상은 대부분의 기간 동안 큰 변화 없는 안정기와 비교적 짧은 시간에 급속한 종 분화가 이루어지는 분화기로 나뉜다.

269 미국 텍사스 대학 식물학 교수. 저서 "The Origins of Adaptations(1963)"는 유전적 부동, 종형성, 자연선택과 집단유전을 현대적 종합(modern synthesis)의 주제로 논의하

(quantum speciation)이라는 용어를 제안했고, 보다 일반적인 용어인 양자적 진화는 종형성을 포함한 빠른 대진화(macro evolution)의 전체 스펙트럼을 위한 것이다.

요약하면, 단속평형이론은 생물학적 진화의 시간 스케일에는 두 가지의 다른 템포가 있다는 것을 시사해준다. 한 템포는 긴 시간 스케일 동안 적응적인 진화적 변화를 수용하는 연속적이고 점진적인 것으로, 우리가 화석에서 발견하듯이 아마 수 백 만년이 걸린다. 다른 템포는 구두점과 같이 그리고 양자도약과 같이 빠르고 돌발적인 것이다. 여기에다가 의식이 빠른 템포를 통해서, 진화의 창의적 모드를 반영하는, 계속 증가하는 복합성으로 안내한다는 것을 추가할 수 있다. 양자도약 사이의 느린 진화는, 진화적 변화의 조건화된 모드를 반영하는, 신-다윈주의식이 된다.

생물학적 진화에는 창의성이 있고, 종형성에는 문자 그대로 창의적 양자도약이라고 할 수 있다(고스와미 1977). 화석의 갭은 진정한 비연속성을 가리킨다. 다른 창의적 행위들에서와 같이, 비연속성은 창의성을 지지하는 중요한 상황적 증거이다.

그러면 인간을 비롯한 생명체의 운명(fate, destiny) 또는 숙명(kismet)은 무엇에 관한 것이고, 이것은 창의성 또는 양자도약과 어떤 관련이 있는가? 이들이 우리의 삶을 결정하는 데에 어떤 역할을 하는가? 당신이 운명(fate)이라고 부르는 것은 당신 자

고 있다.

신이 무의식적으로 만들은 삶의 상황일 뿐이다. 당신의 운명(destiny)은 당신이 인식하지 못하고 만든 것이다. 만일 당신이 완전히 의식적이 된다면, 당신의 운명(destiny)은 스스로 의식적으로 만드는 것이 된다. 당신이 무의식적인 상태로 유지하면, 당신은 자신의 현재의 곤궁한 상태를 묘사하는 데에 운명(fate), 섭리(providence) 같은 단어들에 의지하게 된다.

우리가 수행하는 모든 행위에는 결과가 있다. 결과가 결실을 오늘 또는 내일 또는 십년 후에 맺을 수도 있다. 중요한 것은 이 행위는 언제나 한 가지 방식으로 또는 다른 식으로 반드시 결실을 맺는다는 것이다. 이렇게 당신이 무의식적으로 수년 전에 행한 행위들이 오늘 결과를 볼 수도 있다. 당신은 그것을 운명(fate)이라고 부를 수도 있고, 이를 그저 당신의 카르마, 당신의 책임이라고 부를 수도 있다.

당신이 지금 고혈압이나 우울증으로 진단받는다면, 당신은, 자신이 불운하다고 생각할 수도 있다. 그러나 대부분의 사람들이 인식하지 못하는 것은 자신들이 수년 이상 일상적으로 삶을 화나는 상태, 스트레스 상태로 지냈다는 것이다. 이렇게 수년을 지낸 후에, 많은 사람들의 혈압이 올라가는 것이 이상한 일인가? 오랫동안 오염된 지구에서 생활 스타일의 변화를 거부한 오늘날 이렇게 많은 다른 질환들이 만연하는 것이 이상한 일이 아니다. 사람들이 자신들만을 위한 삶을 만들고 있고, 사회는 자기-파괴적인 행위를 하고 있으면서, 우리가 신과 운명(destiny)에 책임을 전가하는 것은 합당한 일이 아니다. 우리 자신이 집단적으로 여기에 책임이 있는 것이다.

운명(fate)은 당신의 무의식적 창작이기 때문에, 당신의 삶의 모든 측면을 의식하고 있는 것이 중요하다. 만일 우리 자신이 우리의 삶의 과정을 결정한다면, 우리가 가끔 조언을 구하기도 하는 점성술은 어떤 것인가? 간혹 사람들의 미래에 대해 놀랄 만큼 정확한 예측을 하는 주위의 점치는 사람들 그리고 무속인들은 어떻게 되는 것인가? 아주 많은 사람들이 이것들에 의해서 살아가는 탄생천궁도(natal chart)의 의미는 무엇인가? 우리나라에서도 일반적으로 흥미를 가지고 일상에서 접할 수 있는 타로카드 점은 무엇인가? 만일 점치는 직업이 그렇게 오랜 세기 동안 유지되어 왔다면, 분명히 거기에도 뭔가 진실이 있는 것이 아닌가?

점성술과 역술 같은 것들은 단순히 개인의 삶의 특정한 가능성을 구성하는 방식이다. 당신의 카르마의 궤적을 볼 수 있는 사람은, "주어진 당신의 자연스러운 경향에서, 이러한 것이 당신의 삶이 가질 방향이다"라고 말할 수 있다. 이것 자체가 심원한 의미는 없다. 점성술과 사주를 이용한 예측 같은 것들은 당신의 삶에서, 당신의 경향과 전해 받은 특질을 고려한, 단지 가능한 미래의 로드맵일 뿐이다.

선원이 항해할 때 바람 부는 대로 갈 수밖에 없었던 수천 년 전에는, 동쪽으로 가려고 하면 바람이 동쪽으로 불 때까지 기다려야만 했다. 항해 도중에 바람의 방향이 바뀌면 어쩔 수 없이 그에 따라야만 했다. 바람이 당신의 운명(destiny)를 결정하였다. 이제 더 이상은 그렇지 않다. 오늘날 우리는 과학의 발달로 바람의 방향과 관계없이 원하는 대로 어디든지 갈 수 있다. 우리는 우리 자신의 삶을 추진한다. 우리는 바람이 우리를 이쪽으로 그리고 저쪽으로 밀어내는 것을 허용하지 않는다. 이와 마찬가지로 삶의 과정에서 만일 당신이 자신의 결정을 그리고 미래를 스스로 의식적으로 추진을 한다면, 우리는 당신이 정신적인 경로에 있다고 말할 수 있다. 그러나 만일 당신이 무의식적으로 당신의 축적된 경향, 당신의 습관, 당신의 편견에 의해서 다루어진다면, 당신은 별자리와 사주 그리고 운명론의 수중에 있는 것이다.

정신적 수행에서는 언제나 자신의 운명(destiny)은 자신의 손에 달려 있는 것이다. 만일 당신이 비행기를 타고 싶다면, 당신은, 바람이 어느 쪽에서 부는지, 당신이 가는 길에 비구름이 오는지, 저기압 지역이 있는지 등등의 기후를 살펴볼 수 있다. 전통적으로 사람들은 같은 이유로 점성술을 찾을 수 있다. 그러나 목적은, 자신의 물려받은 성향과 훈습(vasana)에 의해 좌우되는 것을 허용하는 것이 아니라, 자신의 운명을 스스로 만들 수 있어야 하는 것이다. 이것이 정신적인 경로에 있다는 것을 의미하는 것이다. 이것은 당신이 지금 바로 삶의 과정과 죽음이 운명의 수중에 있지 않고, 즉 점성술, 사주에 의하지 않고, 당신의 손에 있다는 것을 기꺼이 받아들인다는 것을 의미한다.

만일 당신이 정신적인 경로에 있다면, 진정한 점성술사는 절대 당신을 위해 예측할 수는 없을 것이다. 정신적이 된다는 것은 당신이 자유의지로 당신 자신의 운명(destiny) 기록에 전념하고 또 필요할 때는 스스로 선택한다는 것을 의미한다.

만일 카르마를 결정하는 것이 의지라면 그 의지는 어디서 나오는가? 이것은 개별성의 개념과 함께하는 정체성에서 온 것이다. 그러면 이 정체성은 어디에서 오는 것인가? 기억으로부터이다. 당신은, 자신의 기억이 이것이 당신이라고 말해주기 때문에, 자신이 개별적이라고 믿는다. 그러므로 실제로는 카르마를 기억으로 묘사하는 것이 보다 정확하고 유용할 것이다.

생각해 보자. 당신이 자신이라고 생각하는 모든 것은 기억의 결과이다. 당신이 "나"라고 부르는 것은 모든 의미에서 당신의 과거의 산물이다. 당신이 무엇을 보고, 듣고, 냄새 맡고, 맛 보고 그리고 접촉한 이들 다섯 감각기관을 통하여 당신과 접촉해온 모든 것은 당신의 개성에 영향을 주는 당신의 기억에 있다. 당신이 깨어 있을 때 그리고 잠잘 때 모아놓은 기억의 모든 조각이 이 저장소에 있다.

당신이 이것을 의식하건 안 하건 간에, 당신 신체의 모든 세포는 삶의 매 순간에 이 기억에서 회상해 내고 행동한다. 삶은 당신에게 매 순간마다 카르마에 관해 말하고 있다. 카르마는 큰 진동이고 소음이다. 당신이 이것을 들을 수 없으면, 바로 지금 당신은 밖의 세계만 듣는 것이 익숙해져 있기 때문에, 이것은 그저 소음이 될 뿐이다. 그러나 일단 당신이 자신의 내부를 듣는 것을 배우면, 당신은 카르마의 진동을 크고 분명하게 듣고 이해한다. 상당히 큰 진동이어서 이를 놓칠 수는 없다.

당신의 신체는 시간이 지나면서 당신이 소화시킨 음식의 덩어리가 된다. 당신의 마음은 시간이 지나면서 당신이 흡수하고 처리했던 인상들과 아이디어들의 덩어리가 된다. 이 둘은 모두 과거의 창작이고, 기억의 창작이다. 그래서 당신이 자신의 신체 또는 마음 어느 것에 동일시하든지 간에, 당신이 개성이라고 부르는 것은 단지 기억의 축적인 것이다. 당신이 자신이라고 생각하는 모든 것의 본질은 카르마다.

　당신은 오래전에 일어났던 일을 의식적으로는 기억하지 못할 수도 있으나, 이 기억은 당신에게 작용하고 있다. 이천 년 전에 일어났었던 일도 아직 당신의 신체에 각인되어 있다. 이천만 년 전에 일어났었던 일도 당신의 신체에 암호화되어 있다. 이 행성에서 일어났었던 모든 것이 아직 당신의 신체에 의해서 기억되고 있다. 당신의 신체는 바로 이 행성의 부분이기 때문이다.

　창조의 바로 시작부터의 기억이 바로 여기에 있는 것이다. 당신의 마음은 단세포 존재로서의 삶을 잊고 있을 수도 있다. 그러나 당신의 신체는 아직도 기억하고 있다. 당신의 마음은 증조모를 잊어버렸을 수도 있지만 증조모의 얼굴은 당신의 얼굴에 자리 잡고 있다. 당신은 이것은 유전학에 의한 것이라고 일축할 수도 있다. 그러나 우리가 앞에서 본 바와 같이 유전은 필수적으로 기억의 한 유형이다. 사람들은 기억은 오직 마음에 있는 것이라고 생각한다. 그러나 그렇지 않다. 신체가 가지고 있는 기억의 용량은 당신의 마음이 가질 수 있는 용량보다 십억 배는 더 크다.

　당신 주위의 바위, 나무 그리고 다양한 물체는 바로 지금도 다양한 진동을 보내고 있다. 모든 조약돌, 모든 나무가 무언가를 말하고 있다. 문제는 오직 대부분의 사람이 이를 들을 정도로 충분히 예민하지 않거나 또는 이들의 언어를 해독할 정도의 충분한 주의 또는 감지능력을 가지고 있지 않다는 것뿐이다.

이제 만일 당신 안에 있는 모든 수중의 기억이 즉시 사라진다면, 당신의 개성은 전부 없어질 것이다. 사람들의 개성 사이의 차이는 전적으로 신체적, 에너지의 그리고 정신적 기억 때문에 있는 것이다. 이 기억들이 행동을 취하면, 당신은 자신의 과거 카르마의 강압에 따라서 작동하는 자동장치가 되는 것이다. 독립적으로 식별하는 마음을 사용하는 당신의 능력은 점차로 감소되고 그리고 자유롭게 선택하는 당신의 능력은 점차 저하되어 당신은 운명에 카르마에 이끌려 사주나 점성술 같은 점괘에서 말해주는 대로 살다가 죽게 된다.

자유의지란 자신의 행동과 의사 결정을 외부적인 요소들에 의하지 않고 그리고 자신의 카르마인 물리적, 에너지적 그리고 정신적 신체의 기억에 그대로 따르지 않고 스스로 조절하고 통제할 수 있는 능력이다.

신경생리학자 벤자민 리벳(Benjamin Libet)[270](1985)의 실험에서, 뇌와 뇌파기를 연결한 실험에서 피험자에게 자유의지로 손을 들게 했을 때, 뇌파기를 보고 있는 다른 사람이 피험자가 손을 드는 것을 "자유롭게 행하려는" 것을 뇌파의 P300파가 나타나는

---

[270] 미국의 신경생리학자. 인간 의식에 대해 선구적인 연구를 하였고, 특히 자유의지에 관한 업적이 많다. 'conscious mental field' 이론으로 물리적 뇌에서 나오는 정신현상을 설명하고자 하였다.

것을 보고 미리 예견할 수 있었다. 예측된다면 그것이 무슨 자유의지이겠는가? 라고 말하고 있다. 연구자들은 이 실험의 결과를 보고 뇌 반응은 인간의 의지에 앞서며, 버튼을 누르는 행동은 인간의 의식적인 선택이 아니라 뇌의 행동이라고 결론 내렸다. 그러나 리벳이 조그마한 자유의지라도 찾아보기 위해 추가 실험을 했다. 리벳은 피험자에게 자신의 팔을 들려는 의도를 인식하자마자 팔을 올리는 것을 중지하라고 하였다. 그는 생각과 행동의 두 사건 사이에 200msec의 시간 차가 있다는 것을 확인할 수 있었다. 그는 아직도 P300파로부터 팔을 올리는 것을 예측할 수 있었지만, 리벳의 피험자들은 더 자주 이 예측에 저항해서 그들의 팔을 올리지 않을 수 있었는데, 이는 그들의 팔을 올리는 조건화에 대해서 "아니"라고 말하는 자유의지를 가지고 있음을 보여주는 것이다. 피험자가 손을 들려는 것을 P300파에 의해서 미리 예견할 수 있다는 것은 그 사람의 행위가 과거의 기억, 훈습 그리고 카르마에 의해서 정해지고 있는 것이라고 말할 수 있다. 그리고 또한 자신의 세 가지 신체의 과거 기억으로부터 즉 카르마로부터 자유로운 사람은 이런 뇌파의 실험에서도 예측되지 않고 손을 드는 행동을 할 수 있다.

인간은 이러한 자유의지를 지닌 존재이며 자신의 선택을 스스로 결정할 수 있다. 자유의지는 종교, 윤리, 법뿐만 아니라 과학 분야에서 서로 다른 함의를 띤다. 먼저 종교적 시각에서 보면, 인간이 자유의지를 가진다는 것은 전지전능한 신과 공존할 수 있는 존재로서의 인간을 인정하는 것이며 이는 종교에 따라서는 신에 대한 모욕으로 이어질 수도 있다. 한편, 윤리 분야에서 인간의 자유의지는 자신의 행동에 도덕적인 책임을 질 수 있다는 점에서 중요하다. 법의 영역에서는 자유의지가 개인의 잘못에 대한 책임을 묻고, 책임을 다한 후에 사회로 복귀하는 과정에서 매우 중요한 요소가 된다(예: 심신 미약이나 심신 상실과 같이 심신 장애가 있다고 판단될 때 형량이 감형된다). 과학자들 사이에서도 자유의지에 대한 논쟁이 계속되고 있는데, 자유의지가 인간 행동에 영향을 미칠 수 있고 나아가 인간 행동을 예측할 수 있다는 점에서 지속적인 관심의 대상이 되고 있다.

2008년, 독일 베를린의 신경과학자 존-딜런 헤인즈(John-Dylan Haynes)[271]는 기능성 자기공명영상(fMRI, functional Magnetic Resonance Imaging)을 활용하여 14명의 실험 참여자를 대상으로 리벳과 유사한 실험을 진행했다. 그 결과 왼쪽 또는 오른쪽 버튼을 누르기 무려 10초 전에 의사 결정과 관련된 전전두엽(prefrontal)과 두정엽(parietal) 피질이 활성화되는 것을 관찰했다. 심지어 이러한 뇌 활성화를 통해 실험 참여자가 왼쪽 버튼을 누를지 또는 오른쪽 버튼을 누를지를 약 60% 확률로 예측할 수 있다는 것을 보고했다. 이 실험 연구는 연구 방법이 시각적 영상에 의해 결과를 확인할 수 있다는 것 외에는 뇌파에 의한 연구 실험과 비슷한 의미를 가진다.

271 독일 막스 프랑크 뇌연구소 소장. 의식에 대한 과학적 연구, 뇌-컴퓨터 인터페이스에 많은 연구와 논문이 있다.

2011년에는 캘리포니아 대학의 이자크 프라이드(Itzack Fried)[272] 등은 환자들의 뇌에 전극을 직접 이식함으로써 뇌 활성화를 측정했다. 이들의 실험에서도 환자가 버튼을 누르기 약 1초 전에 뇌 활성화가 확인되었고, 어느 버튼을 누를지를 약 80% 확률로 예측할 수 있었다. 이러한 신경과학적 연구자들은 인간의 의식적인 선택이 뇌로부터 통보받는 것에 불과하다는 의견을 제시함으로써 우리의 자유의지는 존재하지 않는다는 것을 지지해주는 것으로 생각하게 할 수 있으나 꼭 그렇지는 않다. 손드는 행동의 시각과 자유의지의 발동의 시각이 꼭 같을 필요는 없는 것이다. 다시 말하면 자유의지의 결정과 손드는 행동 사이에 간격이 있을 수 있고 이 둘의 사이에서 이것이 p300파와 뇌의 특정부분의 활성화로 표현될 수도 있는 것이다.

미국의 사회 심리학자 대니얼 웨그너(Daniel M. Wegner)[273]는 2002년 저서『의식적 의지의 착각(Illusion of Conscious Will)』을 통해 인간의 의식과 의지는 마음과 뇌에 의해 만들어진 환상이나, 이러한 착각이 자신을 이해하고 책임감을 지각하는 데 긍정적으로 작용한다고 주장했다.

실제로 사회 심리학에서 수행되는 다수의 점화 연구는 개인의 의식적인 선택과 무관한 외부적인 단서나 자극이 개인의 행동 변화를 유도한다는 결과들을 보고하고 있다. 바그, 전, 버로스

272　미국 UCLA 대학의 신경외과 교수. 전간 수술을 주로 하며 인지기능, 의식에 관한 연구.
273　미국 하버드대학교 심리학 교수. "의식적 의지의 착각(The Illusion of Conscious Will)", "신과 개와 인간의 마음" 등의 저서가 있다.

(Bargh, Chen, & Burrows, 1996)[274]는 노인과 관련된 단어를 통한 노인에 대한 무의식적인 활성화가 사람의 걸음걸이의 속도를 느리도록 만드는 데 영향을 미칠 수 있다고 보고했다.

노스 등(North, Hargreaves, & McKendrick, 1999)[275]은 와인 매장에서 진행된 현장 실험을 통해 매장에 울려 퍼지는 배경 음악이 소비자의 와인 선택에 미치는 영향을 확인했다. 연구자들은 독일 음악을 틀었을 때는 독일 와인에 대한 소비가 증가하고, 프랑스 음악을 틀었을 때는 프랑스 와인을 구매하는 행동이 증가하는 현상을 보고했다. 이 실험에서 나중에 구매자들에게 실험 목적을 설명하고 매장의 배경 음악이 와인 선택에 영향을 미쳤을 가능성에 대해 물었다. 그러자 대부분의 구매자는 배경 음악이 자신의 선택에 영향을 미쳤을 가능성을 부인하고 오로지 자신의 의식적이고 합리적인 결정으로 구매했다고 대답했다. 웨그너는 이처럼 사람들이 자신의 행동을 의식적인 의지로 한다는 착각이 빈번하게 발생한다면서, 이를 '책임 소재에 대한 감정(emotion of authorship)'이라고 명명했다.

그러나 위의 뇌파기를 이용한 실험, 기능성 자기공명영상 실험, 그리고 사회심리학적 실험의 결과가 우리에게는 자유의지가 없다는 것을 의미한다고 말할 수는 없다. 단지 우리는 생활

---

274 미국 예일대 사회심리학 교수. 인지와 동기의 자동성과 사회적 행동, 자유의지에 대한 연구.
275 영국 레이스터 대학 심리학, 언어병리학 교수로 사회심리학, 소비자 행동 형태 등에 관한 연구.

의 대부분에서 무의식적으로 그리고 우리의 과거 기억에 의한 카르마를 따라 관성적으로 생각하고 행동하며, 즉 결정론적 운명을 따르는 것이다. 그러나 우리가 의식적일 때, 즉 우리가 창의적일 때는 카르마를 벗어나 자유롭게 자유의지를 가지고 생각하고 행동한다고 보는 것이 합리적이다. 다시 말하면 우리는 정신적인 경로를 밟을 때 창의적이 되고 자유의지를 가진다고 말할 수 있다.

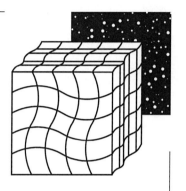

우주의 생성과
인류의 기원

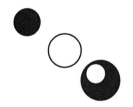

최근에는 물리학자들도 우주의 생성에서 단 한 번의 빅뱅(Big Bang)으로 우주가 창조되어 존재하는 것이 아니라, 우주에는 시작이 없고 끝이 없다는 것을 받아들이고 있다. 신비주의자들은 시간을 알 수 없는 아주 오래전부터 우주는 시작과 끝이 없는 반복이라고 말해왔다. 그들은 창조는 일어난 일이 아니고 일어나고 있는 일이고 앞으로도 지속하여 일어날 일이라고 말한다. 그리고 지금도 진행 중이다. 요기이자 신비주의자인 자가디시 자기 바수데프(Jagadish Jaggi Vasudev)가 『끝없는 우주(Endless Universe)』의 저자 폴 스타인하르트(Paul Steinhardt)와 만났다.

"빅뱅(Big Bang)은 커다란 포효하는 것(Roarer)이라고 표현할 수 있는가?"

저자는 한참 생각하다가, "어차피 진동이니까 그렇게 표현해서 안 될 것은 없다."

"그러면 빅뱅 또는 커다란 포효는 한 번 있었는가? 그 이상인가? 포효는 84번 있었다. 지금은 84번째 포효이고 63번까지는 완전히 지나간 과거로 완전히 소멸되었고, 뒤의 21번은 포효하여 창조한 후에 아직 완전히 소멸되지는 않았다. 각각의 우주에 따라 소멸된 정도가 다르나 소멸되고 있는 중이다. 창조와 소멸은 끊임 없이 지속되는 반복의 사이클이다. 84번이라는 숫자에 대해서 어떻게 생각하는가?"

"한 번 이상이라고는 말할 수 있겠지만 그 이상은 나에게 추측할 근거가 없다."

"그러면 당신의 수학과 기계를 가지고 여기에 접근 할 기회가 있으면 84번이라는 숫자를 기준으로 하여 연구해보라."

"그렇게 할 수 있는 가능성은 없다. 연구의 대상이 너무 멀어 수학과 최첨단 기술로도 접근 범위를 넘어선다. 여러 가지 추측하는 학설이 나올 수는 있지만 증명은 불가능할 것 같다. 그런데 당신은 무엇을 근거로 그렇게 말하는가?"

"나의 시스템이 그렇게 말하고 있다. 진동은 소리이고 우리가 말하는 것도 모두 진동이다. 우리가 서로 이해하는 말을 하면 언어가 되지만, 다른 나라 말을 하면 상대방은 소리 또는 소음으로밖에 들리지 않는다. 동물과 자연이 내는 소리도 마찬가지이다. 경험과 통찰로 그 의미를 아는 사람에게는 동물과 자연이 내는 소리는 언어와 마찬가지이고 이해가 가능하다. 나무를 잘라보면 이 나무가 몇 살이고 몇백 년 전에 어느 정도의 가뭄이 있었고 어느 정도의 홍수가 있었는지를 알 수 있다. 인식의 아주 높은 상태에서는 우리의 다섯 가지 감각으로 지각하지 못하는 많은 것들을 알 수 있다. 고도의 인식으로 우주를 가로지르면 지나온 우주를 인식할 수 있다. 우주의 각각의 창조와 소멸은 기억을 남긴다. 그리고 이 기억은 다음의 창조의 바탕이 된다. 카르마는 개인에게만 적용되는 것이 아니라 우주와 창조에도 적용된다. 지금은 84번째 창조가 진행 중인데 이미 끝나고 사라진 63번의 우주에서의 기억이 남아 있는 것을 알 수 있다. 21번의 창조는 아직 완전히 소멸되지 않았고 각 우주의 정도와 속도대로 소멸되어 가고 있고, 이 역시 우리의 우주에 기억을 남겼고 지금 남기고 있다. 우주에서도 과거는 미래 우주의 바탕이 된다. 영원한 사이클이다."라고 신비주의자는 계속하여 말한다.

01.
우주 생성론과 우주의 구성

우주는 시간과 공간 그리고 항성들과 행성들 그리고 은하계들 그리고 여러 가지 형태들의 물질과 에너지를 모두 포함한다. 빅뱅이론에 의하면, 공간과 시간은 137억여 년 전에 시작되었다. 그리고 우주는 빅뱅 이래 계속해서 팽창하고 있는 중이다. 전체 우주의 크기는 알려지지 않았지만, 현재로서 지름이 930억광년 정도일 것으로 생각된다.

가장 초기의 우주 모델은 고대 그리스 그리고 인도의 철학자들에 의해 발달한 지구 중심적이었다. 수 세기 후 보다 정확한 천문학적 관찰로 니콜라우스 코페르니쿠스(Nicolaus Copernicus)[276]는 태양 중심의 모델을 발달시켰다. 아이작 뉴턴은 행성 운동의

---

[276] 폴란드의 천문학자. 지구중심설(천동설)의 오류를 지적하고 태양중심설(지동설)을 주장하여 근대 자연과학의 획기적인 전환을 가져왔다.

요하네스 케플러의 법칙과 튀코 브라헤(Tycho Brahe)[277]의 관찰뿐만 아니라 코페르니쿠스의 법칙 등을 기반으로 하여 보편적인 중력의 법칙을 발견하였다.

과학적 관찰 및 측정방법의 지속적인 발달로, 태양이 우주에 있는 수천 억 개의 은하계 중의 하나인, 은하수에 있는 수천 억 개의 항성 중의 하나에 지나지 않는다는 것을 알게 되었다. 가장 큰 규모의 은하계들은 균일하게 분포되어있고, 우주는 끝도 없고 중앙도 없다.

빅뱅이론에 의하면 처음의 에너지와 물질은 우주가 팽창하면서 밀도가 약해지고 있다. 팽창의 시기(inflationary epoch)라고 부르는 10^{-32}의 초기의 가속화된 확장 후에, 그리고 네 가지 기본적인 힘들이 분리된 후에, 우주는 처음의 아원자 입자들과 간단한 원자들이 형성되고, 점진적으로 식어가면서 지속적으로 확장하였다. 암흑물질이 중력의 영향하에 필라멘트와 빈 공간의 거품 같은 구조를 형성하면서 점차로 모이게 되었고, 거대한 수소와 헬륨의 구름들이 암흑물질들에 점차로 이끌리면서 첫 번째 은하계와 항성들 그리고 오늘날 우리가 보는 우주가 형성되었다.

은하계의 운동 연구에서, 우주는 항성들과 은하계들, 성운과 항성 간 가스 같이 우리가 관찰할 수 있는 것보다 훨씬 많은 물질을 포함하고 있어야 한다는 것이 확인되었다. 이 보이지 않는

---

277 덴마크의 천문학자. 정밀도 높은 망원경을 발명하여 측정한 방대한 관측자료가 J. 케플러에게 넘겨져 행성운동의 세 법칙을 확립하는 기반이 되었다.

물질들은 암흑물질(여기서 암흑은 우리가 아직 직접 검출하지는 못했지만 그것이 존재한다는 아주 강한 간접적인 증거들이 있다는 것을 의미한다)로 불리고 있다. 가장 널리 받아들여지고 있는 우주 모델인 Λ CDM 모델[278]에서 우주 전체의 68.3%는 암흑에너지의 형태이고, 약 26.8%는 암흑물질이다. 우리에게 일반적인('중입자의') 물질은 물리적 우주의 4.84%밖에 안 되고, 항성들, 행성들 그리고 눈에 보이는 가스 구름들은 그나마 일반적인 물질의 약 6%밖에 차지하지 않는다. 간단히 말해서 우주에는 물질이 4.84% 밖에 없고 나머지는 비물질로 이루어져 있다.

　네 가지 기본적인 힘들이 분리된 후 우주는 매우 높은 온도에서 지속적으로 식어갔고, 쿼크 시기, 하드론 시기, 렙톤 시기라고 알려진 짧은 기간에 다양한 유형의 아원자 입자가 형성될 수 있었다. 이 모든 시기를 합하여 빅뱅 후에 10초도 지나지 않았다. 훨씬 큰 조합들로 안정되게 연관된, 안정적인 양성자와 중성자들을 포함한, 이 기본입자들은 다음에 핵융합에 의해서 보다 복합적인 원자핵을 형성하였다. 빅뱅 핵 합성으로 알려진 이 과정은 오직 17분 정도 지속되었고, 아주 빠르고 간단한 반응이었기 때문에 빅뱅 후 약 20분 만에 끝났다.

　핵 합성이 끝난 후에 우주는 광자 시대로 들어갔다. 약 37만 7천 년 후에 우주는 전자들과 핵들이 첫 번째 안정된 원자를 형성

278　람다(그리스어 Λ)로 나타내어지는 우주상수와 가설상의 차가운 암흑물질(약칭 CDM)과 보통 물질이 주성분인 우주를 기술하는 매개변수 모형이다. 대폭발 우주론의 표준 모형으로 일컬어진다.

할 정도로 충분히 식었다. 원자들이 형성될 때 방출된 광자들은 그들이 우주의 마이크로파 배경복사를 형성하였으며, 이는 오늘날에도 존재하여 검출할 수 있다.

우주가 팽창하면서 전자기적 방사선의 에너지 밀도는 물질의 밀도보다 더 빠르게 감소한다. 4만 7천 년 정도 지나서, 물질의 에너지 밀도는 광자와 중성미자의 에너지 밀도보다 크게 되고, 우주의 대규모 행동을 지배하기 시작했다. 이때부터 방사선-지배 시대의 끝나고 물질-지배의 시대가 시작한다.

우주의 가장 초기의 단계에서 우주의 밀도에서의 아주 작은 변동이 암흑물질을 형성하게 하였고, 중력에 의해서 여기에 끌린 일반적인 물질은 암흑물질의 밀도가 가장 높은 곳에서는 커다란 가스 구름들을 형성하고 결국에는 항성들과 은하계들을 형성했으며, 암흑물질의 밀도가 낮은 곳에서는 빈 공간이 되었다. 1억~3억 년 정도 후에, 성단 III(Population III stars)로 알려져 있는 첫 번째 항성이 형성되었다. 이들은 2억~5억 년과 10억 년 사이에 우주의 재이온화의 원인이 되었다.

우주는 또한 암흑에너지라고 불리는 신비스러운 에너지를 포함하고 있는데, 이들의 밀도는 지금까지 변하지 않고 있다. 생성 98억 년 이후에는, 우주는 물질의 밀도가 암흑에너지의 밀도보다 낮을 정도로 충분히 팽창하여 지금의 암흑에너지 지배의 시대를 열기 시작했다. 이 시대에는 우주의 팽창은 암흑에너지 때문에 가속화되었다.

네 가지 기본적 상호작용 중 중력의 효과는 축적되는 데 반하여 양전하와 음전하는 서로를 무효화하여. 전자기력은 천문학적 길이의 규모에서는 상대적으로 의미가 없게 된다. 남아 있는 상호작용은, 약 핵력과 강 핵력인데 이는 거리와 함께 빠르게 감소한다.

우주는 반물질보다는 물질이 많은데, 이 비대칭은 CP 위반(CP violation)[279]과 연관되어 있을 것이다. 만일 빅뱅 시에 똑같이 생산되었다면 서로 완전히 소멸되고 그들의 상호작용에 의한 광자들만 남았을 것이다. 우리는 관찰 가능한 우주 너머의 공간을 볼 수 없기 때문에, 우주 전체로서의 크기가 유한한지 또는 무한한지는 알 수 없다. 추측하자면 전체 우주는 만일 유한하다면 허블구(Hubble sphere)[280]보다 250배 이상 크다고 제안되고 있다.

우주는 거의 완전히 암흑에너지, 암흑물질로 구성되어 있고 그리고 나머지가 일반적인 물질들이다. 다른 내용물들은 전자기 방사선(우주의 전체 질량-에너지의 0.005%~0.01% 정도 구성)과 반물질이다. 오늘날 원자와 항성들 은하계들 그리고 생명을 포함하는 일반적인 물질은 우주의 내용물의 4.84%밖에는 차지하지 않는다. 암흑에너지와 암흑물질의 성질은 전혀 알려져 있지 않다. 아직 확인되지 않은 미스터리한 형태의 물질인 암흑물질은 우주의 내용물의 26.8%를 차지하고 있다. 빈 공간의 에너지이고 우주

---

279 양자전기역학 이론은 C(전하 켤레), P(패리티), T대칭(시간 역행)의 3종의 대칭을 가진다. 물리적 현상이 P대칭과 C대칭의 조합인 CP대칭을 깨면 물질과 반물질의 양이 같지 않다는 사실이 설명된다.

280 관측자를 중심으로 허블반지름(Hubble radius)을 가진 구를 허블구(Hubble sphere)라고 부른다. 허블구란 현재 우리가 관측할 수 있는 우주의 경계라고 볼 수도 있다.

가 가속화되어 팽창하게 만드는 암흑에너지는 68.3%를 차지하고 있다.

물질, 암흑물질, 그리고 암흑에너지는 3억 광년 이상의 길이 규모의 우주에 걸쳐 균질하게 분포되어 있다. 관찰 가능한 우주는 약 2,000억 개의 은하계 그리고 10^{1024}개의 항성들을 포함하고 있다. 전형적인 은하는 작은 것은 천만 개의 항성을 커다란 은하는 1조개 정도의 항성을 가지고 있다. 보다 큰 구조들 사이에는 빈 공간이 있는데 이들은 보통 지름이 0-150 Mpc(3천 3백만~4억 9천만 광년)이다. 우주가 왜 가속적으로 팽창하는지는 아직 명확한 이유를 모르나, 공간에 만연해 있는 알려지지 않은 형태의 에너지인 "암흑에너지"에 기인하는 것으로 알려져 있다.

암흑물질은 우주에서 물질의 대부분을 설명하는 모든 전자기 스펙트럼에 보이지 않는 물질의 가설적인 유형이다. 암흑물질의 존재와 속성은 보이는 물질, 방사선 그리고 우주의 대규모 구조에 대한 이의 중력 효과로부터 추론될 뿐이다. 암흑물질은 어떤 의미 있는 수준의 빛 또는 어떤 전자기 방사도 내보내지 않고 흡수하지도 않는다. 암흑물질은 우주 전체 에너지-질량의 26.8%, 전체 물질의 84.5%를 구성하고 있다.

우주의 질량-에너지의 나머지인 4.84%는 일반적인 물질이다. 이는 원자, 이온, 전자 그리고 그들이 형성하는 객체들이다. 이 물질은 항성 간 그리고 은하계 간 매체에 있는 항성 간 가스와 마찬가지로, 우리가 은하계에서 보는 거의 모든 빛을 내는 항성들, 행성들 그리고 매일 우리가 만나고, 만지거나 손으로 쥐는 모든 객체를 포함하고 있다.

광자는 빛의 양자이고 그리고 전자기적 방사의 모든 다른 형태들이다. 광자는 가상의 광자를 통한 정적인 상태일 때도 전자기적 힘을 위한 힘의 운송자이다. 이 힘의 효과는 미세수준과 거대수준에서 쉽게 관찰할 수 있는데, 광자는 정지질량이 0이어서 장거리의 상호작용이 허용되기 때문이다. 다른 기본입자들과 마찬가지로 광자는 현재 양자역학에 의해서 가장 잘 설명되고 있고 그리고 파동과 입자의 속성을 모두 보이는 파동-입자 이중성을 보여준다.

일반상대성이론은 1915년 앨버트 아인슈타인에 의해서 발표된 중력의 기하학적 이론이다. 이것은 현재의 우주 모델의 기반이 된다. 일반상대성이론은, 시간과 공간 또는 시공간의 기하학적 특성으로서의 중력에 대한 통합된 설명을 제공하는, 특수상대성이론과 뉴턴의 만유인력의 법칙의 일반화이다. 아인슈타인의 장 방정식의 해법은 우주의 진화를 묘사한다. 우주에 있는 물질의 양과 유형 그리고 분포의 측정과 결합하여, 일반상대성이론의 방정식은 오랜 시간에 걸친 우주의 진화를 설명해준다.

우주의 궁극적인 운명은 알려져 있지 않다. 이것은 곡률 지수 k 그리고 우주상수 Λ에 달려 있기 때문이다. 만일 우주가 충분히 높은 밀도라면 k는 +1 즉 전체적인 평균 곡률이 양수여서 결국에는 우주는 대수축(Big Crunch)에서 재붕괴 할 것이고, 아마도 다시 팽창되는 빅 바운스(Big Bounce)에서 다시 시작할 것이다 반대로 만일 우주가 충분한 밀도가 아니라면, 즉 k가 0 또는 -1이라면 우주는 영원히 팽창하고 결국에는 대동결(Big Freeze)되고 우주의 열역학적 죽음에 이를 것이다. 현대의 자료들은 우주의 팽창 비율은 원래 기대했던 대로 감소되고 있지 않고 증가하고 있다고 말하고 있다. 만일 이대로 무한하게 지속되면 우주는 결국에는 모든 것이 흩어지는 빅립(Big Rip)에 이를 수 있다. 관찰상으로는, 우주는 전반적인 밀도가 k = 0인 편평한 것으로 보이고 이는 재붕괴(recollapse)와 영원한 팽창 사이의 임계값에 아주 가까운 것이다.

일부 추정적인 이론은 우주이론을 보다 제한된 정의에서 발전시키면서, 우리 우주가 연결되지 않은 우주들의 세트 중의 하나에 지나지 않고, 집합적으로 말하면 다중우주 중의 하나라고 제안하고 있다. 존재하지만 서로 상호작용하지 못하는 연결되지 않은 시공간을 생각하는 것은 가능하다. 이 개념의 손쉬운 시각화된 은유는 분리된 비눗방울의 그룹이다. 이 그룹에서 원칙적으로 한 비눗방울에서 사는 관찰자는 다른 비눗방울들에 사는 사람들과 상호작용할 수 없다. 하나의 공통용어에 따르면, 시공간의 각 비눗방울은 하나의 우주로서 표시된다. 반면에 우리의 특정한 시공간이, 우리 우주로 표시된다. 이들 분리된 시공간의 완전한 집합은 다중우주로 표시된다. 이 용어에서는 다른 우주들이 서로 인과적으로 연결되어 있지 않다.

02.
인류의 진화

인류의 진화는 유인원을 포함하는 호모 사피엔스(Homo Sapiens)를 출현하게 이끈, 유인원 내에서의 진화 과정이다. 이 과정은 다른 인류와의 이종교배와 마찬가지로 인간의 두 발로 서는 그리고 언어와 같은 특질의 점진적인 발달이 관여했고, 이는 인류의 진화가 1차원적인 선이 아니라 복합적인 망과 같다는 것을 가리킨다.

인류의 진화의 연구 중에서 유전학 연구는 유인원이 후기 팔레오세기인 약 8천 5백만 년 전에 다른 포유류로부터 갈라져 나왔다는 것을 보여주고, 팔레오세기의 가장 초기의 화석은 약 5천 5백만 년 전에 나타난다.

사람아족(Hominina, 인류 그리고 특이한 두발로 걷는 선조들)과 파니나(Panina, 침팬지)는 4~7백만 년 전에 분리되었다. 해부학적으로 현대 인류는 약 3십만 년 전에 아프리카에 나타났다. 유인원

(hominoids)은 공통의 선조에서 나온 후손들이다. 인류와 침팬지의 마지막 공통 선조로부터 첫 번째로 분리된 인류는 수많은 형태학적, 생리학적, 행동적 그리고 환경적 변화에 의해 특징지어진다. 팔레오세기 동안에 아주 나중에 발견된 환경적 진화는 생존 시스템들 사이에서 인간의 변천을 통해 관찰된 인간의 진화에 중요한 역할을 했다. 이 적응의 가장 의미 있는 것은 두 발로 걷는 것, 뇌 크기의 증가, 길어진 개체발생기(임신과 영아기), 그리고 성적인 이형성(dimorphism)[281]의 감소 등이다. 다른 중요한 형태적 변화는 직립원인(H. erectus)에서 처음 나타나는 힘과 정확하게 잡는 것의 진화를 포함하였다.

두 발 보행은 인류의 기본적인 적응이고 이것은 모든 두발로 걷는 유인원에 공통된 골격 변화의 배후의 주된 원인으로 생각되고 있다. 아마도 원시의 두 발 보행을 한 가장 초기의 호미닌(hominin)은 6~7백만 년 전에 나타났으며, 두 발이 아니고 손가락관절로 걷는 고릴라와 침팬지는 동일한 시기에서 호미닌 가계와 갈라졌다.

초기의 두 발 보행자는 결국에는 오스트랄로피테쿠스속의 원인(australopithecines)으로 진화했고, 더 나중에 호모속(genus Homo)으로 진화하였다. 두 발 보행은 손을 자유롭게 하고, 시야를 넓게 확보하고, 그리고 햇빛에 직접 노출되는 면적을 줄여서 체온

---

[281] 같은 종의 두 성이 생식기 이외의 다른 부분에서도 다른 특징을 보이는 현상. 수컷과 암컷을 겉모습만으로 쉽게 구별할 수 있는 이러한 상태는 다수의 동물과 일부 식물에서 나타난다.

이 올라가는 것을 피하는 데에 도움이 되었고 새로운 초원과 숲 속의 환경에서 살기에 이롭게 되었다. 인간은 다른 영장류들에 비해서 더 큰 뇌의 용량을 가지게 발달하여 현대 인간은, 침팬지 와 고릴라의 거의 세 배나 되는, 약 1,330cm³의 크기로 되었다.

인간이 더 초기의 유인원들의 후손으로 연결되어 있을 가능성 은 1859년 찰스 다윈의『종의 기원』이 출판한 후 명백해졌다. 다 윈 이론이 발표된 19세기의 주된 문제는 중간단계의 화석이 없 다는 것이었다. 네안데르탈((Neanderthal)[282]인 유골은 종의 기원 이 발표되기 3년 전인 1856년 석회암 채석장에서 발견되었다. 이런 화석들이 아프리카에서 발견되어 중간단계가 쌓이기 시작 한 것은 오직 1920년대부터이다.

1960년대와 1970년대에 동아프리카에서 수백 개의 화석이 발 견되었다. 이 연구들은 화석 수집가이자 고인류학자들인, 루이 스 리키(Louis Leakey) 등에 의해서 이루어졌는데 초기 호미닌속, 즉 오스트랄로피테쿠스속과 호모 인종들 그리고 호모 에렉투스 까지도 모을 수 있었다. 이 발견들은 아프리카를 인류의 요람으 로 생각하게 만들었다.

1970년대 후반과 1980년대에는, 오스트랄로피테쿠스 아파렌 시스 종의 가장 완벽한 화석 구성원인 "루시(Lucy)"가 북 에티오 피아의 사막지역 근처에서 도널드 조핸슨(Donald Johanson)에 의

---

[282] 프로이센의 네안더 계곡(Neanderthal)에서 인골이 발견되었으며 호모 사피엔스의 아종 으로 분류되고 있다.

해서 1974년에 발견되면서 에티오피아가 고인류학의 새로운 중심 지역으로 등장했다. 표본은 작은 뇌를 가졌음에도 불구하고, 골반 뼈와 다리뼈 현대 인간의 그것과 거의 같았다는 것은 이 호미닌들이 서서 걸었다는 것을 확실하게 보여주고 있다. 루시는 새로운 인종인 오스트랄로피테쿠스 아파렌시스로 분류되었다.

인류의 진화 연구에서의 유전적 진화는, 인간과 아프리카 유인원(침팬지와 고릴라)을 포함하는 유기체의 쌍들 사이에서 혈액 알부민의 면역학적 교차반응의 강도를 측정했던 빈센트 사리치(Vincent Sarich)[283]와 앨런 윌슨(Allan Wilson)[284]에 의해서 시작되었다. 이들은 1967년도 사이언스지에 실은 중요한 논문에서 인간과 유인원의 분기 시점을 약 4백~5백만 년 전으로 추정하였다.

DNA 특히 미토콘드리아 DNA와 Y-chromosome DNA(Y-DNA) 염기서열결정법의 발달은 인류의 기원에 대한 이해를 증진시켰다. 분자시계 원리의 적용은 분자적 진화 연구에 혁명적이었다. 2012년 아이슬란드의 78명의 어린이와 그들의 부모 연구는 세대 당 오직 36개의 돌연변이를 시사하고 있는데, 이 자료는 인간과 침팬지의 분리를 7백만 년 이상 이전으로 연장한다.

더구나 2006년의 두 종의 유전자 분석은 인간의 선조가 침팬지에서 분기한 후에, 원형의 인간(proto-human)과 원형의 침팬지

---

283 미국 버클리 대학의 인류학, 생화학 교수. 인간과 침팬지의 공통 조상에서의 분리가 기존의 3천만 년 전이 아니라 4~5백만 년 전에 이루어졌다고 발표하였다.

284 미국 버클리 대학의 생화학교수. 인가나 진화 연구에 계통발생의 진화적 변화에 분자적 접근방법을 이용하여 이 분야의 선구자 역할을 하였다.

(proto-chimpanzees) 사이에 이종간교배가 특정한 유전자들이 새로운 유전자 풀(pool)에서 특정한 유전자들을 변화시키기에 충분할 만큼 정기적인 것이었다는 증거를 제공해 준다. 중요한 발견은 인간과 침팬지의 X 염색체가 다른 염색체들보다 근래인 약 백이십만 년 전에 분기한 것으로 보인다. 이 연구는, 인간과 침팬지의 가계 사이에는 두 번의 분기가 있었는데, 첫 번째 두 집단 사이의 분기에 이어 두 번째로 이종교배 후 또 한 번의 분리가 있었다는 것을 보여준다.

호모 사피엔스의 이주 경로

광범위한 토착 집단들에서 추출된 mtDNA와 Y-DNA 염기서열분석은 남성과 여성 모두의 유전적 유산에 관련된 선조의 정보를 밝혀내었고, 그리고 아프리카 기원 이론이 강화되었고 다지역 기원의 가설은 약화되었다. 아프리카 기원 이론은 여성 미토콘드리아 DNA와 남성 Y 염색체를 이용한 연구로부터 많은 지지를 얻었다. 미토콘드리아 DNA 133 유형을 이용하여 구축한 가계도를 분석 후에, 연구자들은 모든 것들이 미토콘드리아 이브(Eve)라고 명명된 한 여성 아프리카 선조로부터 후손이었다고 결론지었다. 아프리카 기원 가설은 또한 아프리카인들 사이에서 미토콘드리아 유전자 다양성이 가장 높다는 사실에 의해서도 지지를 받고 있다.

네안데르탈인과 데니소바인(Denisovan)[285] 게놈의 최근의 염기 서열방법은 이들 집단들 사이에 일부 혼합이 있었음을 보여주고 있다. 아프리카 기원의 모든 현대 인간의 그룹들은 그들의 게놈에 1~4% 또는 1.5~2.6%의 네안데르탈인 대립유전자들을 가지고 있고, 이 새로운 증거들은 상황을 보다 복합적으로 만들기는 하지만 엄밀한 해석에서 "아프리카 기원" 모델에 모순되지는 않는다.

아프리카로부터의 탈출이 단 한 번이었는지 또는 여러 번이었는지에 대해서는 의견이 다른 학설들이 있다. 다발성 분산 모델은, 최근 유전학적 언어학적 그리고 고고학적 증거로부터 지지를 얻은, 남부 분산 이론에 관여한다. 이 학설에서는 7만여 년 전에 아프리카 동북부(Horn of Africa)에서 예멘에 이르는 현대 인류의 해안 분산이 있었다고 한다. 이 그룹은 이 지역이 레반트(Levant: 동부 지중해 지역)보다 일찍 초기 인류의 유적의 발견을 설명하는, 동남아시아와 오세아니아 거주 이론에 도움을 주었다.

스티븐 오펜하이머(Stephen Oppenheimer)[286]는 인류의 두 번째 집단이동이 나중에 페르시아 만의 오아시스를 통하여 그리고 자그로스 산맥(이란 서남부의 산맥)을 통하여 중동지방으로 들어갔다고 제안하였다. 또는 5만 년 전 직후에 시나이반도를 통하여 아

---

285 현생 인류 및 네안데르탈인, 호모 플로레시엔시스 등과 공존하며 별도로 생존했던 인류의 일종으로, 2008년 러시아 시베리아의 데니소바 동굴에서 발견되었다.

286 영국 옥스퍼드 대학 소아과, 유전학 교수. 선사시대의 인간 유전학에 대한 연구. "The Real Eve a Out of Eden" 등의 저서와 TV 다큐멘터리 시리즈가 있다.

시아로 들어가 유라시아에 많은 인구가 있게 되었다. 이 두 번째 그룹은 아마도 보다 정교한 "맹수 사냥" 도구의 기법을 가지고 있었을 것이다. 근래의 유전학적 증거는 유라시아와 오세아니아를 포함한 모든 비-아프리카 주민들은 6만 5천 년 전과 5만 년 전 사이에 아프리카를 떠난 한 번에 집단 이주한 이주민들의 후손이라는 것을 시사한다. 어머니로부터만 유전되는 미토콘드리아 DNA와 비교함으로써, 유전학자들은, 유전자 표지가 모든 현대인에게서 발견되는 소위 미토콘드리아 이브(Eve)인, 마지막 공통의 여성 선조는 2십만 년 전에 살았음에 틀림없다고 결론지었다.

현대 인류가 아프리카로부터 퍼져나가면서, 그들은 약 2백만 년 전에 아프리카를 떠난 호모 에렉투스에서 진화한 호모 네안데르탈인 그리고 데니소반들을 만났다. 이들 초기 인간들과 이들의 자매 인종들 사이의 상호작용의 성격은 오랫동안 논란의 원인이 되어왔다.

아프리카로부터의 이 이주는 약 7만~5만 년 전에 시작하였고 결과적으로 현생 인류는 세계적으로 퍼져 나가 경쟁을 통하거나 또는 교배를 통해서 이전의 호미닌들을 대체하였다. 그들은 4만 년 전에 유라시아와 오세아니아에 거주하였고 그리고 적어도 14,500년 전에 아메리카에 거주하였다.

고대와 현대 인간 사이의 종간 번식

이종교배로도 알려진, 혼합 또는 혼성-기원(hybrid-origin) 이론인 상호교배 가설은 19세기에 네안데르탈인 유적의 발견 이래 논의가 되어왔다. 인류의 진화에 대한 선형적 관점은, 선형적 개념을 점점 더 가능성이 적은 것으로 만든 인간의 다른 종들이 발견되면서 1970년대에 포기되기 시작했다. 분자생물학 기법과 컴퓨터의 발달과 함께 21세기에는, 네안데르탈인과 인간 게놈의 전체 염기서열결정기법이 수행되어 다른 인간의 종들 사이에 근래의 혼합이 확인되었다. 2010년에는, 중기 석기시대 그리고 초기 석기시대 동안에 고대인과 현대인 사이에 상호교배 한 분명한 예들을 보이는, 분자생물학에 근거한 증거가 발표되었다. 상호교배가 여러 확인되지 않은 호미닌들과 마찬가지로 네안데르탈인과 데니소반들을 포함한 여러 독립적인 사건들에서 일어났다는 것이 밝혀졌다. 2016년의 하버드의대/UCLA의 비교 게놈 연구팀은 게놈 분포에 대한 세계지도를 만들었고 그리고 데니소반과 네안데르탈인 유전자들이 현대 인간의 생물학에 영향을 미칠 수 있었다는 것에 대하여 어느 정도 예측을 하였다. 실제로 게놈 연구는 상당히 분산된 혈통 사이에서의 이종교배가 인간의 진화에서도 예외 없는 규칙이라는 것을 보여주고 있다.

인류학자들은 도구의 특수화, 보석과 이미지(동굴의 그림 같은)의 사용, 생활공간의 구성, 의례, 특수화된 사냥 기술, 힘든 지리학적 지역의 탐험 그리고 물물교환과 무역을 포함하는 현대 인간의 행동을 언어와 보다 복합적인 상징적 사고 같은 일반적인 특성과 마찬가지로 기술한다. "혁신"이 현대 인간을 이끌었는지 또는 진화가 보다 점진적인 것이었는지에 대해서는 지속적으로 논란거리다.

인류의 문화는 약 5만 년 전에 보다 빠르게 진화하였다. 행동의 현대성으로의 이행은, 현대적 행동과 맹수 사냥의 뚜렷한 징후의 고고학적인 기록의 갑작스러운 출현 때문에, "대 약진(Great Leap Forward)" 또는 "후기 구석기 혁명(Great Leap Forward)" 같은 표현으로 특징지어진다. 행동적인 관점에서의 현대성의 증거는, 추상적 이미지, 광범위한 생존 전략, 보다 정교해진 도구들과 무기들, 그리고 다른 "현대적인" 행동들과 함께 훨씬 일찍 아프리카에서도 존재한다.

현대 인간은 시체를 묻고, 동물의 가죽으로 옷을 만들며, 보다 정교한 기술(함정을 이용하거나 동물을 절벽으로 모는 것 같은)로 사냥을 하고 동굴의 그림을 그리며 시작하였다. 인류의 문화가 발전하면서 여러 다른 집단들이 기존의 기술을 혁신하였다. 낚시 바늘, 단추, 그리고 뼈로 된 바늘 같은 인공물들이 문화의 다양성의 징후를 보여주는 것들은 5만 년 전 이전에는 볼 수 없었던 것들이었다. 전형적으로 더 오래된 네안데르탈인 집단은 그들의 기술에서 다양성을 보여주지 못했다.

해부학적으로 현대 인간 집단은 자연 선택, 유전자 부동에 의해 영향을 받으면서 지속해서 진화하고 있다. 천연두에 대한 저항 같은 어떤 특질에 대한 선택 압력은 현대 시대에서 감소하고 있음에도 불구하고, 인간은 많은 다른 특질들에 대해 자연 선택이 진행 중이다. 이들 중의 일부는 특수한 환경적인 압력 때문이고, 반면에 다른 것들은 농경 발달(만 년 전), 도시화(5천 년 전), 그리고 산업화(250년 전) 이래 생활 스타일의 변화와 관련이 있다. 인간의 진화는 만 년 전 농경의 발달 그리고 5천 년 전의 문명화 이래 가속화되었고, 그 결과로 다른 현재의 인간 집단들 사이에 결과적인 유전적 차이가 생겼다고 주장되고 있다.

문화적으로 유래된 진화는 자연 선택의 기대에 거스를 수 있다. 인간 집단이 더 어린 연령에 아이를 가지기 위한 선택을 일으키는 어떤 압력을 경험하는 동안에, 효과적인 임신 방법의 출현, 고학력 그리고 사회적 규범의 변화는 관찰된 선택을 반대 방향으로 이끈다. 그러나 문화적으로 유래된 선택은 꼭 자연 선택에 반대로만 작용하는 것은 아니다. 최근의 인간 뇌의 빠른 확장을 설명하는 일부 제안들은 뇌의 증가된 사회적 학습의 효율성이 결국은 더 높은 효율성과 문화적 발달을 제고한다고 말하고 있다.

03.
암흑물질(Dark matter)과
암흑에너지(Dark Energy)

암흑물질

암흑물질은 우주에 있는 물질의 거의 85%를 설명하기 위해 상정한 물질의 가설적인 형태이다. 암흑물질은 이것이 전자기장과 상호작용이 없는 것으로 보이기 때문에 "암흑"이라고 불리는데, 이는 전자기 복사를 흡수, 반사 또는 방사하지 않는다는 것을 의미하고, 그래서 검출되지 않는다. 중력에 대한 현재 받아들이는 이론들에 의해서는 설명이 되지 않는, 중력효과를 포함하는, 다양한 천체물리학적 관찰들은 암흑물질의 존재를 암시하고 있다. 대부분의 전문가는 우주에는 암흑물질이 풍부하게 있고 그리고 우주의 구조와 진화에 강한 영향을 미친다고 생각하고 있다.

만일 많은 은하계가 수많은 보이지 않는 물질을 가지고 있지 않다면, 일부 은하계들은 전혀 형성되지 않았을 것이고 그리고 다른 은하계들은 그들이 지금과는 다르게 움직여야만 한다. 다른 종류의 증거들은 중력렌즈의 관찰, 그리고 코스모스 배경 복사, 우주의 현재의 구조의 천문학적 관찰과 함께, 은하계 충돌 동안의 질량 위치, 그리고 은하단 내에서의 은하계들의 움직임 등을 포함하고 있다. 우주론의 표준 Lambda-CDM 모델에서, 우주의 전체 질량-에너지는 4.84%의 보통의 물질, 26.8%의 암흑물질, 68.3%의 암흑에너지로 알려져 있는 에너지의 형태이다. 이렇게 하여 암흑물질은 전체 물질 질량의 84.8%를 구성하고 있고, 암흑에너지와 암흑물질은 우주 전체 질량-에너지의 95% 이상을 차지하고 있다.

이의 존재는 추정만 할 수 있고, 아직 아무도 암흑물질을 직접적으로 관찰하지 못했기 때문에, 이것은 중력을 나타내는 것을 제외하고는 보통의 바리온 물질 그리고 방사와 거의 상호작용하지 못하는 것이 틀림없다. 암흑물질은 비-바리온 물질로 생각되고, 이는 아직 발견되지 않은 아원자 입자들로서 일부 구성되어 있을 수 있으나 이것도 추측일 뿐이다. 암흑물질의 일차적인 후보자는, 약하게 상호작용하는 거대 입자들(weakly interacting massive particles(WIMPs)) 또는 액시온(axions) 같은, 아직 발견되지 않은, 어떤 새로운 종류의 기본 입자들이다. 다른 가능성들로는 원초의 블랙홀 같은 블랙홀들이 포함된다. 암흑물질은 이의 속도(더 정확하게는 자유 흐름의 길이(free streaming length))에 따라서, "차가운" "따뜻한" 또는 "뜨거운" 것으로서 분류된다. 현재의 모델은 차가운 암흑물질 시나리오가 선호된다. 여기서는 점진적인 입자들의 축적에 의해서 구조가 생긴다.

　암흑물질은 방사선에 의해서 영향을 받지 않으며, 결과적인 중력 포텐셜은 나중에 일반물질이 나중에 잘 붕괴하도록 구조형성 과정의 속도를 내도록 하는, 인력의 포텐셜로서 작용한다. 암흑물질은 에너지를 잃는 효율적인 방법이 결여되어 있다. 일반물질은, 에너지를 잃는 수많은 방법을 가지고 있기 때문에, 뭉쳐서 치밀한 물체를 형성한다. 암흑물질은, 단순히 중력을 통한 것을 제외하고는 다른 방식으로 강하게 상호작용하는 기능이 없기 때문에, 에너지를 잃지 않아 물체를 형성하는 결합을 유지하지 않는다. 또한 암흑물질은 구조 형성에 필요한 상호작용이 결여되어 있다. 일반물질은 다양한 방식으로 상호작용하여 물질이 보다 복합적인 구조를 형성하는 것을 허용한다. 아마도 약한 상호작용보다 더 강하지 않은 방법을 통한 상호작용만이 있을 것으로 추측할 뿐이다. 그 외에는 암흑물질에 대해서 알고 있는 것은 없다.

암흑에너지(Dark energy)

　암흑에너지는 가장 큰 규모로 우리 우주에 영향을 주는 알려지지 않은 형태의 에너지이다. 이의 존재에 대한 첫 번째 관찰상의 증거는, 우주는 일정한 비율로 팽창하는 것이 아니라 우주의 팽창이 가속적이라는 것을 보여준, 초신성의 측정으로부터 왔다. 이런 관찰 이전에는 과학자들은 우주에 있는 모든 형태의 물질과 에너지는 오직 시간이 지나면서 팽창을 느리게 하는 원인이 될 것으로 생각했다. 우주배경복사 측정은 우주가 뜨거운 빅뱅에서 시작하였고, 일반상대성이론은 이로부터 우주의 진화 그리고 이어지는 대규모 운동을 설명하고 있다. 새로운 형태의 에너지의 도입 없이는, 가속적인 팽창을 설명할 방법이 없다. 1990년대 이후, 암흑에너지가 가속된 팽창을 설명하는 데에 가장 일반적인 전제가 되어 왔다. 2021년 현재, 암흑에너지의 근본적인 본성을 이해하기 위한 연구가 우주론의 가장 활발한 연구 분야이다. 우주론의 lambda-CDM 모델이 옳다고 하면, 2013년 현재, 최상의 현재 측정으로는 암흑에너지가 현재 관찰 가능한 우주에서 전체 에너지의 68.3%를 기여하고 있어야 한다. 암흑물질의 질량-에너지 그리고 일반(바리온) 물질은 각각 26.8%, 4.84%를 기여한다. 암흑에너지의 밀도는 아주 낮아, 은하계 내에서 일반물질 또는 암흑물질의 밀도보다 훨씬 작은 6×10^{-10}이다. 그러나 이는 공간에 걸쳐 균질하기 때문에 우주의 질량-에너지 내용에서 우세를 차지하고 있다.

우주상수는, 중력을 균형 잡기 위해 암흑에너지를 효율적으로 사용하는, 정적인 우주로 이끄는 중력장에 대한 해법을 얻기 위한 기전으로 아인슈타인에 의해서 처음 제안되었다. 아인슈타인은 우주상수는 '빈 공간이 모든 항성 간의 공간에 분포되어 있는 중력이 있는 음의 질량의 역할을 해준다'는 것이 필요하였다고 말했다. 이 기전은 미세조정(fine-tuning)의 한 예가 되었고, 나중에 아인슈타인의 정적인 우주는 안정되어 있지 않다는 것, 국소적인 비균질성이 궁극적으로는 우주를 무한한 팽창 또는 수축으로 이끌 것이라는 것을 알게 되었다. 평형은 안정적이지 않다. 만일 우주가 약간이라도 팽창한다면, 팽창은 진공에너지를 생기게 할 것이고, 이것은 더 이상의 팽창을 하게 할 것이다. 비슷하게, 약간 수축된 우주는 지속적인 수축을 일으킬 것이다. 아인슈타인에 따르면, "빈 공간"은 자신의 에너지를 소유할 수 있다. 이 에너지는 공간 자체의 속성이기 때문에, 공간이 팽창해도 희석되지 않을 것이다. 보다 많은 공간이 존재할수록, 이 공간의 에너지(energy-of-space)가 더 많이 나타날 것이다. 그래서 가속 팽창을 일으킬 것이다. 우주에 걸친 물질의 불균일한 분포 때문에, 이런 종류의 동요는 불가피한 것이다. 나아가 1929년 에드윈 허블(Edwin Hubble)의 관찰은 우주가 전혀 정적인 것이 아니고 팽창하는 것으로 보인다고 제시했다.

암흑에너지의 본질은 암흑물질보다도 더 가설적이다. 그리고 이에 관한 많은 것들이 추측의 영역으로만 남아 있다. 암흑에너지는 아주 균질적이고 밀도가 높지 않은 것으로 생각되고 있고, 그리고 중력 외의 어떤 다른 근본적인 힘과 상호작용하는 지도 알려져 있지 않다. 이것은 아주 희박하고, 대략 $10^{-27} kg/m^3$으로 질량이 적게 나가기 때문에, 실험실 실험에서 검출하기는 힘들다. 암흑에너지가 이렇게 아주 희박한 데도 불구하고 우주 밀도의 68.3%까지 차지하면서 우주에 깊은 영향을 주는 이유는 이

것이 모든 공간을 균일하게 채우고 있기 때문이다.

우주학자들은 팽창의 가속화가 대략 5십억 년 전에 시작했다고 추산한다. 그 이전에는 물질의 인력의 영향으로 팽창이 감속되었을 것으로 생각하고 있다. 팽창하는 우주에서의 암흑물질의 밀도는 암흑에너지보다 더 빠르게 감소되었다. 그리고 결국에는 암흑에너지가 우세하게 되었다. 특히 우주의 부피가 두 배가 되었을 때, 암흑물질의 밀도는 절반이 되었다. 그러나 암흑에너지의 밀도는 거의 변화가 없었다.

가속하는 팽창 때문에, 대부분의 은하계는 결국에는, 그 지점을 지나 발산한 어떤 빛도 무한한 미래의 어떤 시점에도 절대로 우리에게 도달할 수 없는, 우주론적 사건 지평선의 유형을 넘게 될 것이다. 그 빛은 이의 "특이운동속도(peculiar velocity)"가 우리로부터 멀어져가는 팽창속도를 넘는 지점에는 도달할 수 없기 때문이다. 암흑에너지가 일정하다고(우주상수) 추정하면, 현재 이 우주론적 사건지평선은 160억 광년의 거리에 있는데, 이는 현재 사건이 일어나는 것으로부터의 신호가, 만일 이 사건이 160억 광년 떨어진 곳보다 가까운 곳에 있었다면, 미래에 결국에는 우리에게 도달할 것이다. 그러나 사건이 160억 광년보다 먼 곳에서 있었다면 영원히 우리에게 도달할 수 없을 것이다.

은하계들이 이 우주론적 사건 지평선을 가로지르는 지점에 접근하면서, 이들로부터 오는 빛들은 파장이 너무 커져서 실제로 감지할 수 없게 되고 그리고 은하계들이 완전히 사라지는 것으로 나타나는 지점까지 점점 더 적색편이가 될 것이다. 행성인 지구, 은하수 그리고 은하수가 그 일부분인 국소적 그룹들은 모두 우주의 나머지 부분들이 멀어지고 시야에서 사라지면서 거의 영향 받지 않는 상태로 남아있을 것이다. 이 시나리오에서는 국소적 그룹들은, 바로 우주의 가속화의 측정 이전에 편평한 물질 위주의 우주에 대한 가설처럼, 결국에는 열역학적 죽음(heat death)을 맞을 것이다.

반물질(Antimatter)

현대물리학에서, 반물질은 "일반" 물질에서의 상응하는 입자들의 반입자 또는 짝(partners)으로 구성된 물질이고, 역으로 된 CPT[전하(charge), 동등성(parity) 그리고 시간(time)] 물질로 생각할 수 있다. 반물질은 우주선 충돌 그리고 어떤 유형의 방사성 붕괴 같이 자연적인 과정에서 생길 수 있다. 그러나 아주 미량의 반입자들이 입자가속기에서 생성될 수도 있다.

이론상으로는, 입자와 이의 반입자는(예를 들면 양성자와 반양성자는) 같은 질량을 가지나, 반대의 전하를 가지고 양자의 수에 다른 차이들이 있다. 어떤 입자와 이의 반입자 짝 사이의 충돌은 이들을 상호 소멸로 이끈다. 이 소멸의 전체 에너지의 대부분은 이온화된 복사의 형태에서 나온다. 만일 주위의 물질이 있다면, 이 복사의 에너지 내용은 흡수되고 열이나 빛 같은 다른 형태의 에너지로 바뀔 것이다. 방출된 에너지의 양은, 질량-에너지 등가

방정식 $E=mc^2$을 따라서, 보통 충돌된 물질 그리고 반물질의 전체 질량에 비례한다.

일반 입자들이 결합하여 정상 물질을 형성하는 것 같이, 반입자들은 서로 결합하여 반물질을 형성한다. 예를 들면, 양전자(전자의 반입자)는 반수소 원자를 형성할 수 있다. 반헬륨의 핵은 어렵기는 하지만 인공적으로 만들 수 있고, 지금까지 관찰된 것으로는 가장 복합적인 반-핵이다. 물리학적 원리는, 알려져 있는 화학적 요소에 상응하는 반-원자와 마찬가지로, 복합적 반물질 원자의 핵이 가능하다는 것을 나타낸다.

관찰 가능한 우주는, 물질과 반물질이 같은 양으로 혼합되어 있지 않고, 거의 전체가 일반물질로 이루어져 있다. 눈에 보이는 우주에서의 이런 물질과 반물질의 비대칭은 물리학에서 해결되지 않은 문제의 하나이다.

반입자들은 고에너지 입자의 충돌이 일어나는 곳에서는 우주의 어디에서나 만들어진다. 지구의 대기에 부딪치는 고에너지 우주선은 적은 양의 반입자들을 생산하여 입자비행을 일으키게 하는데, 이는 근처의 일반물질과 접촉하여 함께 즉각적으로 소멸되며 무(無)가 된다. 이들은 매우 고에너지의 천상의 사건들이 일어나는(주로 상대론적인 입자 비행과 항성 간의 매체와의 상호작용), 은하수 그리고 다른 은하계들의 중심 같은 여러 지역에서 비슷하게 만들어진다. 결과로 생기는 반물질의 존재는 양전자가 근처의 물질과 함께 소멸될 때마다 생기는 두 개의 감마선에 의해서 감지된다.

비밀교의에서의 우주와
인류의 기원

우주발생론과 연대기

과학, 종교 그리고 철학의 통합을 모토로 하고 있는 비밀교의는 1888년 헬레나 블라바츠키에 의해 2권으로 저술되어 출간된 유사 과학적이고 비전적인 방대한 서적이다. 첫 번째 권은 우주창조론이고 두 번째는 인류발생론으로 이름 붙여졌다. 이것은 현대에 있어서의 비전의 그리고 오컬트 아이디어에 관심을 재현시킨 영향력 있는 서적이었다. 특히 고대 동양의 지혜와 현대과학의 조화를 주장하기 때문에 더 그렇다.

1권에서 블라바츠키, 우주의 기원과 진화에 대한 해석을, 순환적인 발달 과정의 힌두 개념으로부터 유래된 측면에서, 상세히 설명한다. 세계와 그 안의 모든 것은 교대로 된 활동의 시기(만반타라(Manvantara))[287]와 부동의 시기(프랄라야(Pralaya))[288] 사이에 있다고 한다. 힌두 우주론에 의하면 각 만반타라는 수백만 년 동안 지속되고 그리고 수많은 유가(Yugas)[289]로 구성되어 있다. 블라바츠키는 물질을 모든 것의 근거로 삼는 물질주의 과학이 고대 현자들의 저술에서 예견되어 있었고 물질주의는 옳지 않다는 것이 입증되어있다는 것을 보여주려고 시도하였다.

비밀교의의 요약에서 블라바츠키는 그녀의 우주생성론 시스템에서의 핵심적인 요점을 요약해준다. 이 핵심 요점은 다음과 같다.

첫 번째 항목은 비밀교의가 "초기의 인종으로부터 각각의 경험들이 다른 인종에 의해서 구전으로 전해진 전통들, 보다 높고 숭고한 존재의 가르침의 전통들이 점검되고 입증된, 인류를 어린 시절부터 관찰해온 선견자들의 수천 세대를 포함하는 중단되지 않은 기록"으로 생각되는 시스템인, "고대로부터 오랫동안 축적된 지혜"를 나타낸다는 관점을 강조한다.

두 번째 항목은 "이 시스템(우주발생론)에서의 근본적인 법칙"인 하나의 원리라고 부르는 첫 번째 근본적인 제안을 반복한다.

---

287 힌두 우주론의 주기적인 기간으로 인류의 조상인 마누(Manu)의 기간, 현재 우리는 Vaivasvata His Manu가 통치하는 그의 14개 Manvantaras 중 7번째 Manvantara에 속해있다고 한다.

288 힌두우주론에서 미활동 상황이 지속되는 만반타라와의 다른 기간. '비존재'를 의미하는데, 이는 세 개의 구나(물질의 원리)가 완벽하게 균형을 이루었을 때 달성되는 물질상태다.

289 힌두교의 우주론에서 주장되는 주기적으로 생명을 반복하는 우주의 존속기간. 크리타(krta), 트레타(tretā), 드바파라(dvāpara), 카리 유가(kali-yuga)의 네 가지의 시기가 있다.

여기서 블라바츠키는 이 원리를 "유일한 균질적인 신성한 실질-원리(Substance-Principle), 유일한 근본적인 원인"이라고 말하고 있다. 이것은 "실질-원리(Substance-Principle)"라고 불리는데, 이것이 발현된 우주의 차원에서는 환각인 실질(substance)이 되기 때문이다. 반면에 이것은 시작도 없고 끝도 없는 추상, 보이는 그리고 보이지 않는 모든 공간에서 원리로 남아 있다. "이것은 만연해 있는 실재이고, 비인격적이다. 이것은 모든 그리고 각각을 포함하고 있기 때문이다. 이의 비인격성은 시스템의 근본적인 개념이다. 이것은 우주에 있는 모든 원자에 잠재해 있다. 이것은 우주 자체이다."

세 번째 항목은, "우주는 이 알려지지 않은 절대의 진수(Absolute Essence)의 주기적인 발현이다"라는 것을 강조하면서, 두 번째의 근본적인 제안을 반복한다. 반면에 또한 파라브라흐맘(Parabrahmam)[290] 그리고 물라프라크리티(Mulaprakriti)[291]라는 복합적인 산스크리트 아이디어를 다룬다. 이 항목은 유일한 하나의 (One) 조건 없는 그리고 절대적인 원리는 자신의 베일에 의해 덮여있고, 정신적인 진수인 물라프라크리티는 영원히 물질적인 진수에 의해 덮여있다는 아이디어를 나타낸다.

네 번째 항목은 마야라는 공통적인 동양의 아이디어이다. 블

---

[290] 힌두 철학에서 설명이나 개념화를 넘어서는 '최고의 브라만', 우주와 그 너머의 모든 것에 영원히 스며드는 무정형으로 묘사된다.

[291] mula(뿌리)와 prakriti(본성)의 합성어. 근원적인 질료(물질) 혹은 성질로, 파라브라만의 우주적인 장막으로서 물라프라크리티는 미분화의 원초적인 실질(본질)로 아카샤의 뿌리 혹은 근원이다.

라바츠키는 전체 우주는 그 안에 있는 모든 것이 일시적인 것, 즉 시작과 끝을 가지고 있고 그래서 하나의 원리의 영원히 변하지 않는 것에 비하면 실재가 아니기 때문에 환각이라고 말한다.

다섯 번째 항목은, 우주에 있는 모든 것은 그 자체에서 그리고 지각의 차원에서 의식적이라고 말하면서, 세 번째 근본적인 제안을 반복한다. 이 때문에 오컬트적인 신지학의 철학은 무의식 또는 자연의 맹목적인 법칙은 없다고 말한다. 모든 것은 의식에 의해서 그리고 의식들에 의해서 지배받는다.

여섯 번째 항목은 신지학적 철학의 핵심적인 아이디어인 "위와 같이 아래에도(as above, so below)"를 제공한다. 이것은 "대응의 법칙(law of correspondences)"으로 알려져 있고, 이의 기본적인 전제는 우주안의 모든 것은 안에서 밖으로 또는 보다 높은 것에서 보다 낮은 곳으로 작용하고 발현하는 것이다. 그리고 그래서 보다 낮은 것 즉 마이크로코슴(microcosm)은 마크로코슴(macrocosm)의 복사라는 것이다. 인간이 생각이라는 내적인 자극, 감정 또는 의지가 선행된 다음에 모든 행동을 경험하는 것처럼, 마찬가지로 발현된 우주도 신성의 생각, 느낌 그리고 의지가 선행된다는 것이다. 이 항목은 많은 신지론자의 중심 아이디어인 "지각 있는 존재의 계층의 거의 끝없는 연속"이라는 개념이 생기게 한다. 대응의 법칙 또한 그들이 실재의 다양한 측면들 사이에서 유사한 대응을 볼 때, 많은 신지론자들의 방법론의 중심이 되고 있다. 예를 들면, 지구의 계절들과 그리고 탄생, 성장, 성인 시절, 다음의 하강과 사망을 통한 개별 인간 생활의 과정 사이의 대응을 말한다.

블라바츠키는 자신의 우주생성론의 필수적인 요소가 되는 아이디어를 비밀교의에서 설명하였다. 그녀는 자신이 말한 세 가지 근본적인 명제로 시작한다. 이를 이해하기 위해서는 사고의 전체 시스템의 기저를 이루고 있는 근본적인 개념들에 어느 정도 친숙해지는 것이 절대적으로 필요하다.

첫 번째 명제는 하나의 기저에 있는, 조건 없는, 나누어지지 않는, "절대적", "알려지지 않은 뿌리" 등으로 다양하게 불리는 진리가 있다는 것이다. 이것은 원인이 없고 시초가 없다. 그리고 그래서 알 수가 없고 묘사할 수가 없다. "이것은 존재(Being)라기보다는 '있음(Be-ness)'이다. 그러나 그 안에서, 가장 미묘함으로부터 마지막이 물리적 차원인 가장 치밀한 것으로 전개되는 단계에서, 일시적인 물질과 의식의 상태가 발현된다. 이 관점에 따르면 발현한 존재는 "상태의 변화"이다. 그래서 창조의 결과도 아니고 무작위적인 사건도 아니다. 우주 안에 있는 모든 것은 "알려지지 않은 뿌리" 안에 있는 잠재력에 의해서 정보를 받고, 그리고 다른 정도의 생명(또는 에너지), 의식 그리고 물질이 발현하는 것이다.

두 번째 명제는 "주기적인, 들고 나는, 밀려갔다 밀려오는, 법칙의, 절대적인 보편성"이다. 그래서 발현의 존재는, "끊임없이 발현하고 사라지는, 수없이 많은 우주의 운동장인", "경계가 없는 차원에서", 각각은 "자신의 전임자에 연관된 효과를 지니고 있고, 그리고 후속자에 관해서는 원인이 되는", 방대하지만 유한한 시간의 시기를 넘어 지속하는, 영구적으로 다시 나타나는 사건이다.

위의 내용과 관계있는 것이 세 번째 명제이다. "모든 영혼의 우주적인 초영혼(Over-soul)과의 근본적인 동일성… 그리고 초영혼의 불꽃인, 모든 영혼의 전체 기간 동안 주기적인 그리고 카르마의 법칙에 따른 윤회의 사이클을 통한 의무적인 순례." 개별적인 영혼은 바로, 다른 불꽃들이 불의 부분들인 것과 같이, 우주의 초영혼의 부분인 의식의 단위(모나드(Monad))[292]인 것이다. 이 모나드들은 의식이 전개되고 물질이 발달하는 곳에서 진화의 과정을 수행한다. 진화는 무작위적인 것이 아니라, 지적능력에 의해서 정보를 받고 목적이 있는 것이다. 진화는 물리적인 수준에서 지각할 수 있는 측면들인, 어떤 변하지 않는 법칙들에 맞추어 뚜렷한 경로를 따른다. 그런 법칙 중의 하나는 주기성과 순환성의 법칙이고, 또 다른 하나는 카르마 또는 인과의 법칙이다.

비전적인 오컬트 과학에서는 현재 우리가 있는 이 우주는 112번의 우주 중에서 84번째 우주라고 한다. 앞의 63번의 우주는 완전히 소멸되었고 21번의 우주는 각각의 단계에 따라 소멸 중에 있다. 21번의 소멸 중인 우주 중에서 앞의 17번의 우주는 이제는 물질성이 거의 없는 상태로 우리 우주에 그다지 영향을 미치지 않고 있으며, 최근의 네 우주는 아직 물질성이 어느 정도 남아 있어 우리 우주에 영향을 미치고 있다. 그리고 84번째의 우

---

292 라이프니츠에 의한 개념으로, 모든 존재의 기본 실체로서 불가분하며, 원자와는 달리 비물질적인 실체로서 그 본질적인 작용은 표상(表象)인데, 의식적인 그리고 무의식적인 미소표상도 포함된다.

리 우주가 생성되어 진행 중에 있는 것이다. 이와 같이 끝없는 우주의 사이클을 상정하고 있다.

다음 수치들은 비밀교의의 오컬트 시스템에서 온 것이다.

I. 코스모스의 진화의 시작부터 2024년 까지…… 1,955,884, 824년

II. (영적세계의(astral)) 무기물, 식물 그리고 동물계로부터 인간으로까지 진화에 걸리는 시간 …… 300,000,000년

III. "인류(행성계의 체인에서)"의 첫 출현으로부터의 시간 …… 1,664,500,987년

IV. 바이바스바타 만반타라(Vaivasvata manvantara) 이래 흐른 시간, 또는 2024 까지 인간의 시기 …… 18,618,865년

V. 한 만반타라의 전 시기 …… 398,448,000년

VI. 14 "만반타라" 더하기 한 사티야 유가(Sâtya Yuga)는 브라흐마(Brahmâ)의 낮 또는완전한 만반타라는 …… 4,320, 000,000년

그러므로 마하-유가(Maha-Yuga)[293]의 구성은 …… 4,320,000년

2025년은 칼리-유가(Kali-Yuga)의 시작으로부터 …… 5,127년

요약하여 정리하면,

한 브라흐마의 일생(마하 칼파)(311,040,000,000,000)=브라흐마의

---

293 사트야유가(Satya-yuga), 트레타유가(Treta-yuga), 드바파라유가(Dvapara-yuga), 칼리유가(Kali-yuga) 등 총 네 단계를 마하유가라고 하고 432만년이고 1천 마하유가를 칼파라고 한다.

100년

= 200 칼파(브라흐마의 낮(만반타라) 100+밤(프랄라야) 100))

브라흐마의 하루(86억 4천만년)=브라흐마의 낮(칼파)+프랄라야 (브라흐마의 밤)

칼파(4,320,000,000)=14 만반타라(306,720,000)+15산디야(Sandhya:1,728,000)=1,000 마하유가(994(사티야유가+트레타유가+드와파라유가+칼리유가)+15산디야(Sandhya))이다. 그리고 위의 사이클은 무한히 반복한다.

현대의 과학적인 우주의 역사, 인류의 역사와는 시간에서 일치하지 않는 측면이 많다.

인류발생론과 행성의 원리와의 연계

비밀교의 후반부는 수백만 년을 거슬러 올라간다고 하는 "뿌리 인종"의 설명을 통한 인류의 기원을 서술한다. 첫 번째 뿌리인종은 그녀에 따르면, "에테르적"이었다. 두 번째 뿌리인종은 보다 물리적인 신체를 가지고 있었고 극북지방(Hyperborea)에 살았다. 처음으로 진정한 인간으로 되는 세 번째 뿌리인종은 잃어버린 대륙인 레무리아(Lemuria)에 존재했다고 하고, 네 번째 뿌리인종은 아틀란티스에서 발달하였다고 한다.

블라바츠키에 따르면 다섯 번째 뿌리인종의 시작은 약 100만 년 전이고, 네 번째 뿌리인종과 겹치는데, 다섯 번째 뿌리인종의 시작은 네 번째 뿌리인종 기간의 중간이었다고 한다.

블라바츠키에 따르면, "진정한 진화의 노선은 다윈 이론과는 다르다. 그리고 이 두 시스템은 다윈이론이 '자연선택'의 도그마와 헤어지지 않는 한, 양립할 수 없다." 그녀는 "신성한 모나드를 의미하는 '인간'은 생각하는 실체를 의미하는 것이 아니고 그의 물리적 신체는 더욱 아니다"라고 설명했다. "비밀교의는 자연이 유인원으로부터 인간을 발달시켰다거나 또는 이 둘이 공통의 선조로부터 나왔다는 것에 대해 반대한다. 반대로 유인원 종의 일부가 세 번째 뿌리인종에서 유래한다고 생각한다." 다시 말하면, "현재의 유인원인 동물, 원숭이는, 자신을 신체적으로 동물의 수준에 집어넣어 인간의 위엄을 훼손한, 마음이 없는 인간(Mindless Man)의 직접적인 산물이다.

인류발생론에 할애하고 있는 비밀교의 2권에서 블라바츠키는 신체적 인간의 수백만 년 이상에 걸친 점진적인 진화를 보여주고 있다. 이 진화의 단계는 모두 일곱으로 된 뿌리인종이라고 불린다. 더 초기의 뿌리인종들은 완전히 다른 특성을 나타냈는데, 물리적 신체는 두 번째 뿌리인종에서 처음 나타났고 그리고 성적인 특성은 세 번째 뿌리인종에서 처음 나타났다.

이들은 현재의 다섯 번째 인종인 아리아인들(Aryans)보다 물질적으로 덜 완전한 또는 보다 더 정신적인 인간이라고 강조했다.

그녀는 또한 앞으로 "보다 높은 인종"이 상승의 궤도에 들면서 인종의 "자연적인 쇠퇴"는 사라진다고 예언한다. "그래서 인류는 인종이 이어나가면서 자신의 정해진 순환적인 순례를 수행한다.

기후는 하나의 아-인종이 나온 후 매년 변할 것이고 이미 변하기 시작했다. 그러나 오직 상승하는 사이클에서는 보다 높은 또 다른 인종을 낳는다. 반면에, 자연의 실패인 덜 선호 받는 그룹은, 일부 개별적인 인간이 뒤에 흔적도 남기지 않고 인간계에서 없어지는 것처럼 사라질 것이다."(비밀교의 2권 446페이지)

역사가 로널드 H. 프리츠(Ronald H. Fritze)[294]는 비밀교의는 "어떤 믿을 만한 역사적 또는 과학적 연구에 의해 지지받지 못하는 황당한 아이디어들의 연속을 보여주고 있다"고 쓰고 있다. 프리츠에 따르면, 블라바츠키의 책에 대한 사실적인 근거는 존재하지 않는다. 그녀는 자신의 정보를 무아지경에서 마스터인 티베트의 마하트마가 자신과 소통했으며 그녀에게 고대의 서적인 드잔의 서(Book of Dzyan)를 읽게 허용했다고 주장했다. 드잔의 서는 추정컨대 잃어버린 언어인 센자르(Senzar)어를 사용하여 아틀란티스에서 구성되었다고 하였으나, 1880년대에 또는 그 이래 어떤 학자도 드잔의 서 또는 센자르 언어에 대한 아주 사소한 언급도 만나보지 못했다고 말했다. 학자들과 회의론자들은 "비밀교의"를 밀교와 고대 불교 그리고 힌두교 등의 서적의 표절이라고 비난하였다. 그리고 또한 오컬트와 동양의 서적들에 의해서 아주 많이 영향을 받은 것으로 알려져 있다. 이런 역사학자 그리고 철학자, 종교학자들의 비판은 블라바츠키의 주장을 밑받침하

---

[294] 미국의 역사학자, 박물학자, 그리스 아테네 대학 문리대 교수. Invented Knowledge: False History, Fake Science, and Pseudo-religions(2009) 등의 저서가 있다.

는 증거가 충분치 않은 것에 기인하는 것으로 일리가 있다고 생각한다. 그러나 블라바츠키는 자신의 저서의 내용이 자신의 깨달음에 의한 창작이라고 한 적은 없으며, 증거를 제시하지는 않았지만 마스터들의 가르침과 드잔의 서에서 가져왔다고 말하고 있다. 비판자들이 주장하듯이 아주 오랜 고대 종교들의 내용을 그대로 가져와 기록한 것이라고 인정한 셈이다. 그 내용을 문제 삼는 것은 이해가 갈 수 있지만 블라바츠키 자신이 수긍하고 있는 표절 자체가 비난받을 이유는 없을 것이다.

비밀교의에서는 일곱의 인간 원리 그리고 행성의 원리(구분)가 각각 상응한다고 한다. 아래의 그림을 설명하면 1) 정신(Spirit)이 있고 2) 정신의 수단인 영혼(Soul)이 있다. 3) 마음(Mind)이 있고 이에 4) 마음의 물질 기반인 동물의 영혼이, 그리고 5) 생명(Life)과 6) 생명의 물질기반인 영적세계의 신체가 있고 일곱 번째가 7)물리적 신체이다. 이중에서 우리 눈에 보이는 것은 물리적 신체뿐이고, 나머지 신체는 인간의 눈에 보이지 않는다. 이것이 순차적인 인간의 순례의 여정이고 행성에서도 같은 순례의 여정이 있다. 비밀교의의 표현은 다음과 같다.

"행성에서의 구분도 마찬가지이다. 지구를 포함한 행성들의 구분도 일곱으로 이루어지며 물질로의 하강과 정신으로의 상승하는 순환을 하고 가장 물질적인 형태가 우리 지구이고 우리 눈에 보이는 행성들이다. 나머지 행성들은 존재하나 인간의 눈에 보이지 않고 관찰되지 않는다(말하자면 암흑물질 또는 암흑에너지 같은 것들이다).

이들은 완전한 물질적 지구로 가까이 오거나 또는 물질적 지구에서 정신적 지구를 향하여 멀어지고 있는 순례의 과정에 있는 것이다. 이것은 우리의 전 우주에 적용된다."

다음은 비밀교의에서의 인간원리와 행성의 구분에 대한 내용이다.

"원초적 무우주론(Acosmism)[295]에서 첫 번째 코스모스와 원자의 분화가 시작된 후에, 행성계의 형성에 대하여 하나하나 상세한 묘사를 하고 있다. '신이 창조를 준비할 때 법칙이 생긴다.'고 말하는 것은 부질없는 일이다. 왜냐하면 (a) 법칙들 아니 오히려 법은 영원하고 창조되지 않으며 (b) 신이 법칙이고 역도 마찬가지이기 때문이다. 더구나 하나의 영원한 법칙은 일곱(7)으로 이루어지는(septenary) 원리로 발현되어 있는 자연에서의 모든 것을 드러낸다. 나머지 중에서, 셀 수없이 많은 순환하는 세계의 체인들은 일곱 행성들로 구성되어 있고, 세계 형성의 네 가지 낮은 차원(다른 셋은 원형의 우주(Archetypal Universe)에 속해 있다)을 마쳤다. 이 일곱 중에서, 이들 행성 중에서 가장 낮고 가장 물질적인, 오직 하나만 우리 차원에서 또는 지각으로 인식할 수 있고, 나머지 여섯은 그 밖에 있어서 지구인의 눈에는 보이지 않는다. 이런 모든 세계의 체

---

295 실제 존재하는 개개의 특성, 실재성을 인정하지 않고 절대자의 가상에 지나지 않는다고 보는 입장. 실재하는 것은 오직 신 또는 자아라는 관념적인 궁극자이고 세계는 이 영원한 것의 그림자라고 한다.

인들은 다른 더 낮은 그리고 죽은 세계의 자손 또는 창조, 말하자면 그것의 환생인 것이다. 더 명확하게 하기 위해서, 행성들 중에서, 가장 높은 통치자(regents) 또는 신들에 의해서 지배되고 있는 오직 일곱 개만이 신성시 되었고, 고대인들이 다른 것들에 대해서는 아무것도 몰랐기 때문에, 그런 것은 없다고 우리에게 전해져 내려왔다. 그리고 이들 각각은 알려졌건 알려지지 않았건 간에, 지구가 속해있는 체인과 마찬가지로, 일곱(7)으로 이루어지는(septenary) 것이다("밀교(Esoteric Buddhism)" 참조). 예를 들면 수성, 금성, 화성, 목성, 토성 등등 또는 우리 지구 같은 행성들은 우리 행성처럼 우리들 눈에 보이고, 이들은 모두 같은 차원이기 때문에 아마도 만일 있다면 이들의 다른 차원의 행성에 생물이 서식할 수도 있다. 그러나 이 행성들의 상위의 동료 행성들은 우리 지구인의 감각의 아주 밖 다른 차원에 있다. 그들의 상대적 위치를 더 자세히 설명하자면, 그리고 또한 스탠자 VI의 7절의 해설에 첨부된 도표에서도, 몇 마디 설명을 필요로 한다. 이 보이지 않는 동반자들은 신기하게도 우리가 '인간에서의 원리(the Principles in Man)'라고 부르는 것과 상응한다. 일곱은, 인간 분할(human division)에서의 우리의 일곱 원리의 세 우파디스(Upadhis)(물질 기반) 그리고 하나의 정신적 수단(바한(Vahan))에 대응하는, 세 물질적 차원과 그리고 한 정신적 차원에 있다. 만일 정신적 개념을 보다 명확하게 위하여 우리가 다음의 각 본에서 배열된 인간 원리를 상상해본다면, 우리는 상응하는 첨가된 도표를 얻을 것이다.

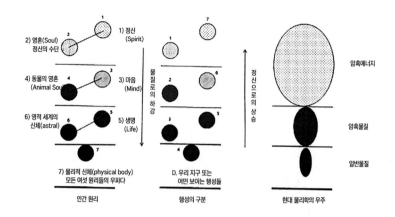

[그림 13] 비밀교의의 인간원리와 행성의 구분, 그리고 현대 물리학의 우주.

이 그림의 인간의 원리에서 귀납법 또는 아리스토텔레스의 방법을 사용하는 대신에 보편적인 것에서 특정한 것으로 진행하게 되므로 번호가 바뀌어 있다. 보통 그렇듯이 정신이 일곱 번째가 아니고 첫 번째로 매겨져 있다. 그러나 사실은 그렇게 해서는 안 된다. 또 밀교(Esoteric Buddhism)에서는 1, 아트마(Atma), 2, 부디(Buddhi)(또는 정신적 영혼), 3, 마나(Manas(인간의 영혼)), 4, 카마 루파(Kama Rupa[296](욕구와 욕정의 수단(Vehicle of Desires and Passions)), 5, 링가 사리라(Linga Sarira: 세신(細身)[297], 6, 프라나(Prana)[298], 7, 육체(스툴라 사리라(Sthula Sarira)[299])라고하기도 한다. 가장 우측의 현대물리학의 우주는 비교를 위해 원본에 없는 것을 저자가 추가한 것이다.

더 낮은 차원들의 검은 수평선들은 첫 번째 경우에서는 우파디

---

[296] Kāma(욕구·소망·욕정)+rūpa(형태·모양). 신지학에서는 욕정과 욕구를 만들었던 정신적 자극의 환영의 효과가 소멸될 때까지 카마로카(Kāmaloka)에 남아있는, 죽은 사람의 영적세계의 껍질을 말한다.

[297] 에테르(천상)의 실체가 살고 일하는 영원하지 않은 복합적 신체 또는 수단. 물리적 차원에서의 에테릭 수준의 생명에너지(Pranamayakosha). 에테르 체(Etheric body)는 활력(Prana)을 담는 그릇이다.

[298] 산스크리트어로 생명력을 의미. 인도철학의 개념으로 중국철학, 의학의 기(氣)와 유사하여 정과 신 사이의 매개체 역할을 한다. 목·화·토·금·수 다섯으로 분류하며 몸 안의 오장과 연계되어 있다.

[299] 물리적 차원의 아나마야코사(Annamayakosha; 물질적 신체), 즉 우리의 신체를 말한다.

스(Upadhis)이다. 그리고 행성계의 경우는 차원들이 된다. 물론 인간 원리에 관한한, 이 그림에는 이들이 완전히 순서대로 놓여 있지는 않다. 그러나 이것은 지금 관심을 두고 있는 것과 상응하는 유사한 것을 보여주고 있다. 독자들이 보게 될 것처럼, 이것은 오컬티즘적 그리고 물리학적 측면에서 둘 다 실체(entities)를 기다리는, 위대하게 다가오는 '생존경쟁(struggle of life)'을 위해 그들의 혼합이고 조정인, 물질로 내려가는 경우이다. '실체'라는 용어는 행성의 경우 이상하게 들릴지 모른다. 그러나 지구를 거대한 '동물'로 보았던 고대의 철학자들은 그들의 세대에서, 우리의 현대 지질학자들이 우리의 세대에서 그런 것보다 더 현명했다. 그리고 지구를 보육자 그리고 어머니 같은 것으로, 인간에게 적대적이 아닌 유일한 요소라고 불렀던 플리니(Pliny)[300]는, 자신이 지구에서 신으로의 발판을 보았다고 상상했던 와츠(Watts)[301]보다 더 진정으로 말했다. 그에게 지구는 보다 높은 영역으로 올라가기 위한 발판, 통로에 지나지 않았다.

'······ 영예로운 저택, 이를 통해서 영원히 움직이는 군중들이 나아간다.' 그러나 이는 오직 오컬티즘 철학이 자연의 모든 것에 얼마나 훌륭히 맞아 들어가는 지, 그리고 얼마나 자연과학의 생명이 없는 가설적인 추측보다 훨씬 더 논리적인 지를 보여주는 것일

---

[300] 로마의 작가, 박물학자, 자연철학자. 자연의 역사에 대한 사전(encyclopedic Naturalis Historia)을 저술하여 백과사전의 모델이 되었으며 평생을 자연과 지질학적 현상을 연구하는 데에 바쳤다.

[301] 17~18세기 영국의 목회자, 신학자, 논리학자. 영국 찬송시의 아버지로 불린다. 아르미니우스 주의를 주장하여 하나님의 구원은 조건적이라고 하였다.

뿐이다.

행성계는 자신들의 "낮"과 "밤" 즉 활성화 또는 생명의 시기 그리고 불활성 또는 죽음의 시기를 가지고 있고, 사람이 지구에서 하는 것처럼 천국에서 행동한다고 한다. 그들은 자신과 닮은 것을 생성하고, 나이 들으며, 그리고 개별적으로 소멸되고, 그들의 정신적 원리들은 자신들의 잔존으로서 자손들에게서만 살아있다. 모든 코스모스의 세부사항에서의 전 과정을 설명하려는 아주 어려운 과업의 시도 대신에, 대략의 아이디어만 말할 수 있는 것만으로도 충분할 것이다. 행성계는 그의 마지막 라운드에서, 행성 I 또는 A에서, 마지막으로 죽기 전에, 그의 모든 에너지와 "원칙들"을 잠재적 힘의 중립 센터로 즉 '라야(laya) 센터'로 보낸다. 그리고 그래서 분화되지 않은 실체 또는 물질의 새로운 핵에 정보를 준다. 즉 이를 활성화시키거나 생명을 준다. 이런 과정이 달의 '행성계'에서 일어났다고 가정해보자. 그리고 논의를 위해서(아래에 인용한 다윈(Darwin) 이론이 아직 수학적 계산에 의해서 확인되지 않았음에도 불구하고, 최근에 소동을 일으키고 있지만) 다시 달이 지구보다 훨씬 오래되었다고 가정해보자. 지구의 일곱 중의 첫 번째 행성이 진화되기 전의 이온(æons)[302]에, 달의 여섯 동료 행성들이, 우리 행성계에서의 여섯 동료 행성이 지금 우리 지구에 관하여 차지하고 있는 것처럼 똑같이 서로 같은 위치에 있었다고 상상해보자('밀교', '인간의 구성', '행성계',

---

[302] "생명, 활력. 또는 존재. "기간"의 의미를 가지며, 보통 "시대, 영원, 무한한 시간"으로 번역되며, 여기에서는 불교와 힌두철학에서의 칼파(kalpa)와 같은 뜻으로 쓰였다.

참조). 그러면 이제 달의 체인의 행성 A가 지구의 체인의 행성 A에 정보를 주고 그리고 죽은, 앞의 행성 B는 에너지를 지구의 체인의 행성 B에 보내고, 다음에 달의 행성 C는 지구의 체인의 자손 행성 C를 만들고, 다음에 달(우리의 위성)은 우리 행성 고리의 가장 낮은 행성인 행성 D인 지금 우리의 지구에 그의 생명과 에너지 그리고 힘을 쏟아 붓고, 그리고 그들을 새로운 센터에 전이하고서 죽은 행성이 되면서, 우리 행성의 탄생 이래로 순환은 거의 끝나게 된다. 달은 지금은 차가운 남은 분량으로 자신의 살아있는 힘과 '원리들'이 주입된 새로운 신체에 이끌리는 그림자이다. 달은 지금은, 지구에 이끌리고 그리고 자손들을 이끌면서, 오랫동안 지구를 계속 뒤쫓는 운명이 되었다. 이런 것들이 천문학적, 지질학적, 그리고 물리적 관점에서의 달이다. 달의 형이상학적 그리고 심적 본성에 관해서는, '밀교'의 책 113 페이지(제5판)에 '여덟 번째 행성의 수수께끼에는 이제 남은 미스터리가 별로 없다.'라는 비교적 낙관적 언급이 있음에도 불구하고, 이 책에서는 신비적인 비밀로 남겨두어야만 한다. 이것들은 실제로 '어뎁트들과 전수되지 않은 제자들과의 소통에서는 아주 유보되는' 주제들이다. 그리고 더구나 이들은 그에 관해서 추론이나 발표를 승인받거나 허용된 적이 없기 때문에, 말을 안 할수록 좋다.

그러나 '여덟 번째' 행성의 금지된 땅을 밟지 않고, 앞으로 오는 인류발생(Anthropogenesis)에서 중요한 역할을 하는 '달의 조상들'인 달의 체인들의 전-모나드(ex-monads)에 관한 추가적인 사실들을 언급하는 것이 유용할 수 있다. 이는 인간에서의 일곱(7)으로 이루어지는(septenary) 것의 구성을 우리에게 직접 가져오고, 그리고 소우주(microcosmic) 실체의 구분을 위해 적용되는 최상의 분류에 대한 논의가 나중에 생길 것이기 때문에, 지금 두 가지 시스템의 비교를 용이하게 하는 그림과 함께 첨부되었다."

뿌리 인종들의 진화

비밀교의에서의 인류의 진화는 과학계에서 받아들이고 있는 다윈이론과는 궤를 달리한다. 인류는 원숭이와 공통된 조상을 가지고 있는 것이 아니라 인간으로서 창조되었고 첫 번째 뿌리인종부터 시작하여 일곱 뿌리인종까지 진행된다고 한다. 첫 번째 뿌리인종은 에테르적 그리고 정신적이었고, 두 번째 뿌리 인종은 보다 물질적으로 되었으나 성이 없었다(sexless). 세 번째 인종은 성이 분리되었고 이들은 레무리라인이라고 불렸으며, 네 번째 인종은 거인 인종이었고 원숭이와 이종교배를 하여 유인원을 만든, 아틀란티스인들이었다. 아틀란티스인들은 대홍수와 함께 거의 소멸되었고 이어서 현재 인류인 다섯 번째 인류 즉 아리아인이 나타났다. 아리아인은 약 백만 년 전부터 나타나기 시작했고 여섯 번째 뿌리인종을 준비하고 있다. 이들 인종들의 구분은 한 뿌리 인종이 소멸되고 다음 뿌리 인종이 나타나는 것이 아니라 오랜 기간을 겹치면서 함께 공존하다가 소멸되고 발달한다. 비밀교의는 레무리아인이 아프리카와 오스트레일리아 그리고 인도 사이에 거대한 대륙에서 거주하다가 이 대륙이 침강하면서 소멸하였다고 하는데, 이는 1864년에 영국의 동물학자 필립 스클래터가 진화론에 근거하여 여우원숭이의 진화과정을 연구하던 중 화석이 인도, 동아프리카 마다카스카르 섬 그리고 서부 오스트레일리아 일대에서 공통적으로 발견한 사실에 근거하여 그 사이를 연결해주는 방대한 대륙을 상정했던 것인데, 그 이후 1912년 대륙이동설이 정설로서 받아들여지면서 인도아대륙의 이동으로 인해 그 사이에 인도양이 생기게 되었다는 것이 타당한 것으로 생각되고 있다. 아틀란티스 대륙의 존재와 근거에 대해서는 아직 정립된 것이 없다. 다음은 비밀교의의 내용이다. 네 번째 뿌리 인종 시기의 시작 기에 세 번째 뿌리인종인 레무리아인의 원숭이-침팬지와의 이종교배에 대해서는, 최근의 게놈 연구에서 적어도 상당한 기간의 분리된 두 번의 시기에 인간과 원숭이-침팬지 사이에 정기적으로 이종교배가 있었음이 증명되었다.

"처음에는, 생명체의 종의 모든 강(class)과 계(family)는 자웅동체였고 그리고 객관적으로 눈이 하나였다. 그 형체가 인간에서와 같이 에테르적이었고, 인간과 동물 모두 신체들이 피부라는 외피로 진화를 시작하기 전에는, 즉 안에서 밖으로 이의 내적인 생리학적 기전과 함께 물리적 실체 또는 물질이라는 두터운 외피로 진화하기 전에는, 동물도 인간에서와 같이 제 3의 눈이 기본이었고, 유일하게 보는 기관이었다. 우리 시대에서 일부 눈이 먼 척추동물에서도, 세 번째 인종의 시작 기에는 같은 위치에 있는 투명하지 않은 피부 아래에 있는 물리적 시각 기관이었고, 짐승과 인간 모두에서 발달된 물리적인 앞쪽의 두 눈은 나중에 발달된 것이었다. 인간에서는 이미 동물의 비합리적인 단계를 지나면서, 인간과 짐승 모두에서 오직 특이한 또는 원초적인 눈의 단계들은 지금처럼 뒤바뀌었고, 그리고 의식의 전체적인 차원에 의해서 인간은 단순한 짐승의 창조에 앞서 있다. 그러므로 "사이클로프스의" 눈이 그랬었고, 지금도 인간에서 정신적인 시각은 하나였던 반면에, 세 번째 라운드에서 동물에서는 제3의 눈이 객관적인 시각이었다. 그리고 그 기능을 수행했던 이 눈은 단순함에서 복합적인 것으로의 물리적 진화의 과정에서 두 눈으로 대치되었다. 그리고 앞으로 올 이온(Æons)에서 더 사용하기 위하여 자연에 의해 저장되었고 간직되었다.

'우리(다섯 번째 인종)는 진행되는(지금은 사이클의 원호에서 상승하는) 우리의 전반기에서는 하강하면서(즉 인종들은 사이클의 하강하는 호에 있었다) 당시에는 첫 번째 인종과 두 번째 인종의(사이의) 중간 지점에 있었다. 제자여 계산해보라.'(해설).

조언한 대로 계산해 보면, 우리는 이 이행적인 시기 동안에, 즉 첫 번째의 정신적인 에테르-영적세계의 인종에서, 초기의 인류는 지적인 뇌의 요소가 없었다는 것을 발견한다. 이것은 하강하는 선상에 있었으므로, 그리고 우리는 이것에 평행했으므로, 우리는 정신적인 요소가 없었고, 지금은 지적인 것으로 대체되었다. 우리는 인종의 우리의 사이클에서 마나사(Manasa) 기간 또는 다섯 번째 인종의 기간에 있으므로, 우리는 정신과 물질의 완벽한 조정의 중간 지점 또는 뇌의 지능과 정신적인 지각 사이의 균형 지점을 지나고 있다는 것을 잘 기억하라. 그러나 중요한 요점 하나를 유념해야만 한다.

우리는 이제 네 번째 라운드에 있을 뿐이다. 그리고 마나스가 완전히 발달하는 것은, 물질에 의해 방해받지 않는 빛줄기인 우주의 마하트로부터의 직접적인 빛줄기로서, 다섯 번째 라운드에서나 마지막으로 이를 수 있을 것이다. 그럼에도 불구하고 모든 아-인종과 민족들은 보다 작은 규모에서 반복되는 자신들의 사이클과 발달하는 진화의 단계를 가지고 있고, 이것은 뿌리-인종의 경우에는 틀림없이 더욱 그렇다. 뿌리-인종으로서 우리 인종은 이제 중간 지점인 적도선(equatorial line)을 넘었고 그리고 정신적인 측면으로 올라가는 사이클을 타고 있다. 그러나 우리 아-인종의 일부는 아직도 그들 각각의 민족의 사이클에서 그림자의 하강하는 호에 있는 것을 발견한다. 반면에 인종, 민족 그리고 단독으로 부족이 살아남을 것인지 소멸될 것인지를 결정하는, 그들의 결정적인 지점(crucial point)을 넘은 가장 오래된 민족들은 아-인종으로서 정신적 발달의 정점에 있다.

이제 우리가 '레무리아인'이라고 부르기에 동의하는 그들의 물리적인 타락 후에, 왜 "특이한 눈(제3의 눈)"이 점차적으로 단순한 샘으로 변환되었는지에 대해 이해할 수 있게 된다. …… 일상의 인간의 뇌가 기억을 등록하는 기관이지 기억 자체가 아닌 것처럼, 뇌는 오직 정신의 물리적인 대응에 지나지 않는다는 것을 명심해야만 한다.

이제 오컬티즘의 연구자들은 '제3의 눈'이 카르마와 불가분하게 연결되어 있다는 것을 알아야만 한다. 이 교의는 아주 신비스러워서 아주 소수만이 들어본 적이 있을 뿐이다.

'시바의 눈(eye of Siva)'은 네 번째 인종이 끝나기 전에는 완전히 위축되지 않았다. 정신성과 모든 신성의 힘들 그리고 세 번째 인종인 데바-인간(deva-man)의 속성들이, 새로 깨어난 물리적 인간의 생리학적인 그리고 심령적인 열망의 시녀로 저하되었을 때, 반대로

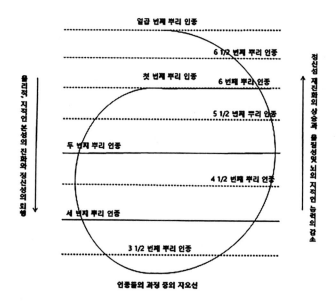

[그림 14] 네 번째 라운드에서의 뿌리인종들의 진화

왼쪽은 첫 번째 뿌리 인종으로부터 하강하는 사이클이다. 여기서 물리적인 그리고 지적인 본성은 진화하고 정신성은 퇴행한다. 사이클의 자오선을 지나 오른쪽으로 가서 정신성은 재진화 또는 회귀의 상승 사이클을 타고 물질성과 뇌의 지적인 능력은 감소된다.

대신에, 눈은 그 힘을 잃었다. 그러나 이런 것은 진화의 법칙이었고 엄밀히 말해서 타락이 아니었다. 새롭게 발달된 힘을 사용하는 데에서 죄는 없었다. 그러나 신을 포함하도록 고안된 성막, 모든 정신적 죄업의 신전을 만드는 데 있어서의, 잘못된 사용이 있었다. 그리고 만일 우리가 '죄'라고 말하면, 이 경우에는 '카르마(Karma)'라는 용어가 더 적당할 것이라는 우리의 의미를 이해해야만 한다. 반면에 '신체적' 죄업이라는 용어 대신에 '정신적'이라는 용어를 쓴 것에 대해 당혹했을 독자는 신체적 죄업이라는 것은 있을 수 없다는 사실을 상기하라. 신체는, '정신적인 인간'의 도구까지는 아니더라도, 심령적인 것의 도구인 단순한, 책임이 없는 기관이다. 아틀란티스인의 경우에는 죄를 지은 것은 분명히 정신적인 존재였다. 그 시대에는 아직도 정신적인 존재가 인간에서의 '지배(Master)' 원리였다. 그래서 이 시기가 다섯 번째 인종의 가장 무거운 카르마가 우리 모나드(Monads)에 의해서 생긴 시기였다.

이 문장이 또 당혹스러운 것일 수 있으므로, 신지학적 가르침에 무지한 사람들을 위하여 추가로 설명하는 것이 낫겠다.

카르마와 환생에 관한 질문들이 지속적으로 제기된다. 그리고 이 주제에 관해서 커다란 혼동이 존재하는 것 같다. 기독교 신앙에서 태어나고 자란 사람들 그리고 모든 새로 태어나는 아기들을 위해 신에 의해서 새로운 영혼이 창조된다는 아이디어에서 훈련된 사람들은 가장 당혹해한다. 그들은 그런 경우에 지구에서 구현되는 모나드의 수에 제한이 있는지를 묻는다. 이에 대해 그들에게 확실히 말할 수 있다. 우리의 개념에서 셀 수 없이 많은 수의 구현하는 모나드는, 각각의 일곱 그룹들이 신체를 제공받았고 이미 지나간 이온들(æons)의 시시각각마다 여러 번의 탄생과 죽음이 허용되었을 때인 두 번째 인종 이후의 사실만 계산한다고 하더라도, 아직 여기에는 제한이 있음에 틀림없다. 자연을 하녀로 둔, 카르마-네메시스(Karma-Nemesis)[303]가 가장 조화로운 방식으로 모든 것을 조정한다고 한다. 그러므로 쏟아져 들어오는 또는 도착하는 신선한 새로운 모나드들은 인류가 완전한 신체적 발달에 도달하자마자 멈추었다. 아틀란티스인들의 중간 지점 이래 새로운 모나드가 구현하지 않았다. 이렇게 하여 어린 아이들 그리고 어떤 사고에 의하여 끔찍하게 사망한 사람들의 경우를 제외하고, 많은 세기의 기간이 지날 때까지 정신적인 실체가 환생할 수 없었고, 이런 간격만으로도 모나드의 수가 필수적으로 유한하고 제한이 있음을 보여주는 것에 틀림없다. 더구나 다른 동물들에게는 그들의 진화적 진전을 위한 합리적인 시간이 주어져야만 한다.

이렇게 하여 우리 중 많은 사람은 아틀란티스인의 신체에서 만들어진 카르마의 원인의 효과를 지금 갚아나가고 있는 것이다. 카르마의 법칙은 윤회의 법칙과 불가분하게 뒤섞여 있다.

원죄와 의인화된 신을 믿는 이 맹목적인 신앙을 모든 합리적인 증거 그리고 카르마-네메시스 또는 보복의 법칙(Law of Retribution)에서 생의 경험에 기반을 한 철학적인 믿음과 비교해보라. 의식적

---

303 민족, 인간들의 창조자, 그러나 일단 창조하고 난 후에는 격노하는 또는 상을 주는 천사이다.

이건 무의식적이건 간에, 법칙은 아무것도 그리고 누구도 운명 짓지 않는다. 이것은 영원으로부터 영원 안에 존재한다. 이 자체가 영원이기 때문이다. 그리고 이와 같이 어떤 행위도 영원과 동등할 수는 없기 때문에, 이것은 행위라고 말해질 수도 없다. 이것은 행위 자체이기 때문이다. 이것은 인간을 익사시키는 파도가 아니고, 고의적으로 자신을 대양들의 운동을 지배하는 법칙의 비인격적인 행위 아래에 놓는 악마의 개인적인 행위도 아니다. 카르마는 아무것도 만들지 않고, 아무것도 기획하지 않는다. 계획을 세우고 원인을 만드는 것은 인간이다. 그리고 카르마의 법칙은 결과들을 조정한다. 이 조정은 행위가 아니라, 큰 가지를 아래로 힘 있게 구부리면 같은 힘으로 다시 튀듯이, 원래의 위치로 돌아가려는 성향을 가진, 우주적인 조화이다. 만일, 가지를 자연적인 위치에서 세게 구부리려고 하다가 팔이 탈구된다면, 우리의 팔을 가지가 부러뜨렸다고 할 것인가 아니면 우리의 어리석은 행동이 슬픔을 가져다주었다고 할 것인가? 카르마는 유일신론자들에 의해 발명된 신 같이 절대로, 지적인 그리고 개인적인 자유를 파괴하려고 하지 않는다. 카르마는 인간을 당혹하게 하기 위한 목적으로 어둠 속에서 판결하지 않고, 이의 미스터리를 세심히 살핀다고 인간을 처벌하지도 않을 것이다. 반대로 공부와 명상을 통해 이의 복잡한 경로들을 밝히고, 그리고 많은 사람이 생의 미로의 무지로 인해 소멸된 구부러져 있는 어두운 길에 빛을 던지는 사람은 그의 동료 인간들에게 좋은 일을 하고 있는 것이다. 카르마는 발현된 세계에서 절대적이고 영원한 법칙이다. 그리고 오직 절대적일 수 있는 유일한 것이고,

항상 존재하는 유일한 원인이므로, 카르마를 믿는 사람들은 무신론자 또는 물질주의자가 아니고, 운명론자도 아니다. 카르마는 알 수 없는 것이고, 이것의 현상세계에서의 효과의 한 측면이기 때문이다.

길고 거의 끝이 없는 인격의 연속에서 정신적 개인의 환생 또는 윤회의 법칙은, 직접적으로 또는 불가분하게 카르마와 연결되어 있다. 윤회는 같은 배우에 의해 공연되는 다양한 의상 또는 등장인물들과 같다. 이들과 함께 배우는 자신을 밝히고 그리고 몇 시간 동안의 공간에서 대중에 의해서 자신임을 나타낸다. 이들 등장인물들을 연기하는 내적인 또는 진정한 인간은, 그러나 이것은 햄릿(Hamlet)[304]의 전 생애라는 인간의 환각 차원에서 표현하는, 몇 가지 행위의 짧은 공간 동안에 자신이 햄릿이라는 것을 언제나 알고 있다. 그리고 그는 이전의 밤에는 리어왕(King Lear)[305]이었고, 더 이전의 밤에는 오셀로(Othello)[306]로 변환했었다는 것을 알고 있다. 그러나 외적인 눈에 보이는 인물은 그 사실을 모르는 것으로 되어 있다. 실생활에서는 이 무지는 불행하게도 너무나 실제적이다. 그럼에도 불구하고 영구적인 개체성(individuality)은 이 사실을, 물리적

---

304 '오셀로', '리어왕', '맥베스'와 더불어 셰익스피어 4대 비극의 하나이다. 햄릿의 사색적 성격은 19세기의 낭만주의에 의하여 더욱 높이 평가되어 이 비극을 셰익스피어의 대표작으로 간주하게 되었다.

305 셰익스피어의 4대 비극의 하나, 늙은 왕 리어와 그의 세 딸을 둘러싼 이야기는 배은(背恩)을 주제로 하며 인간의 어리석음으로 인한 비극을 보여준다.

306 셰익스피어의 4대 비극의 하나, 인간의 사랑과 질투를 선명하고 강렬하게 묘사하고 있으며, 콜리지가 '무동기(無動機)의 악'이라고 부른 이아고의 악의 추구를 박력 있게 묘사했다.

신체에서 위축된 '정신적' 눈을 통하여 충분히 인식하고 있지만, 이 지식을 거짓된 인격의 의식에 자신을 각인시킬 수는 없다.

우리가 말하는 물리적인 제3의 눈의 보유는 세 번째 뿌리-인종에서, 인간의 틀의 강화와 완료가 인간의 외부의 해부학으로부터 사라지게 만들 때인, 거의 네 번째 뿌리-인종의 아-인종의 중간 시기까지는 인간들이 즐기고 있었다. 그러나 심리적으로 그리고 정신적으로 이의 마음의(mental) 그리고 시각적인 지각은, 아틀란티스 대륙이 침몰하기 전에 물질성과 인류의 타락한 상태로 인해 이의 기능이 소멸되어 버렸을 때인, 거의 네 번째 인종의 끝까지 지속되었다. 그리고 이제 우리는 대홍수들과 그들의 많은 '노아들'에게로 되돌아갈 수 있다.

연구자들은 창세기에서 말하는 것 같은 많은 홍수가 있었다는 것을 마음에 새겨두어야 한다. 그리고 훨씬 중요한 세 홍수들이 선사시대의 대륙을 주제로 다루는 장에서 언급되고 기술될 것이다. ……."